U0230157

生育力保存

Fertility Preservation in Oncological and Non-Oncological Diseases

A Practical Guide

主编　Michael von Wolff　Frank Nawroth
主译　刘　芸　蔡晓辉

人民卫生出版社
·北 京·

First published in English under the title
Fertility Preservation in Oncological and Non-Oncological Diseases：
A Practical Guide
edited by Michael von Wolff and Frank Nawroth
Copyright © Springer Nature Switzerland AG，2020
This edition has been translated and published under licence from
Springer Nature Switzerland AG.

图书在版编目（CIP）数据

生育力保存/（瑞士）迈克尔·冯·伍尔夫
（Michael von Wolff），（德）弗兰克·诺罗斯
（Frank Nawroth）主编；刘芸，蔡晓辉主译.—北京：
人民卫生出版社，2023.5
ISBN 978-7-117-34770-9

Ⅰ.①生… Ⅱ.①迈…②弗…③刘…④蔡… Ⅲ.
①生殖医学 Ⅳ.①R339.2

中国国家版本馆 CIP 数据核字（2023）第 076544 号

人卫智网	www.ipmph.com	医学教育、学术、考试、健康，购书智慧智能综合服务平台
人卫官网	www.pmph.com	人卫官方资讯发布平台

图字:01-2021-0519 号

生育力保存
Shengyuli Baocun

主　　译：刘　芸　蔡晓辉
出版发行：人民卫生出版社（中继线 010-59780011）
地　　址：北京市朝阳区潘家园南里 19 号
邮　　编：100021
E - mail：pmph @ pmph.com
购书热线：010-59787592　010-59787584　010-65264830
印　　刷：天津市银博印刷集团有限公司
经　　销：新华书店
开　　本：710×1000　1/16　印张：15.5
字　　数：278 千字
版　　次：2023 年 5 月第 1 版
印　　次：2023 年 7 月第 1 次印刷
标准书号：ISBN 978-7-117-34770-9
定　　价：178.00 元

打击盗版举报电话:010-59787491　E-mail:WQ @ pmph.com
质量问题联系电话:010-59787234　E-mail:zhiliang @ pmph.com
数字融合服务电话:4001118166　E-mail:zengzhi @ pmph.com

译者（以姓氏笔画为序）

于乐漪	首都医科大学附属北京友谊医院
马妮娜	首都医科大学附属北京友谊医院
王 珊	首都医科大学附属北京友谊医院
王 昭	首都医科大学附属北京友谊医院
王小菊	首都医科大学附属北京友谊医院
王亚冰	首都医科大学附属北京友谊医院
王晓迪	首都医科大学附属北京友谊医院
王晶石	首都医科大学附属北京友谊医院
尹东飞	首都医科大学附属北京友谊医院
石铭俊	首都医科大学附属北京友谊医院
田 野	首都医科大学附属北京友谊医院
白 雪	首都医科大学附属北京友谊医院
刘 芸	首都医科大学附属北京友谊医院
刘 娜	首都医科大学附属北京友谊医院
阮祥燕	首都医科大学附属北京妇产医院
杜 娟	首都医科大学附属北京妇产医院
李 郴	首都医科大学附属北京友谊医院
李天杰	首都医科大学附属北京友谊医院
张 凯	首都医科大学附属北京友谊医院
苑 著	首都医科大学附属北京友谊医院
林 青	首都医科大学附属北京友谊医院
金 华	首都医科大学附属北京友谊医院

金　影　首都医科大学附属北京友谊医院
屈　翔　首都医科大学附属北京友谊医院
郝　敏　首都医科大学附属北京友谊医院
郝增平　首都医科大学附属北京友谊医院
贺昕红　首都医科大学附属北京友谊医院
袁明霞　首都医科大学附属北京友谊医院
唐学磊　首都医科大学附属北京友谊医院
龚　颖　首都医科大学附属北京友谊医院
崔　红　首都医科大学附属北京友谊医院
崔亭亭　首都医科大学附属北京友谊医院
商　敏　首都医科大学附属北京友谊医院
程忠权　首都医科大学附属北京友谊医院
程姣姣　首都医科大学附属北京妇产医院
蔡晓辉　首都医科大学附属北京友谊医院

编者名单

Magdalena Balcerek Charité – Universitätsmedizin Berlin, Freie Universität Berlin, Humboldt-Universität zu Berlin, Berlin, Germany

Berlin Institute of Health (BIH), Berlin, Germany

Department of Paediatric Oncology, Haematology and Stem Cell Transplantation, Augustenburger Platz 1, Berlin, Germany

Division of Gynaecological Endocrinology and Reproductive Medicine, University Women's Hospital, University of Bern, Bern, Germany

Anke Barnbrock Clinic for Paediatric and Adolescent Medicine, Department of Oncology, Haematology and Haemostaseology, University Hospital Frankfurt/Main, Goethe-University Frankfurt, Frankfurt, Germany

Karolin Behringer Internal Medicine Department I, Hematology and Oncology, University Hospital of Cologne, Cologne, Germany

Anja Borgmann-Staudt Charité – Universitätsmedizin Berlin, Freie Universität Berlin, Humboldt-Universität zu Berlin, Berlin, Germany

Berlin Institute of Health (BIH), Berlin, Germany

Department of Paediatric Oncology, Haematology and Stem Cell Transplantation, Augustenburger Platz 1, Berlin, Germany

Division of Gynaecological Endocrinology and Reproductive Medicine, University Women's Hospital, University of Bern, Bern, Germany

Carolin Bürkle Internal Medicine Department III, Hematology and Oncology, University Hospital of Munich, Großhadern, Munich, Germany

Ralf Dittrich University Hospital Erlangen, OB/GYN, Friedrich-Alexander University Erlangen-Nürnberg (FAU), Erlangen, Germany

Tanja Fehm Department of Gynaecology & Obstetrics, Heinrich-Heine University Düsseldorf (HHU), Düsseldorf, Germany

Martin F. Fey University Clinic for Medical Oncology, University of Bern, Bern, Switzerland

Ariane Germeyer Department of Gynaecological Endocrinology and Fertility Disorders, University Women's Hospital Heidelberg, Heidelberg, Germany

Maren Goeckenjan TU Dresden, University Hospital, Dresden, Germany

Nicola Gökbuget Department of Medicine II, Haematology/Oncology, Goethe University, University Hospital, Frankfurt, Germany

Joerg Henes Department of Internal Medicine II (Haematology, Oncology, Immunology and Rheumatology), University Hospital Tuebingen, Tuebingen, Germany

Melanie Henes Division of Gynaecological Endocrinology and Reproductive Medicine, University Women's Hospital, Tuebingen, Germany

Jens Hirchenhain UniKiD, University Centre for Assisted Reproductive Medicine, University Hospital Duesseldorf, Duesseldorf, Germany

Sara Imboden Department of Obstetrics and Gynecology, University Women's Hospital, University of Bern, Bern, Switzerland

Andrea Jarisch Division of Stem Cell Transplantation and Immunology, Department for Children and Adolescents, University Hospital, Goethe University, Frankfurt am Main, Germany

Sabine Kliesch Department of Clinical and Surgical Andrology, Centre of Reproductive Medicine and Andrology, University Hospital Münster, Münster, Germany

Matthias Korell Department of Gynaecology and Obstetrics, Johanna Etienne Hospital, Neuss, Germany

Jana Liebenthron UniCareD, University Cryobank for Assisted Reproductive Medicine and Fertility Protection at UniKiD Duesseldorf, University Hospital Duesseldorf, Duesseldorf, Germany

Frank Nawroth Specialist Centre for Reproductive Medicine, Prenatal Medicine, Endocrinology and Osteology, amedes MVZ Hamburg, Hamburg, Germany

Kenny A. Rodriguez-Wallberg Department of Reproductive Medicine and Oncology-Pathology, Karolinska University Hospital and Karolinska Institutet, Stockholm, Sweden

Patrizia Sager Breast Centre Bern Biel, Hirslanden Campus Bern, Bern, Switzerland

Nicole Sänger Department of Gynaecological Endocrinology and Reproductive Medicine, University Hospital Bonn, Bonn, Germany

Andreas Schüring MVZ KITZ Fertility Centre, Regensburg, Germany

Alexandra S. Kohl Schwartz Division of Gynecological Endocrinology and Reproductive Medicine, University Women's Hospital, University of Bern, Bern, Switzerland

Petra Stute Division of Gynaecological Endocrinology and Reproductive Medicine, University Women's Hospital, University of Bern, Bern, Switzerland

Moritz Suerdieck Gyn-A.R.T. AG, Zürich, Switzerland

Pauline Wimberger TU Dresden, University Hospital, Dresden, Germany

Michael von Wolff Division of Gynaecological Endocrinology and Reproductive Medicine, University Women's Hospital, University of Bern, Bern, Switzerland

Department of Gynaecological Endocrinology and Reproductive Medicine, University Women's Hospital, University of Bern, Bern, Switzerland

Volker Ziller Dep. Gyn. Endocrinology and Reproductive Medicine, Clinic for Gynaecology and Obstetrics, University Hospital Giessen and Marburg (UKGM), Marburg, Germany

谨以此书献给致力于生育力保存的各界人士！

序言

作为一名临床和科研工作并重的妇科医师，发现新领域可解决复杂的相关问题真的非常兴奋，同时我也看到了该领域更广阔的前景。2006 年，我获得了卵巢组织冷冻保存和移植的博士学位，之后一直在这个领域耕耘。其实很小的时候，生育力保存这个领域就深深地吸引着我，因为我的弟弟 2 岁时罹患白血病，这让我非常忧虑。

2012 年以来，我一直担任布鲁塞尔卢旺天主教大学(Université Catholique de Louvain)妇科实验室主任，这是一个全球知名的中心。在此之前，我有幸与 J. Donnez 教授合作，他成功地进行了首次冷冻复苏卵巢组织移植，并获得活产。2004 年，我目睹小 Tamara 的降生，那一幕让我终生难忘，也激励着我下定决心深入该领域的研究。

我职业生涯的大部分时间都致力于借助促性腺激素治疗帮助肿瘤患者和非肿瘤患者保存生育能力，和他们一起战胜疾病。事实上，Michael 和我在欧洲不同的国家，做着相似的努力，我们最终殊途同归。现在，我们共同承担起领导国际生育力保存学会(International Society for Fertility Preservation, ISFP)的责任，担任学会主席和副主席，并得到来自世界各地同行的协助，我感到无比荣幸！

Michael 的临床工作成绩斐然，而且发表了多篇优秀论文，为该领域作出了巨大的贡献。因此，作为 ISFP 的现任主席，受邀为这本关于生育力保存的书籍撰写序言我感到非常荣幸，并期待未来与 Michael 开展深入合作。

我相信你们肯定会喜欢这本书。当遇到临床相关问题时，都可以翻阅它。作为一本临床实践指南，本书凝结了临床医生、科学家和该领域先行者的长期经验，绝不枯燥乏味。它实用性强，详细阐述了从临床应用指导到患者常见问题等生育力保存的相关内容。本书将会给临床医生、护士和生物学家提供一个非常全面的专业指导。

近年来，肿瘤和非肿瘤适应证以及个人原因对生育力保存的需求急剧增加,我们预计这一趋势将会持续。生育力保存的需求是临床的重要挑战,因此相关领域的专业人士需要全面提升自身素养,而本书提供了良好的起点。

Marie-Madeleine Dolmans,MD,PhD
Cliniques Universitaires Saint-LucUniversité Catholique deLouvain
Institut de Recherche Expérimentale et Clinique(IREC)
Pôle de Recherche en Gynécologie

前言

2016年初,本书德语版出版,旨在为德国-奥地利-瑞士 *FertiPROTECT* 协作网所有成员提供生育力保存措施指导和实施的实用指南。

本书一经出版即成为德语世界生育力保存领域的"圣经",获得了巨大成功。

应广大学者要求出版英语版。本书继续秉持以实践为导向,涵盖更多疾病,全面、详尽地阐述保存生育力的相关问题。为此本书涉及内容为德语版的两倍。

为将本书推介给更多的国际学者,Springer-Verlag 欣然同意负责英语版出版。为此我们调整了内容结构并进行翻译使其更加国际化。

本书作为实用手册,从患者最初的生育力保存一直到后续随访,涵盖最常见的肿瘤和非肿瘤疾病的生育力保存措施的适应证和禁忌证;生育力保存技术的临床实践方法;化疗期间阴道出血的治疗、不孕症或早发性卵巢功能不全的治疗,以及生育力保存的后续随访。

需要特别强调的是:

- 本书以表格形式提供相关临床研究数据,以图片和流程图的形式指导医生和胚胎学家治疗;
- 章节结构基本相似,便于相互参照;
- 根据年龄及治疗方案酌情选择生育力保存,避免治疗不足及过度治疗。

本书作为指导手册,可以帮助不太熟悉该领域的肿瘤学家、生殖内科医师和生物学家依据循证医学证据指导患者完成生育力保存咨询、生育力保存治疗和后期随访。

再次感谢所有作者的贡献!

Michael von Wolff

Frank Nawroth

缩略语

AEH	子宫内膜不典型增生
AFC	窦卵泡数
AGO e. V.	妇科肿瘤学会
ALD	X 连锁肾上腺脑白质营养不良
ALL	急性淋巴细胞白血病
AMH	抗米勒管激素
AML	急性髓系白血病
ANCA	抗中性粒细胞胞质抗体
APS	抗磷脂综合征
ARA-C	阿糖胞苷
ART	辅助生殖技术
ASCO	美国临床肿瘤学会
ASRM	美国生殖医学会
AWMF	科学医学协会
BOT	卵巢交界性肿瘤
BRCA	乳腺癌易感基因
CDA	先天性红细胞生成障碍性贫血
CEP	先天性红细胞生成性卟啉病
CGD	慢性肉芽肿病
CI	置信区间
CIP	神经酰胺-I 磷酸酯
CMA	醋酸氯羟孕酮
CML	慢性髓系白血病
CNS	中枢神经系统
COC	复方口服避孕药
CYC	环磷酰胺

DGGG	德国妇产科学会
D. I. R.	德国体外受精注册机构
DVR	生殖生物学和生殖药学联盟
EBMT	欧洲血液和骨髓移植学会
ECG	心电图
EFI	子宫内膜异位症生育指数
EC	子宫内膜癌
ESMO	欧洲肿瘤内科学会
EMA	欧洲药品管理局
ESHRE	欧洲人类生殖胚胎学会
EULAR	欧洲抗风湿病联盟
FFTF	无治疗失败生存率
FIGO	国际妇产科联盟
FSH	卵泡刺激素
FtM	女性变男性
GAHT	性别确认激素药物治疗
GHSG	德国霍奇金淋巴瘤研究组
GnRH	促性腺激素释放激素
GnRHa	促性腺激素释放激素激动剂
GnRHant	促性腺激素释放激素拮抗剂
GPOH	德国儿科肿瘤和血液学会
Gy	戈瑞
HCG	人绒毛膜促性腺激素
HL	霍奇金淋巴瘤
HLH	噬血综合征
HMG	促性腺激素
HNPCC	遗传性非息肉病性结直肠癌
HPV	人乳头瘤病毒
HRT	激素替代治疗
HSCT	造血干细胞移植
ICSI	卵胞质内单精子注射
IL	白细胞介素
ISFP	国际生育力保存学会

IUD	宫内节育器
IUI	宫腔内人工授精
IVF	体外受精
IvG	体外生长
IVM	未成熟卵体外成熟培养
LAD	白细胞黏附缺陷综合征
LH	黄体生成素
LLETZ	宫颈移行区大环切除术
MDS	骨髓增生异常综合征
MESA	显微外科附睾精子抽吸术
MLD	异染性脑白质营养不良
MPA	醋酸甲羟孕酮
MRD	微小残留病
MRI	磁共振成像
MRS	围绝经期生活质量评分量表
MtF	男性变女性
NC	自然周期
NETA	醋酸炔诺酮
NHL	非霍奇金淋巴瘤
OEGGG	奥地利妇产科学会
OS	总生存率
PCOS	多囊卵巢综合征
PDWP	儿科疾病工作小组
PFS	无进展生存期
PGT	胚胎植入前遗传学检测
POI	早发性卵巢功能不全
POP	孕激素避孕药
PPOS	高孕激素状态下促排卵方案
RC	难治性血细胞减少症
SAA	重型再生障碍性贫血
SCD	镰状细胞疾病
SCID	重症联合免疫缺陷
SGGG	瑞士妇产科学会

SLE	系统性红斑狼疮
SNRI	选择性 5-羟色胺-去甲肾上腺素再摄取抑制剂
SRS	变性手术
SSC	精原干细胞
SSRI	选择性 5-羟色胺再摄取抑制剂
TBI	全身放疗
TESE	睾丸切开取精术
TMMR	全系膜子宫切除术
TRT	组织激素替代治疗
TOS	治疗优化研究
TS	特纳综合征
UAE	子宫动脉栓塞术
VTE	静脉血栓栓塞
WHO	世界卫生组织
WPATH	世界变性人健康专业委员会

目录

第四部分　生育力保存后续治疗

第一部分
生育力保存前准备

第1章　本书使用指南

Michael von Wolff　Frank Nawroth

本书内容基于临床实践。日常工作中,医生常与来诊患者就以下问题进行讨论:①生育力保存有适应证吗? ②如何界定自己是否符合生育力保存的指征? ③生育力保存有哪些措施,如何实施,获益及风险如何?

第一个问题详见本书第一部分中"生育力保存的适应证和禁忌证"一章,第二个问题详见本书第二部分"生育力保存相关疾病",第三个问题详见第三部分"生育力保存技术"。

第一部分阐述生育力保存的适应证和禁忌证概况,提出生育力保存的必备条件(图 5.2)。

第二部分主要讨论常见疾病。较少见的恶性肿瘤并入"其他恶性肿瘤"一章。本章节内容包括疾病预后、预期治疗潜在的性腺毒性、生育力保存的疾病特定风险及临床操作流程图。放射治疗(简称"放疗")所致的性腺毒性详见"生育力保存的适应证和禁忌证"一章。

第三部分介绍成熟或较为成熟的生育力保存技术。介绍每种技术的适应证、机制、获益与风险及临床操作。未成熟技术在"生育力保存技术展望"一章中进行了简要介绍。

在患者后续管理过程中,可能会出现一些问题。第一,生育力保存后的常见问题。本书第四部分"生育力保存后续治疗"增加了常见的临床相关主题,如化学治疗(简称"化疗")期间子宫出血的治疗、保留生育力后不孕诊疗策略、化疗和盆腔放疗后的妊娠及早发性卵巢功能不全(premature ovarian insufficiency, POI)的处理。第二,如何向医疗保险机构提供生育力保存治疗报销凭证。在一些国家,医疗保险公司或其他机构需要提供符合生育力保存适应证及治疗选择合理性的证明。本书尽可能提供相关资料,具体参考相关章节。

参考资料

国内和国际指南

- *German Austrian Swiss S2k AWMF Guidelines* (Arbeitsgemeinschaft der Wissenschaftlichen Medizinischen Fachgesellschaften)
  English short version (PubMed open access): Dittrich R, Schuering A, Kiesch S et al. Fertility preservation for patients with malignant disease. Guideline of the DGGG, DGU and DGRM (S2k-Level, AWMF Registry No. 015/082, November 2017) – recommendations and statements for girls and women. Geburtshilfe Frauenheilkd 2018;78:567–84.
- *ASCO guideline 2018* (American Society of Clinical Oncology): Oktay K, Harvey BE, Partridge AH, Quinn GP, Reinecke J, Taylor HS, Wallace WH, Wang ET, Loren AW. Fertility preservation in patients with cancer: ASCO Clinical Practice Guideline Update. J Clin Oncol 2018;36:1994–2001.
- *ESHRE-Guideline 2020* (European Society of Human Reproduction and Embryology)
- *ESMO-Guideline 2020* (European Society for Medical Oncology)

2018 年 *Ferti*PROTEKT 推荐意见(PubMed 开放获取)

- *Part I*: Schüring AN, Fehm T, Behringer K, Goeckenjan M, Wimberger P, Henes M, Henes J, Fey MF, von Wolff M. Practical recommendations for fertility preservation in women by the *Ferti*PROTEKT network. Part I: Indications for fertility preservation. Arch Gynecol Obstet 2018;297:241–55.
- *Part II*: von Wolff M, Germeyer A, Liebenthron J, Korell M, Nawroth F. Practical recommendations for fertility preservation in women by the *Ferti*PROTEKT network. Part II: fertility preservation techniques. Arch Gynecol Obstet 2018;297:257–67.

*Ferti*PROTEKT 协作网信息(PubMed 开放获取)

- von Wolff M, Andersen CY, Woodruff TK, Nawroth F. Oncofertility Consortium and the Danish Fertility-Preservation Networks—what can we learn from their experiences? Clin Med Insights Reprod Health 2019;13:1179558119845865.

病例资料(英语和德语)

- *Website FertiPROTEKT*

（唐学磊 译　刘芸 校）

第2章 生育力保存协作网

Frank Nawroth   Michael von Wolff

生育力保存需生殖科医师、生殖生物学家和不同专业肿瘤科医师密切合作。因此迫切需要相关科研及临床机构组成协作网,这既可作为医疗联络网,又可作为医学专业学会。

协作网分为地区、国家及国际三个规模,各协作网因协作区域范围、文化、地理和政治因素不同而差异较大。FertiPROTEKT 协作网采用集中和分散管理相结合的模式,此外,生育力保存协作网还可根据覆盖区域的大小有其他的协作网形式。

- 丹麦协作网是小型国家的典范,采用集中管理模式,可卓有成效地完成各项生育力保存技术(如卵巢组织的冷冻保存和移植),并保障高质量科学研究和详细的数据录入。
- 德语系三国协作网 *FertiPROTEKT*® 是大型国家的典范,采用集中和分散管理相结合的模式,可完成大样本科学研究和大量病例数据录入。
- 肿瘤生育力保存联盟 The Oncofertility® Consortium 为全球性去中心化协作网,主要用来进行各成员之间的知识交流。

协作网通常为模块化的组织,模块数量取决于协作网大小(图 2.1),各个模块内容和用途有所不同[1]。

最小的协作模块通常是一个生殖中心或诊所与肿瘤专家形成的局域或内部协作网。肿瘤专家将患者直接转诊至生殖中心,双方沟通制订诊疗方案。生殖中心负责记录并将数据上传至登记处。

中型协作网由各地区模块联合成小型国家协作网或大型区域协作网,如丹麦协作网。协作网各成员互相了解,交流更加顺畅。协作网登记汇总各区域数据,因规模有限,创建起来相对容易。还可建立集中、高度专业化的机构,如性腺组织冷冻保存机构,这有助于实施高质量的生育力保存技术,建立科学评估体系,可保证行为透明度,便于申请医疗保健政策支持。由于区域邻近,还可组织肿瘤专家参与简短培训课程。这类协作网便于收集更为详尽的高质量数据。

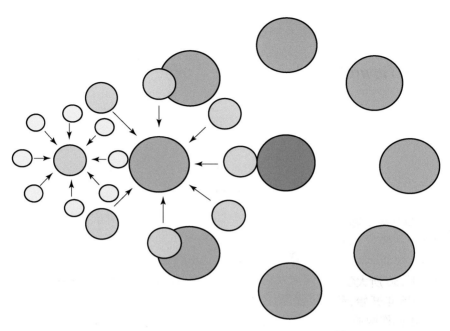

图2.1　协作网的模块化结构(修改自参考文献[1])

　　大型区域或大型国家协作网,往往由几个中型协作网(如丹麦协作网)合并形成一个大型协作网,如 *Ferti*PROTEKT®。

　　多个协作网也可整合在一起进行数据收集和专业交流,国际性协作网包括肿瘤生育力保存联盟、欧洲人类生殖胚胎学会(European Society of Human Reproduction and Embryology,ESHRE)特别兴趣小组"生育力保存小组"和国际生育力保存学会(International Society for Fertility Preservation,ISFP)等。

(金华　译　蔡晓辉　校)

参考文献

1. von Wolff M, Yding Andersen C, Woodruff T, Nawroth F. *Ferti*PROTEKT, Oncofertility consortium and the Danish fertility preservation networks—what can we learn from their experiences? Clin Med Insights Reprod Health. 2019;13:1179558119845865. https://doi.org/10.1177/1179558119845865.

第3章 *Ferti*PROTEKT 协作网

Frank Nawroth　Moritz Suerdieck　Michael von Wolff

2000 年初德国已开展生育力保存相关研究,但尚未建立系统的患者咨询和照护体系。2006 年 5 月,在 M. von Wolff 教授(海德堡大学妇科内分泌和生育疾病学系)和 M. Montag 教授(波恩大学妇科内分泌和生殖医学系)的倡议下,30 所大学的生殖医学中心汇聚在海德堡建立了 *Ferti*PROTEKT 协作网,2008 年开始,私立中心也可加入成为会员。

该协作网的目标如下(不限于此):

- 建立生育力保存咨询及治疗的综合体系
- 提供生育力保存咨询和治疗的专业知识,开展跨学科合作
- 咨询及治疗文件的登记
- 研究的发起、实施和支持
- 制定标准和发布建议

协作网受到德国国内和国际的高度关注,协作网可与其他专业学会合作编写指南,与保险公司讨论相关保险事宜,但是目前尚无公认的法律主体。因此协作网转为注册协会,2015 年 11 月 10 日 *Ferti*PROTEKT 协作网于汉堡注册成立,总部设在德国马尔堡。

2017 年底,协会成为"生殖生物学和生殖药学联盟"(Umbrella organisation Reproductive Biology and Reproductive Medicine,DVR)成员,*Ferti*PRO-TEKT 协作网会议与 DVR 会议(每两年一次)同步举行。因此,2018 年协会决定 *Ferti*PROTEKT 协作网年会每两年举办一次,与 DVR 大会轮流举行。2018 年底,*Ferti*PROTEKT 协作网成为德国妇产科学会(German Society for Gynaecology and Obstetrics,DGGG)的合作学会。

截至 2020 年 5 月,该协会有 143 个会员(德国 124 个,奥地利 12 个,瑞士 7 个)。申请入会时,每个中心须证明其可自行或联合其他机构开展生育力保存措施。

2017 年底前单独登记的所有咨询和治疗文件,2018 年开始由德国体外受精注册机构(D. I. R.)统一汇总。2018 年之前开展的生育力保存咨询及干预措施见图 3. 1。

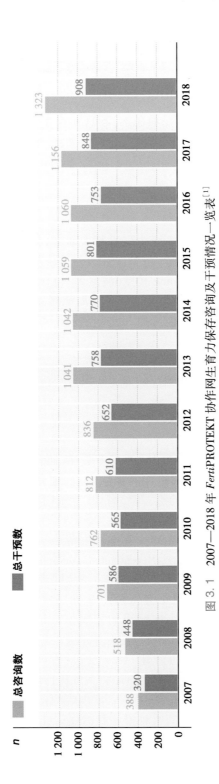

图 3.1 2007—2018 年 *FertiPROTEKT* 协作网生育力保存咨询及干预情况一览表[1]

　　通过各管理团队/董事会及所有会员十余年的紧密合作,协会已形成了更全面的咨询和治疗方案,区域登记中心最佳的患者照护,实现了各中心间的紧密合作,完成了众多学术活动及刊物发表。

　　十多年时间里,数个致力于生育力保存(特别是肿瘤患者,但不限于肿瘤患者)的中心协作成立了注册协会,会员来自 3 个国家、100 多个中心,为更广泛开展生育力保存咨询和治疗奠定了基础。有些科学研究已经启动,将来开展科学研究也指日可待,相关建议和标准已达成共识(图 3.2)。

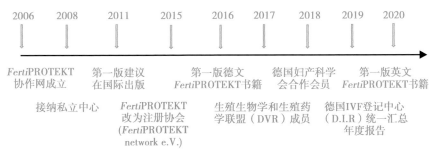

图 3.2　*Ferti*PROTEKT 协作网的发展

（金华　译　　蔡晓辉　校）

参考文献

1. Germeyer A, Dittrich R, Liebenthron J, Nawroth F, Sänger N, Suerdieck M, von Wolff M. D.I.R. annual report 2018. J Reprod Med Endocrinol. 2019;16:41–4.

第4章　生育力保存咨询流程

Anke Barnbrock　Nicole Sänger

引言

　　近年来,随着恶性肿瘤的预后改善和生存率提高,患者妊娠和生育成为可能,因此成人性腺毒性治疗前行生育力保存越发重要。生育力保存咨询已得到同行认可,而且生育力保存的定义和实施也纳入现行指南[1]。随着2019年5月《预约服务和护理法》(*Appointment Service and Care Act*)的颁布,德国效仿其他国家,在全国范围普及生育力保存治疗,并且规划了医疗保险支付路径[2]。在肿瘤和生殖医学领域,生育力保存治疗需求急剧增加,将日益成为医师和相关家庭以及青春期前后儿童和青少年关注的焦点。生育力保存咨询既要考虑性腺毒性风险,还要考虑个体因素,并且肿瘤中心所有患者均应得到全面、规范的咨询服务,因此生育咨询仍面临巨大挑战。

多学科团队

　　肿瘤中心实施生育力保存咨询的前提是与潜在性腺毒性治疗患者的专科医师建立沟通联系网络。生育和生育力保存与肿瘤整体规划的先决条件在于提高患者认知和解决问题的意愿。目前,*FertiPROTECT* 协作网[3]及德国儿童癌症基金会(German Childhood Cancer Foundation)[4]可提供在线信息,以提高同行及患者对生育力保存的认识,并与相应中心建立联系。

　　性腺毒性治疗前行生育力保存咨询仅适用于时间充裕可实施生育力保存措施的患者。若治疗前时间紧迫无法实施生育力保存,可提供替代方案。即使性腺毒性治疗结束,也应对所有患者进行生殖医学咨询并给予内分泌治疗。因此,所有相关学科间的密切合作是必备条件(图 4.1)。

　　团队中除担责的肿瘤医师或儿科肿瘤医师、移植外科医师和妇科医师,

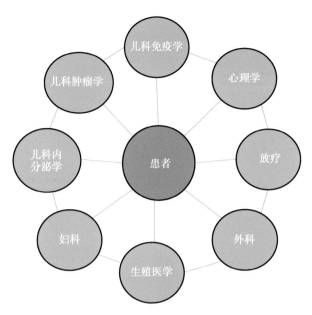

图 4.1 儿科生育咨询多学科团队

还包括生殖内科医师。有创手术(卵巢组织冻存及卵巢移位术)需有经验的妇科医师和儿童外科医师操作。对于需行卵巢移位术以远离放射野的患者,放射科医师也应参与评估。为提前明确青春期到来便于随访,与妇科/儿童内分泌医师密切合作尤为重要。因为生育及其结局是较敏感的问题,所以心理医师也需参与咨询过程。设置一位生育顾问(肿瘤生育指导员)是有帮助的,可以负责发起和协调所有相关学科工作(图4.3)。虽然这个角色并非必须,但确实有益于咨询工作顺利启动及开展。所有相关学科都应作好准备,迅速开展预约咨询、介绍并实施有创操作。一旦完成初步诊断,留给开展生育力保存的时间有限,应迅速启动治疗,避免因咨询而延误治疗时机。尤其是儿科患者,在咨询和维持治疗过程中,必要时应酌情促其成熟。

团队共识

肿瘤患者生育力保存咨询应在性腺毒性治疗或干细胞移植前进行。首先,负责肿瘤治疗的医师要重视和认可;其次,关于咨询和生育力保存的指征要统一。团队应参照现有生育力保存建议,如德国妇产科学会[5],儿科血液及肿瘤学会[6]或欧洲干细胞学会(European Stem Cell Society, EBMT)[7](图4.2)。

12   第一部分　生育力保存前准备

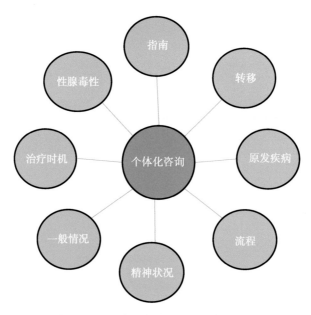

图4.2　生育力保存咨询的个体因素

　　现行指南可对各种性腺毒性治疗进行风险分级,明确保留生育力的可行性,即便如此,提供咨询时仍需个体化。因此团队共识有助于为患者提供标准化流程并应对特殊情况(如时间推迟或患者身体状况变化)。尽管生育力对患者未来至关重要,也不应因咨询和探讨生育力保存措施而延误原发病治疗甚至导致手术并发症危及患者预后。

　　能否采取生育力保存的关键点在于明确肿瘤细胞累及性腺的风险。因此,是否切除性腺,应行个体风险评估并与患者充分交流。需考虑的方面还包括根治性或姑息治疗的选择,儿童患者青春期发育及成熟,有创操作需考虑肿瘤部位及手术相关并发症。若保存性腺组织可能将潜在遗传病遗传给子代,需告知患者及法定监护人,且建议患者治疗结束后行人类遗传咨询。

　　伦理问题也需考虑。尽管儿科患者多年后才会面临生育问题,但其法定监护人需尽早决定是否使用未成年性腺组织。

组织架构

标准操作流程

　　肿瘤中心提供全面及时的生育咨询,需要制定必要的流程和措施。无肿瘤科的中心最好和其他机构合作,制定标准化流程。时间紧迫时,固定联系人、电话及标准化转运(如组织运输)有助于迅速开展咨询及治疗。

总之,潜在性腺毒性治疗之前和治疗期间应该确定哪些情况需要处理,记录必要的检查和操作,例如肿瘤科或干细胞移植中心的新入院患者须登记入册。标准操作流程(standard operating procedures, SOP)有助于将生育咨询及实施生育力保存模式化。因此,患者按固定路径行初步检查并迅速接受生育咨询,开启新的诊治过程(图 4.3)。

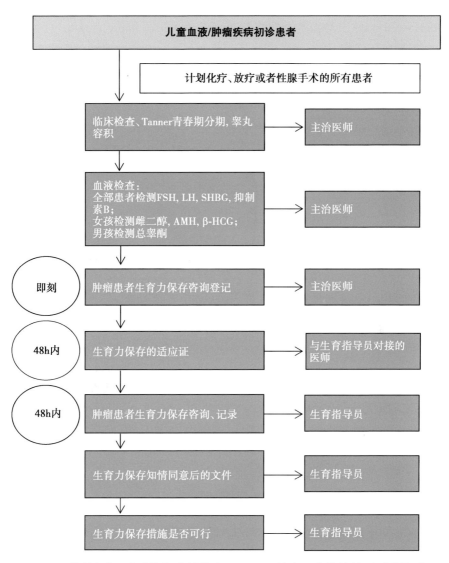

图 4.3 儿科患者生育咨询标准操作流程(SOP),肿瘤生育指导员/生育顾问为患者提供建议,并启动生育力保存措施

信息采集

除采集病史外,作为生育力保存计划的一部分,还应进行妇科及妇科超声检查。儿科患者咨询前需确定其青春期阶段,成熟度和发育情况不同,生育力保存方法也有所不同。

采集信息内容包括月经初潮年龄、体格检查、Tanner 分期、体重、身高,以及卵泡刺激素(follicle-stimulating hormone,FSH)、黄体生成素(luteinizing hormone,LH)、雌二醇和抗米勒管激素(anti-Müllerian hormone,AMH)。

根据各国法律,储存生殖细胞或组织前,需行传染病检测(HIV、乙型肝炎及丙型肝炎),以防感染其他已储存样本[8]。感染患者组织需单独冻存。

生殖细胞/组织取材及储存的法律问题

在生殖医学专家充分准备后方可冻存受精卵或未受精卵母细胞。一个IVF 实验室和胚胎学家的专业能力是生育力保存和辅助生殖的基本条件。其处理水平对活产率起决定性作用。

生殖医学中心及 IVF 实验室受法律约束,定期接受检查。储存或移植体外生殖细胞必须遵照合作协议,按 SOP 操作及规范化转运,以保证治疗规范合法[9-10]。因此,建议医师多关注生殖医学治疗、生殖细胞/组织采集及储存相关的建议/指南和法律法规(如辅助生殖技术采集/转运人类生殖细胞,药物法,移植法及 ESHRE 指南)[11-12]。

卵巢组织冷冻保存与采集卵母细胞类似,不同国家规定有所不同,外科医师和执业机构需获得政府许可[8]。区域委员会批准后方可实施组织切除并转运至指定中心冻存库。妇科及儿科医师需提供相关培训和资格证明,因缺乏全国性或国际性标准,具体细则由地方政府决定。

卵巢组织冻存前处理、转运、冷冻及解冻过程均不同于生殖细胞,需符合质控标准,应与指定中心合作。

采集卵母细胞或切除卵巢组织行生育力保存前,不仅要获得患者或法定监护人书面同意,还应在合同中明确以下内容:细胞或组织冻存时限;更新冻存合同时间周期;若患者死亡,细胞或组织将被销毁[13-14]。

随访

患者完成性腺毒性治疗后需长期随访。后续还有内分泌问题(如青春期诱导)和妇科问题(如性、生育、避孕或激素替代治疗)等需要解决(详见第29、30 和 31 章)。评估卵巢功能衰竭风险需个体化,参考以下因素:患者年龄,治疗方案,既往病史,当前卵巢储备功能。

儿童和青少年 AMH 水平及窦卵泡数(antral follicle count,AFC)仅可粗略估计实际存在的原始卵泡,因此测定意义不大。

档案管理

建立生育力保存咨询档案,为后续生育力保存提供依据。例如辅助生殖技术(assisted reproductive technology,ART)的患者档案,法律要求保存 30 年。建议汇总各类肿瘤咨询病例,全面解读后续治疗的预期性腺毒性风险,并依此作为法律文本。对于已实施生育力保存者,医师需提供情况说明("组织护照"),内容包括生育咨询、生育力保存方式及并发症,特别是组织运输及去向(组织库地址),确保患者必要时可召回组织。

(郝敏 译　蔡晓辉 校)

参考文献

1. Dittrich R, Kliesch S, Schüring A, Balcerek M, Baston-Büst D, Beck R, et al. Fertility preservation for patients with malignant disease. Guideline of the DGGG, DGU and DGRM (S2k-Level, AWMF Registry No. 015/082, November 2017)—recommendations and statements for girls and women. Geburtshilfe Frauenheilkd. 2018;78:567–84.
2. https://www.bgbl.de/xaver/bgbl/start.xav?startbk=Bundesanzeiger_BGBl&start=%2F%2F%2A%5B%40attr_id=%27bgbl119s0646.pdf%27%5D#__bgbl__%2F%2F*%5B%40attr_id%3D%27bgbl119s0646.pdf%27%5D__1558450984880
3. www.fertiprotekt.com
4. www.kinderkrebsstiftung.de
5. www.dggg.de
6. www.gpoh.de
7. Dalle JH, Lucchini G, Balduzzi A, Ifversen M, Jahnukainen K, Macklon KT, et al. State-of-the-art fertility preservation in children and adolescents undergoing haematopoietic stem cell transplantation: a report on the expert meeting of the Paediatric Diseases Working Party (PDWP) of the European Society for Blood and Marrow Transplantation (EBMT) in Baden, Austria, 29-30 September 2015. Bone Marrow Transplant. 2017;52:1029–35.
8. https://www.gesetze-im-internet.de/amg_1976/__20b.html
9. https://www.bundesaerztekammer.de/richtlinien/richtlinien/assistierte-reproduktion/
10. https://www.gesetze-im-internet.de/tpg/TPG.pdf
11. ESHRE Special Interest Group of Embryology and Alpha Scientists in Reproductive Medicine. The Vienna consensus: report of an expert meeting on ART performance indicators. Reprod Biomed Online. 2017;35:494–510.
12. ESHRE Guideline Group on Good Practice in IVF Labs. Revised guidelines for good practice in IVF laboratories (2015). Hum Reprod. 2016;31:685–6.
13. Beckmann MW, Lotz L, Toth B, Baston-Büst DM, Fehm T, Frambach T, et al. Concept paper on the technique of cryopreservation, removal and transplantation of ovarian tissue for fertility preservation. Geburtshilfe Frauenheilkd. 2019;79:53–62.
14. Liebenthron J, Montag M, Reinsberg J, Köster M, Isachenko V, van der Ven K, et al. Overnight ovarian tissue transportation for centralized cryobanking: a feasible option. Reprod Biomed Online. 2019;38:740–9.

第5章 生育力保存的适应证和禁忌证

Michael von Wolff　Frank Nawroth

基本理论

对于男性和女性,生育力保存的适应证相似。由于女性生育力保存措施复杂,费用及风险更高,本章只介绍女性生育力保存适应证。男性生育力保存适应证详见"精子和睾丸组织的冷冻保存"及"儿科肿瘤"章节。

对于育龄期女性,应首先考虑是否需采用生育力保存。原则上,每个女性都有权知晓自身生育力保存可行性。*FertiPROTEKT* 协作网平台研究显示,基于(自我评估)生理心理状况及个人生育意愿,无法预测女性是否选择生育力保存[1]。即使不选择生育力保存,患者也会在相关咨询中获益。

然而,并非每位患者都需接受生育力保存专家咨询,这可能会误导性腺毒性低且没有适应证的患者接受生育力保存。预后极差者实施生育力保存,会导致患者期望过高,引发不必要的风险。

因此,生育力保存治疗适应证如下:①原发疾病存活可能性高;②肿瘤治疗导致不孕风险高;③生育力保存治疗有效且风险低。

预后相关内容参见以下章节:乳腺癌、霍奇金淋巴瘤、急性白血病、卵巢肿瘤和卵巢癌、宫颈癌、子宫内膜增生与子宫内膜癌、儿科肿瘤、其他恶性肿瘤、造血干细胞移植相关疾病、严重自身免疫性疾病、子宫内膜异位症、特纳综合征、性别不一致。肿瘤治疗导致的不孕风险主要取决于化疗药物类型和剂量,相关内容也在上述章节中阐述。

本书认为,在备孕的情况下,若肿瘤治疗导致闭经或无精子症的概率超过20%,则建议采用生育力保存治疗。例如,18岁时化疗后无闭经风险,而30岁时则风险较大。瑞士医疗保险政策将闭经/无精子症风险阈值定为20%,风险大于20%者可报销生育力保存治疗相关费用。

放疗的具体风险见表5.1。

表 5.1 不同辐射剂量的性腺毒性[2-3]

性腺毒性	辐射剂量/Gy
女性:无相关反应	0.6
女性:年龄<40 岁,无相关反应	1.5
女性:年龄 15~40 岁,卵巢功能不全风险约 60%	2.5~5
女性:0 岁不孕剂量	20
女性:10 岁不孕剂量	18
女性:20 岁不孕剂量	16
女性:30 岁不孕剂量	14
女性:40 岁不孕剂量	7
女性:卵泡数量减少约 50%	2
男性:长期无精子症可能	总计≥2
男性:永久无精子症可能	总计≥4
男性:永久无精子症可能	分次≥1.2

　　爱丁堡标准也有助于明确适应证(表 5.2)。Wallace 等[4]提出,即使符合标准,卵巢组织冻存也只在对患者"有意义"时实施。一般将早发性卵巢功能不全(POI)风险>50%定为阈值。

表 5.2 女性卵巢组织冻存爱丁堡标准[4]

年龄<35 岁
首诊≥15 岁,无化疗史
<15 岁,化疗方案温和,无性腺毒性
5 年生存率
早发性卵巢功能不全高风险(>50%)
未生育

　　符合爱丁堡标准,接受卵巢组织冻存的患者大部分可存活,POI 风险为 35%,而不符合标准的患者生存率仅为 1%。

　　选择生育力保存治疗措施的影响因素众多,如预后、患者年龄、时间窗、生育力保存治疗风险,最终还取决于费用、咨询中心设施及政策环境,具体措施需个体化。图 5.1 显示 2018 年 *FertiPROTEKT* 协作网平台登记不同年龄女性的生育力保存措施。

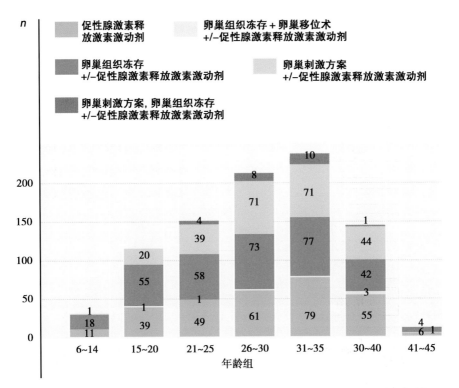

图 5.1　2018 年 *Ferti*PROTEKT 协作网登记不同年龄女性的生育力保存措施[5]

临床操作流程

基于上述理论明确生育力保存治疗适应证,但应避免量化个别点,例如:不孕风险究竟多高时启动生育力保存治疗,这一点实施起来仍需个体化。详见以下章节:乳腺癌、霍奇金淋巴瘤、急性白血病、卵巢肿瘤和卵巢癌、宫颈癌、子宫内膜增生与子宫内膜癌、儿科肿瘤、其他恶性肿瘤、造血干细胞移植相关疾病、严重自身免疫性疾病、子宫内膜异位症、特纳综合征、性别不一致。一系列逻辑性问题如下:①患者年龄是否适合生育力保存治疗,若患者年龄≤40 岁(男性无年龄限制)则适合,见第 2 点。②原发疾病预后如何,能否实施生育力保存治疗,若预后好,见第 3 点。③患者能否耐受后续妊娠(或生育),若可耐受,见第 4 点。④预期肿瘤治疗后有无长期不孕风险,若有,见第 5 点。⑤低风险疾病能否进行生育力保存治疗,若可以(生育力保存措施不会影响患者健康及肿瘤治疗有效性),见第 6 点。⑥生育力保存实施时间是否充足? 若充足,肿瘤治疗前 1/2 周至 2~4 周实施生育力保存(取决于具体生育力保存措施),见第 7 点。⑦最适合的生育力保存措施详见以下章节:超促排卵,未受精卵母细胞和受精卵的冷冻保存,卵巢组织取材,卵巢组织的转运、冷冻与保存,卵巢组织移植,GnRH 激动剂,卵巢移位,精子和睾丸组织的冷冻保存,生育力保存技术展望。

　　问题 1~6 通常由肿瘤学专家评估。针对个别病例,生殖科医生也会讨论上述问题。若实施生育力保存可行,生殖科医生与患者讨论问题 7 并采取合理的生育力保存措施。详见流程图(图 5.2)。

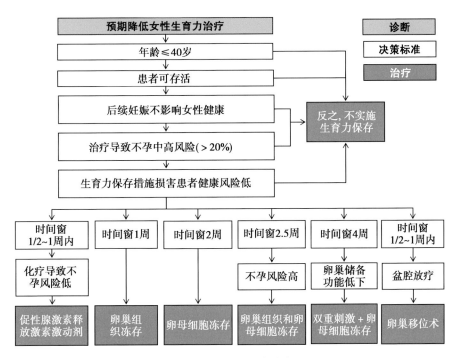

图 5.2　女性生育力保存治疗流程

(唐学磊 译　刘芸 校)

参考文献

1. von Wolff M, Giesecke D, Germeyer A, Lawrenz B, Henes M, Nawroth F, et al. Characteristics and attitudes of women in relation to chosen fertility preservation techniques - a prospective, multicenter questionnaire-based study. Eur J Obstet Gynecol. 2016;201:12–7.
2. Wallace WH, Thomson AB, Kelsey TW. The radiosensitivity of the human oocyte. Hum Reprod. 2003;18:117–21.
3. Irtan S, Orbach D, Helfre S, Sarnacki S. Ovarian transposition in prepubescent and adolescent girls with cancer. Lancet Oncol. 2013;14:601–8.
4. Wallace WH, Smith AG, Kelsey TW, Edgar AE, Anderson RA. Fertility preservation for girls and young women with cancer: population-based validation of criteria for ovarian tissue cryo-preservation. Lancet Oncol. 2014;15:1129–36.
5. Germeyer A, Dittrich R, Liebenthron J, Nawroth F, Sänger N, Suerdieck M, von Wolff M. D.I.R. annual report 2018. J Reprod Med Endocrinol. 2019;16:41–4.

第二部分
生育力保存相关疾病

第6章 乳腺癌

Patrizia Sager　Michael von Wolff　Tanja Fehm

分期依赖性预后

乳腺癌是全世界最常见的女性恶性肿瘤。西方国家40岁以下女性乳腺癌患病率约4%~5%,德国每年新增约3 700例乳腺癌患者,瑞士及奥地利则每年新增280例患者。*Ferti*PROTEKT中心建议行生育力保存的女性中约40%为乳腺癌患者[1]。

不同分期乳腺癌患者的10年总生存率为86%,35岁以下患者总生存率低、复发率高,预后较差(表6.1)。

表6.1　年龄影响乳腺癌预后的大型研究,根据年龄分组(修改自参考文献[2])

研究	年龄/岁 (例)	年龄/岁 (例)	结局定义	年龄对预后的影响(多元模型)	
				风险比	95% CI
Gnerlich et al. 2009[3]	<40 (15 548)	≥40 (227 464)	乳腺癌特异性生存率	1. 39	1. 34~1. 45
Fredholm et al. 2009[4]	<35 (378)	50~69 (13 486)	乳腺癌特异性生存率	1. 76	1. 36~2. 28
Han et al. 2010[5]	<35 (1 443)	40~50 (6 335)	总生存率	30~34 岁: 1. 43 26~29 岁: 1. 97	1. 18~1. 74 1. 48~2. 62
Azim et al. 2012[6]	≤40 (339)	>40 (2 562)	无复发生存率	1. 34	1. 10~1. 63

Han 等[5]分析≤50 岁女性乳腺癌患者9 885例,探讨年龄对结局的影响,结果显示年龄<35岁总生存率显著下降,每年轻1岁,死亡风险增加5%

(计算年龄截至 25 岁)。

　　疾病预后主要取决于肿瘤分期。美国国立癌症研究所"监测、流行病学和结果"(Surveillance, Epidemiology and End Results, SEER)数据库的一项研究分析了 1998—2003 年 243 012 名<40 岁乳腺癌女性的病死率(表6.2)。

表 6.2　SEER 1988—2003 年<40 岁乳腺癌女性生存率与确诊时
肿瘤分期的相关性(修改自参考文献[3])

分期	例数	生存率/%	死于乳腺癌/%	死于其他原因/%	TNM(UICC)
原位癌	1 806	98.2	0.6	1.2	T_{is}, N_0, M_0
I	4 028	92.1	6.8	1.1	T_1, N_0, M_0
II	7 016	77.4	20.3	2.3	T_0, T_1, N_1, M_0 T_2, N_0, M_0 T_2, N_1, M_0 T_3, N_0, M_0
III	1 292	53.1	43.7	3.3	$T_0 \sim T_2, N_2, M_0$ T_3, N_1, N_2, M_0 $T_4, N_0 \sim N_2, M_0$ 所有 T, N_3, M_0
IV	551	27.4	66.4	6.2	所有 T,所有 N, M_1
未分期	855	72.7	23.3	4.0	
总计	15 548	79.6	18.3	2.2	

　　预后还取决于肿瘤分型。年轻女性更有可能患三阴乳腺癌[雌激素受体、孕激素受体和生长因子受体 2(HER2)表达均为阴性],与受体阳性乳腺癌相比,前者侵袭性强。此外,管腔 B 型(根据基因表达谱分类)和 HER2 型乳腺癌年轻患者较年长患者预后差。

　　激素受体(hormone receptor, HR)阳性的 I 期高级别乳腺癌年轻女性 10年生存率明显降低(图 6.1)。长期抗雌激素治疗可提高生存率,但对骨骼、心脏和生殖健康有负面影响。

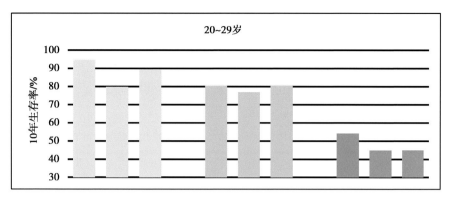

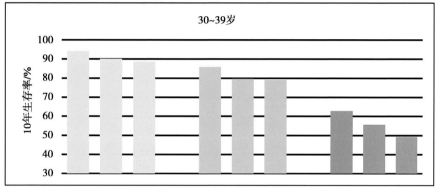

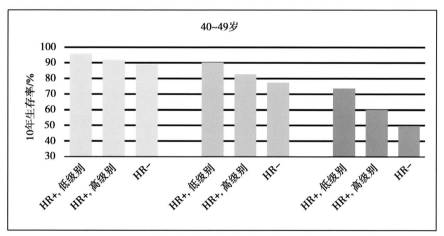

图 6.1　SEER 的 18 个登记中心 2000—2014 年 164 963 名乳腺癌女性的 10 年生存率,包含年龄、分期、激素受体(HR)和病理分级[7]。浅蓝色: Ⅰ 期,蓝色: Ⅱ 期,深蓝色:Ⅲ期

治疗的性腺毒性

全身辅助治疗引起的细胞毒性闭经主要取决于患者的年龄和化疗方案。

环磷酰胺对卵巢储备功能的毒性尤为明显,>30 岁女性的闭经中 20% 与化疗方案中的环磷酰胺有关(表 6.3)。

表6.3　**各年龄组不同化疗方案的闭经风险(修改自参考文献[9])**

方案[a]	≤30 岁	31~35 岁	36~40 岁	>40 岁
CMF	4%~19%	30%~40%	50%	80%~100%
含 A 化疗	0	33%		96%~100%
AC-T±H	9%~20%	19%~47%	21%~61%	无数据
M,F,他莫昔芬	低风险			
单克隆抗体	风险未知			

[a]C=环磷酰胺,M=甲氨蝶呤,F=氟尿嘧啶,A=多柔比星,T=紫杉醇,H=曲妥珠单抗。

乳腺癌患者出现早发性卵巢功能不全(POI)风险不高,但其术后内分泌治疗时间长,特别是雌激素敏感型[8],患者的卵巢储备功能随年龄增长会进一步降低,最终无法自然妊娠。因此,即使 POI 风险不高,也应考虑生育力保存,尤其是对于计划妊娠年龄≥40 岁的女性,因为此时卵母细胞质量(年龄增长导致非整倍性发生率增加)显著降低。

卵巢转移的概率

关于偶发性乳腺癌卵巢转移的数据有限。1987—1993 年 20 例转移性乳腺癌患者接受双侧卵巢切除术,其中 5 例(25%)发现卵巢转移[10]。浸润性小叶癌卵巢转移风险较高,14 例死于乳腺癌女性尸检发现 5 例有卵巢转移;相比之下,75 例浸润性导管癌中仅 2 例(2.6%)发生卵巢转移[11]。上述数据表明,分期越高,乳腺癌卵巢转移风险越高。因此Ⅳ期乳腺癌,即有转移乳腺癌,已被归类为卵巢转移高风险(详见第 21 章中表 21.2),不应实施卵巢组织冷冻保存。

一些研究尝试用显微镜和免疫组织化学法检测冷冻保存卵巢组织中乳腺癌转移。多数研究仅分析一小部分保存的卵巢组织(表 6.4)。

表 6.4　冷冻卵巢组织移植致乳腺癌转移的风险

研究	患者数/例	肿瘤分期	转移
Sanchez-Serrano et al. 2009[12]	63	Ⅰ : $n = 16$ Ⅱ : $n = 41$ ⅢA : $n = 6$	无
Rosendahl et al. 2011[13]	51	Ⅱ/Ⅲ : $n = 44$	无
Hoekmann et al. 2015[14]	23	Ⅰ : $n = 6$ ⅡA/B : $n = 15$ ⅢA : $n = 2$	无

任何研究都无法确定乳腺癌转移。

总之,N_0 期卵巢转移风险较低,若淋巴结阳性但无外周转移(Ⅱ期和Ⅲ期),卵巢转移可能性小,但相关数据有限。原则上,卵巢组织移植前应对样本行组织学检查。发生外周转移的乳腺癌,即Ⅳ期乳腺癌,不应实施卵巢组织冷冻保存,特别是预后太差无法评估腹腔镜手术风险者。

关于移植的卵巢组织将来发展为卵巢癌的风险,应注意以下几点:*BRCA1* 或 *BRCA2* 基因突变的女性终生患卵巢癌风险为 15% ~ 56%[15],预防性卵巢输卵管切除术发现 6% 的 *BRCA1* 携带者和 2% 的 *BRCA2* 携带者存在隐匿性卵巢癌[16]。

上述数据表明,*BRCA* 基因突变女性进行风险评估后,可行卵巢组织冷冻保存及移植,但妊娠和分娩后应切除卵巢。

生育力保存的获益和风险

获益

乳腺癌通常不降低卵巢储备功能,因此不会降低生育力保存措施的有效性,也不会造成卵巢刺激获取卵母细胞数量的减少[17]。生育力保存的获益仅取决于患者年龄或个体卵巢储备功能。可参阅"超促排卵"和"未受精卵母细胞和受精卵的冷冻保存"章节。

但 *BRCA* 基因突变的女性例外。目前为止,绝大多数研究表明 *BRCA* 基因突变患者卵巢刺激获取卵母细胞数量较少。Derks-Smeets 等[18] 和 Turan 等[19] 的研究表明:*BRCA* 基因突变者平均获卵数分别为 9.0 和 7.4,非 *BRCA* 基因突变者平均获卵数分别为 10.0 和 10.6。Derks-Smeets 等[18] 发现上述影响在 *BRCA1* 突变患者中尤为明显。获卵数少可能是卵巢储备功能低下导致。Son 等[20]发现 *BRCA* 基因突变者抗米勒管激素(AMH)值降低了 32%，是否减少卵巢组织冷冻保存和移植的获益尚不明确。

延迟化疗的风险

乳腺癌从诊断到化疗时间充裕，足以实施生育力保存措施，通常不存在延迟化疗风险。因此，从时间上，"超促排卵""未受精卵母细胞和受精卵的冷冻保存""卵巢组织取材""卵巢组织的转运、冷冻与保存"章节中提到的措施通常均可实施。卵巢双重刺激(详见第 19 章)可能使成功率翻倍，尤其适用于卵巢低反应患者。

卵巢刺激的风险

理论上，促性腺激素刺激卵巢获取卵母细胞会导致血清雌激素水平升高，可能刺激激素受体阳性肿瘤细胞增殖(详见第 19 章)。目前尚无证据支持或反对上述观点。然而，促性腺激素刺激卵巢影响患者预后的可能性不大，原因如下：①促性腺激素刺激卵巢同时加用芳香化酶抑制剂(详见第 19 章)，可使血清雌激素水平降低约 50%。②雌激素超生理水平仅 >1 周。③乳腺癌确诊后，可能需要等待数周才开始化疗，若患者月经周期正常，雌激素正常分泌，等待期间产生的生理性雌激素似乎对患者预后无不良影响。

尽管卵巢刺激导致乳腺癌预后不良的可能性较小，还是建议激素受体阳性的乳腺癌患者考虑卵巢组织冷冻保存进行生育力保存。

促性腺激素释放激素激动剂的获益和风险

多年来，促性腺激素释放激素激动剂(gonadotrophin-releasing hormone agonist, GnRHa)的应用一直备受重视。SOFT 和 TEXT 的研究数据[21-22]显示，GnRHa 用于化疗或内分泌治疗不影响患者预后。目前指南建议将 GnRHa 长期治疗作为绝经前患者的辅助抗激素治疗。

目前数项随机对照研究证明 GnRHa 有利于生育力保护[23-27]。荟萃分析也证实 GnRHa 可减少闭经风险，增加妊娠率(详见第 24 章)。

因此，化疗期间使用 GnRHa 已成为德国肿瘤学专家(妇科肿瘤学研究小组，德国妇产科学会，欧洲肿瘤内科学会指南)生育力保存的选择之一。

GnRHa 也可用于激素受体阳性乳腺癌患者的生育力保存。

GnRHa 有益于绝经前患者——无论是否有生育需求。POI 发生概率越低，出现绝经期症状风险就越低。必须明确，乳腺癌是激素替代治疗的禁忌证(详见第 31 章)。

临床操作流程

　　患者应尽早到生殖医学中心就诊,以便有充裕时间实施生育力保存措施。也可在乳腺癌分期手术前就诊(图 6.2)。

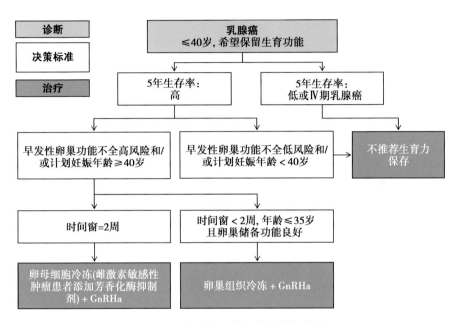

图 6.2　乳腺癌患者生育力保存流程

（苑著　程忠权　于乐漪 译　屈翔 校）

参考文献

1. von Wolff M, Dittrich R, Liebenthron J, Nawroth F, Schüring AN, Bruckner T, Germeyer A. Fertility-preservation counselling and treatment for medical reasons: data from a multinational network of over 5000 women. Reprod Biomed Online. 2015;31:605–12.
2. Azim HA Jr, Partridge AH. Biology of breast cancer in young women. Breast Cancer Res. 2014;4:427.
3. Gnerlich JL, Deshpande AD, Jeffe DB, Sweet A, White N, Margenthaler JA. Elevated breast cancer mortality in women younger than age 40 years compared with older women is attributed to poorer survival in early-stage disease. J Am Coll Surg. 2009;208:341–7.
4. Fredholm H, Eaker S, Frisell J, Holmberg L, Fredriksson I, Lindman H. Breast cancer in young women: poor survival despite intensive treatment. PLoS One. 2009;4:e7695.
5. Han W, Kang SY. Korean Breast Cancer Society. Relationship between age at diagnosis and outcome of premenopausal breast cancer: age less than 35 years is a reasonable cut-off for defining young age-onset breast cancer. Clin Breast Cancer Res Treat. 2010;119:193–200.
6. Azim HA Jr, Michiels S, Bedard PL, Singhal SK, Criscitiello C, Ignatiadis M, Haibe-Kains

B, Piccart MJ, Sotiriou C, Loi S. Elucidating prognosis and biology of breast cancer arising in young women using gene expression profiling. Clin Cancer Res. 2012;18:1341–51.

7. Thomas A, Anthony R, Pinkerton E, Schroeder MC, Conway KM, Hundley G, LR MN, Oleson J, Lynch CH, Romitti P. Incidence and survival among young women with Stage I-III breast cancer: SEER 2000–2015. JNCI Cancer Spectr. 2019;7:pkz040.

8. Goldhirsch A, Gelber RD, Castiglione M. The magnitude of endocrine effects of adjuvant chemotherapy for premenopausal breast cancer patients: the International Breast Cancer Study Group. Ann Oncol. 1990;1:183–8.

9. Waks AG, Partridge AH. Fertility preservation in patients with breast cancer: necessity, methods, and safety. J Natl Compr Cancer Netw. 2016;14:355–63.

10. Curtin JP, Barakat RR, Hoskins WJ. Ovarian disease in women with breast cancer. Obstet Gynecol. 1994;84:449–52.

11. Harris M, Howell A, Chrissohou M, Swindell RI, Hudson M, Sellwood RA. A comparison of the metastatic pattern of infiltrating lobular carcinoma and infiltrating duct carcinoma of the breast. Br J Cancer. 1984;50:23–30.

12. Sánchez-Serrano M, Novella-Maestre E, Roselló-Sastre E, Camarasa N, Teruel J, Pellicer A. Malignant cells are not found in ovarian cortex from breast cancer patients undergoing ovarian cortex cryopreservation. Hum Reprod. 2009;24:2238–43.

13. Rosendahl M, Timmermans Wielenga V, Nedergaard L, Kristensen SG, Ernst E, Rasmussen PE, Anderson M, Schmidt KT, Andersen CY. Cryopreservation of ovarian tissue for fertility preservation: no evidence of malignant cell contamination in ovarian tissue from patients with breast cancer. Fertil Steril. 2011;95:2158–61.

14. Hoekman EJ, Smit VT, Fleming TP, Louwe LA, Fleuren GJ, Hilders CG. Searching for metastases in ovarian tissue before autotransplantation: a tailor-made approach. Fertil Steril. 2015;103:469–77.

15. Bougie O, Weberpals JI. Clinical considerations of BRCA1- and BRCA2-mutation carriers: a review. Int J Surg Oncol. 2011;2011:374012.

16. Finch A, Shaw P, Rosen B, Murphy J, Narod SA, Colgan TJ. Clinical and pathologic findings of prophylactic salpingo-oophorectomies in 159 BRCA1 and BRCA2 carriers. Gynecol Oncol. 2006;100:58–64.

17. von Wolff M, Bruckner T, Strowitzki T, Germeyer A. Fertility preservation: ovarian response to freeze oocytes is not affected by different malignant diseases - an analysis of 992 stimulations. J Assist Reprod Genet. 2018;35:1713–9.

18. Derks-Smeets IAP, van Tilborg TC, van Montfoort A, Smits L, Torrance HL, Meijer-Hoogeveen M, Broekmans F, Dreesen JCFM, Paulussen ADC, Tjan-Heijnen VCG, Homminga I, van den Berg MMJ, Ausems MGEM, de Rycke M, de Die-Smulders CEM, Verpoest W, van Golde R. BRCA1 mutation carriers have a lower number of mature oocytes after ovarian stimulation for IVF/PGD. J Assist Reprod Genet. 2017;34:1475–82.

19. Turan V, Bedoschi G, Emirdar V, Moy F, Oktay K. Ovarian stimulation in patients with cancer: impact of letrozole and BRCA mutations on fertility preservation cycle outcomes. Reprod Sci. 2018;25:26–32.

20. Son KA, Lee DY, Choi D. BRCA1 mutation carriers have a lower number of mature oocytes after ovarian stimulation for IVF/PGD. Association of BRCA mutations and anti-müllerian hormone level in young breast cancer patients. Front Endocrinol (Lausanne). 2019;10:235.

21. Regan MM, Walley BA, Francis PA, Fleming GF, Láng I, Gómez HL, Colleoni M, Tondini C, Pinotti G, Salim M, Spazzapan S, Parmar V, Ruhstaller T, Abdi EA, Gelber RD, Coates AS, Goldhirsch A, Pagani O. Concurrent and sequential initiation of ovarian function suppression with chemotherapy in premenopausal women with endocrine-responsive early breast cancer: an exploratory analysis of TEXT and SOFT. Ann Oncol. 2017;28:2225–32.

22. Bernhard J, Luo W, Ribi K, Colleoni M, Burstein HJ, Tondini C, Pinotti G, Spazzapan S, Ruhstaller T, Puglisi F, Pavesi L, Parmar V, Regan MM, Pagani O, Fleming GF, Francis PA, Price KN, Coates AS, Gelber RD, Goldhirsch A, Walley BA. Patient-reported outcomes with adjuvant exemestane versus tamoxifen in premenopausal women with early breast cancer undergoing ovarian suppression (TEXT and SOFT): a combined analysis of two phase 3 ran-

domised trials. Lancet Oncol. 2015;16:848–58.
23. Moore HC, Unger JM, Phillips KA, Boyle F, Hitre E, Porter D, Francis PA, Goldstein LJ, Gomez HL, Vallejos CS, Partridge AH, Dakhil SR, Garcia AA, Gralow J, Lombard JM, Forbes JF, Martino S, Barlow WE, Fabian CJ, Minasian L, Meyskens FL Jr, Gelber RD, Hortobagyi GN, Albain KS. POEMS/S0230 investigators. Goserelin for ovarian protection during breast-cancer adjuvant chemotherapy. N Engl J Med. 2015;372:923–32.
24. Moore HCF, Unger JM, Phillips KA, Boyle F, Hitre E, Moseley A, Porter DJ, Francis PA, Goldstein LJ, Gomez HL, Vallejos CS, Partridge AH, Dakhil SR, Garcia AA, Gralow JR, Lombard JM, Forbes JF, Martino S, Barlow WE, Fabian CJ, Minasian LM, Meyskens FL, Gelber RD, Hortobagyi GN, Albain KS. Final analysis of the Prevention of Early Menopause Study (POEMS)/SWOG Intergroup S0230. J Natl Cancer Inst. 2019;111:210–3.
25. Paluch-Shimon S, Pagani O, Partridge AH, Abulkhair O, Cardoso MJ, Dent RA, Gelmon K, Gentilini O, Harbeck N, Margulies A, Meirow D, Pruneri G, Senkus E, Spanic T, Sutliff M, Travado L, Peccatori F, Cardoso F. ESO-ESMO 3rd international consensus guidelines for breast cancer in young women (BCY3). Breast. 2017;35:203–17.
26. Burstein HJ, Temin S, Anderson H, Buchholz TA, Davidson NE, Gelmon KE, Giordano SH, Hudis CA, Rowden D, Solky AJ, Stearns V, Winer EP, Griggs JJ. Adjuvant endocrine therapy for women with hormone receptor-positive breast cancer: American Society of Clinical Oncology clinical practice guideline focused update. J Clin Oncol. 2014;32:2255–69.
27. Gori S, Puglisi F, Cinquini M, Pappagallo G, Frassoldati A, Biganzoli L, Cortesi L, Fiorentino A, Angiolini C, Tinterri C, De Censi A, Levaggi A, Del Mastro L. Adjuvant endocrine therapy in premeno-pausal patients with hormone receptor-positive early breast cancer: evidence evaluation and GRADE recommendations by the Italian Association of Medical Oncology (AIOM). Eur J Cancer. 2018;99:9–19.

第 7 章　霍奇金淋巴瘤

Carolin Bürkle　Michael von Wolff　Karolin Behringer

分期依赖性预后

全球范围内霍奇金淋巴瘤年发病率为 2~3/10 万,男性略高于女性,比例为 3:2[1]。

2016 年德国新发病例 2 490 例,年轻人更易患病,多达 3/4 的患者诊断时年龄在 60 岁以下[2]。年轻患者最初诊断时通常未完成生育,或尚未考虑生育问题。接受 FertiPROTEKT 协作网咨询的女性约 30% 为淋巴瘤患者,其中霍奇金淋巴瘤最常见[3]。

近几十年来,霍奇金淋巴瘤从不可治愈发展为成人治疗效果最好的肿瘤性疾病之一,5 年生存率极高(表 7.1 和表 7.2)。

Glimelius 等[4]的一项大型回顾性研究汇总分析了瑞典 1992—2009 年确诊霍奇金淋巴瘤患者 1 947 例(年龄 19~59 岁)的预后,结果发现年龄分布与预期一致,18~29 岁 36.4%,30~39 岁 21.2%,40~49 岁 14.2%;其 5 年和 15 年(相对)生存率有明确的年龄依赖性,18~29 岁 15 年生存率为 94%,40~49 岁为 87%。

表 7.1　年龄相关性生存率(不分性别)

研究	初始诊断年龄/岁	5 年相对生存率 (95% CI)	15 年相对生存率 (95% CI)
Glimelius et al.[4]	18~29	96%(95%~98%)	94%(91%~95%)
	30~39	95%(93%~97%)	91%(87%~94%)
	40~49	93%(90%~96%)	87%(81%~91%)
Pulte et al.[5]	15~29	97.9%	
	30~39	95.8%	
	40~59	88.3%	

表 7.2　初诊疾病分期相关性生存率（不分性别）

研究	分期	治疗方案	5 年 FFTF (95% CI)	5 年 PFS (95% CI)	5 年 OS (95% CI)
Behringer et al. 2015[7]	早期 预后良好组	ABVD 2 疗程	93.1% (90.7% ~ 95.5%)	93.5% (91.1% ~ 95.9%)	97.6% (96.1% ~ 99.1%)
von Tresckow et al. 2012[8]	早期 预后不良组	剂量递增 BEACOPP 2 疗程+ABVD 2 疗程	94.8% (93.1% ~ 96.6%)	95.4% (93.7% ~ 97.1%)	97.2% (95.8% ~ 98.6%)
Engert et al. 2012[9]	晚期	剂量递增 BEACOPP 6 疗程	89.3% (86.5% ~ 92.1%)	90.3% (87.6% ~ 93.0%)	95.3% (93.4% ~ 97.2%)

研究终点：无治疗失败生存率（freedom from treatment failure，FFTF）；无进展生存期（progression-free survival，PFS）；总生存率（overall survival，OS）。

Pulte 等[5]研究结果与之类似,分析了 1997—2006 年德国 5 300 例霍奇金淋巴瘤患者的 5 年（相对）生存率,结果显示 5 年生存率随年龄增长而降低。

上述研究的局限性在于：长达 10 年或 18 年的研究期间,疾病相关治疗不断演进,入组患者放疗和化疗方案各异。同时治愈率还取决于分期、对治疗的反应和危险因素（表 7.2）。即便如此,总体治愈率为 80% ~ 95%,长期生存人数稳步增加[6]。

肿瘤分期后,根据 Ann Arbor 分期（淋巴结区域受累）和危险因素将患者分为三个风险组：①无危险因素的临床分期（clinical stage,CS）Ⅰ ~ ⅡA 和ⅡB 期归类为早期,预后良好。②危险因素≥1 个的 CS ⅠA、ⅠB 和ⅡA 或危险因素≥1 个的 CS ⅡB：红细胞沉降率升高和/或≥3 个淋巴结区域受累归类为中期。③有危险因素的 CS ⅡB：纵隔大肿块和/或结节外肿瘤病灶及CS Ⅲ/Ⅳ归类为晚期。

根据 2018 年 6 月德国-瑞士-奥地利指南（第三版）《成人霍奇金淋巴瘤的诊断、治疗及随访》,≤60 岁患者的分期对应治疗方案推荐如下[10]：

- 早期：2 疗程 ABVD（多柔比星,博来霉素,长春新碱,达卡巴嗪）,继以受累野放疗 20Gy。
- 中期：推荐联合化疗,包括 2 疗程剂量递增 BEACOPP（博来霉素、依托泊苷、多柔比星、环磷酰胺、长春新碱、丙卡巴肼、泼尼松龙）和 2 疗程 ABVD（2+2）,随后给予受累野放疗 30Gy。
- 晚期：2 疗程 BEACOPP 后行 PET/CT 分期。PET/CT 阴性患者接受 2 疗程剂量递增 BEACOPP,共计 4 疗程。PET/CT 阳性患者接受 4 疗程剂量递增 BEACOPP，共计 6 疗程。若化疗结束后 PET-CT 仍有 ≥2.5cm 残留淋巴瘤组织，则行 30Gy 局部放疗。

德国霍奇金淋巴瘤研究组（German Hodgkin's Study Group，GHSG）开展的早期 HD13、中期 HD14 和晚期 HD15 和 HD18 研究发现，目前标准治疗对所有分期患者均显示出良好疗效。随访 5 年，研究终点如下：无治疗失败生存率（FFTF）及无进展生存期（PFS）（患者 5 年无进展/无复发生存）、5 年总生存率（OS）（患者 5 年后生存的总体情况）。研究显示 5 年 PFS 和 OS 呈分期依赖性，早期患者分别为 93.5% 和 97.6%，晚期患者分别为 90.3% 和 95.3%。

治疗的性腺毒性

化疗和放疗都有性腺毒性风险。霍奇金淋巴瘤化疗方案的性腺毒性取决于化疗剂量和方案。与 ABVD 方案相比，剂量递增 BEACOPP 方案的性腺毒性更强。在所有活性成分中，烷化剂丙卡巴肼和环磷酰胺起决定性作用[11-13]。

德国霍奇金淋巴瘤研究组（GHSG）的两项研究收集了霍奇金淋巴瘤治疗后生育的数据。Behringer 等[14]研究了 405 例首次诊断时年龄 40 岁以下的患者，其数据纳入了 1994—1998 年第 3 代研究（HD7-9 研究），研究结果已经发表。Behringer 等[15]的更多最新数据来源于第 5 代研究（HD13-15 研究）的 1 323 例患者的随访结果。

女性治疗的性腺毒性

Behringer 等[14]研究显示，接受 8 疗程剂量递增 BEACOPP 的患者，平均随访 3.2 年，51.4% 出现闭经，常见于初诊年龄 ≥30 岁或化疗期间未口服避孕药的晚期淋巴瘤患者。

他们对 526 例初诊年龄 <40 岁的女性霍奇金淋巴瘤患者平均随访 46 个月，结果显示初诊年龄（<30 岁或 ≥30 岁）和治疗方案（ABVD 或剂量递增 BEACOPP）对性腺毒性影响较大（表 7.3 和表 7.4）。

年龄 ≥30 岁的女性应用剂量递增 BEACOPP 化疗后卵泡刺激素（FSH）和抗米勒管激素（AMH）水平明显变差，与卵巢储备功能受损一致。早期患者治疗后，90% 以上女性仍有规律的月经周期。大部分闭经患者在治疗后一年内复潮。Weibull 等最近的一项研究也得出了类似结论[16]。幸运的是，449 例无复发霍奇金淋巴瘤患者（所有分期）确诊 3 年后分娩率与健康人群相当。之前文献报道霍奇金淋巴瘤患者分娩率为 22.5%。

Behringer 等[15]研究显示 6~8 疗程剂量递增 BEACOPP 治疗后，卵巢功能恢复时间更长，它主要取决于患者初始诊断时的年龄。25 岁患者 4 年后

表 7.3　18~29 岁女性不同化疗方案后激素水平和月经周期

激素水平和月经周期		2 疗程 ABVD	2 疗程 ABVD+2 疗程剂量递增 BEACOPP	6 疗程剂量递增 BEACOPP
AMH 水平(95%CI)/ ($\mu g \cdot L^{-1}$)		2.2(1.4~3.6)	0.9(0.7~1.2)	0.1(0.1~0.2)
FSH 水平(95%CI)/ ($U \cdot L^{-1}$)		2.4(1.2~4.7)	4.4(3.2~6.1)	10.6(6.3~18.0)
月经周期规律	治疗后	94%	100%	88%
	治疗后平均随访46 个月	88%	95%	81%

表 7.4　30~45 岁女性不同化疗方案后激素水平和月经周期

激素水平和月经周期		2 疗程 ABVD	2 疗程 ABVD+2 疗程剂量递增 BEACOPP	6 疗程剂量递增 BEACOPP
AMH 水平(95%CI)/ ($\mu g \cdot L^{-1}$)		0.7(0.3~1.6)	0.0(0.0~0.1)	0.0(0.0~0.0)
FSH 水平(95%CI)/ ($U \cdot L^{-1}$)		7.5(5.9~9.6)	11.8(8.2~16.9)	23.6(14.6~38.2)
月经周期规律	治疗后	97%	90%	55%
	治疗后平均随访46 个月	95%	75%	40%

持续闭经风险为 25%,而 30 岁患者风险则增加至 50%。

　　霍奇金淋巴瘤患者化疗后平均随访 46 个月闭经风险见表 7.5[15],因此早发性卵巢功能不全(POI)风险取决于化疗方案和患者年龄。实施生育力保存的建议见图 7.1。

表 7.5　闭经率取决于化疗方案和患者年龄[15]

化疗方案	年龄 18~29 岁闭经率/%	年龄 30~45 岁闭经率/%
2 疗程 A(B)VD	11	8
4 疗程 ABVD	10	16
2 疗程 ABVD+2 疗程剂量递增 BEACOPP	7	25
6 疗程剂量递增 BEACOPP	24	74
8 疗程剂量递增 BEACOPP	20	70

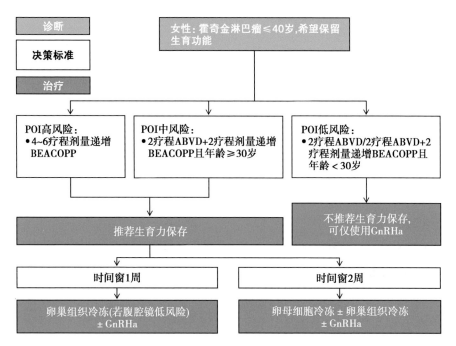

图 7.1　霍奇金淋巴瘤女性患者生育力保存流程

男性治疗的性腺毒性

放化疗主要影响男性精子生成。霍奇金淋巴瘤疾病本身即影响精子质量,尤其是在晚期患者[17],但影响往往有限。其治疗对睾酮生成影响较小。Behringer 等[15]研究发现不同强度治疗后,睾酮平均水平都在正常范围内。

Behringer 等[15]测定不同化疗方案的激素水平(表 7.6)。对 761 名初始诊断年龄<50 岁的霍奇金淋巴瘤男性患者平均随访 48 个月,发现抑制素 B 和 FSH 水平(二者的比率提示精子减少症)与化疗强度显著相关(表 7.6)。早期患者治疗后,50% 出现抑制素 B/FSH 比率升高(抑制素 B/FSH > 23.5ng/U)提示生育能力受损。而强化 6~8 疗程剂量递增 BEACOPP 治疗后,88.8% 的患者抑制素 B/FSH 比率升高。

表 7.6　男性患者(18~49 岁)化疗方案相关的激素水平

激素水平	2 疗程 ABVD	2 疗程 ABVD+2 疗程剂量递增 BEACOPP	6 疗程剂量递增 BEACOPP
FSH 均值(95% CI)/ (U·L⁻¹)	5.6(4.8~6.6)	7.9(6.8~9.1)	18.7(17.3~20.3)
FSH>12.4U/L	13%	29%	80%

续表

激素水平	2 疗程 ABVD	2 疗程 ABVD+2 疗程剂量递增 BEACOPP	6 疗程剂量递增 BEACOPP
抑制素 B 均值(95%CI)/(ng·L^{-1})	126.1（111.5～140.7）	93.3(80.5～107.2)	16.9(12.9～20.9)
抑制素 B<25ng/L	7%	22%	75%
LH 均值(95%CI)/(U·L^{-1})	4.8(4.3～5.3)	5.1(4.6～5.6)	7.0(6.6～7.5)
LH>8.6U/L	11%	13%	28%
睾酮均值(95%CI)/(ng·L^{-1})	4.2(3.9～4.6)	4.7(4.4～5.0)	4.1(3.8～4.4)
睾酮<2.8ng/L	20%	14%	21%

　　Paoli 等[18]研究不同化疗方案的相关精子数和无精子症发生率(表 7.7)。ABVD 化疗方案导致精子浓度显著下降,但在 24 个月内恢复正常。其他化疗方案和放疗通常会导致长期无精子症(表 7.6)。Paoli 等的研究队列虽小但仍显示了化疗方案的强度与长期无精子症发生率之间的明确相关性。

表 7.7　不同化疗方案的无精子症风险[18]

化疗方案	无精子症男性例数/总例数	无精子症男性比例/%
2～8 疗程 ABVD	0/202	0
2～6 疗程 ABVD/COPP 或 OPP 或 MOPP	11/13	84.6
2～6 疗程 ABVD+腹股沟放疗(30～40Gy)	3/13	23
2～8 疗程 BEACOPP	8/16	50

　　不同化疗方案治疗后 2～3 年长期无精子症风险见表 7.7[18]。实施生育力保存措施的建议见图 7.2。

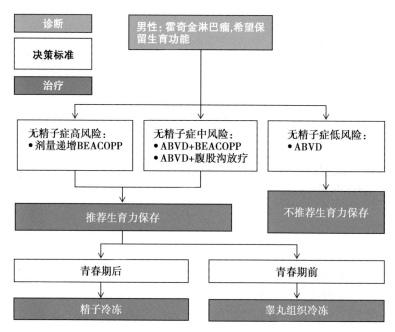

图 7.2　霍奇金淋巴瘤男性患者生育力保存流程

肿瘤性腺转移可能

评估霍奇金淋巴瘤性腺转移的资料有限。

已有研究尝试系统检测冻存卵巢组织中的肿瘤细胞。已发表研究见表7.8。总体来说,暂无相关证据显示卵巢组织中存在霍奇金淋巴瘤细胞,即使是高级别晚期肿瘤。然而,目前已有 1 例淋巴瘤累及卵巢的病例报告[21]。由于该病例报道,且已移植组织无法检测,只能选择冷冻保存期间或最迟在移植前进行卵巢组织学检测。

表 7.8　检测冻存卵巢组织有无霍奇金淋巴瘤细胞的相关研究

研究	生存女性例数	分期	转移
Seshadri et al. 2006[19]	26(24 例包含分期数据)	Ⅰ / Ⅱ : n = 15 Ⅲ / Ⅳ : n = 9	无
Meirow et al. 2008[20]	33	Ⅳ : n = 8	无
Bittinger et al. 2011[21]	1	ⅢB	有
Hoekmann et al. 2015[22]	6	Ⅱ A : n = 3 Ⅲ B : n = 1 Ⅳ B : n = 1	无

根据冻存卵巢组织学检测结果、大量的卵巢组织移植后无复发的相关资料,将霍奇金淋巴瘤归类为卵巢转移低风险(见表 21.2)。

生育力保存的获益和风险

获益

霍奇金淋巴瘤患者通常较年轻,女性往往卵巢储备功能和卵母细胞质量良好,因此卵巢组织和卵母细胞冻存等生育力保存措施均非常有效。

也有研究表明霍奇金淋巴瘤女性卵巢储备功能较差,正常女性卵巢刺激获取卵母细胞数是霍奇金淋巴瘤女性的 1.2~1.4 倍[3,23]。Lawrenz 等[24]研究表明霍奇金淋巴瘤女性血清 AMH 降低了 35%,导致卵巢刺激低反应。

然而血清 AMH 低是否导致生育力保存措施有效性降低,目前尚不明确。霍奇金淋巴瘤患者通常较年轻,因此冻存卵母细胞时,卵巢刺激药物剂量需调整;若冻存卵巢组织,则血清 AMH 影响较小,实际卵巢储备功能即原始卵泡密度起决定性作用。霍奇金淋巴瘤女性原始卵泡密度并未降低[25]。

淋巴瘤男性患者精子质量下降。Caponecchia 等[17]发现淋巴瘤(霍奇金淋巴瘤和非霍奇金淋巴瘤)男性平均精子浓度为 3 450 万/mL,而生育力正常男性为 4 650 万/mL,但精子活力和形态并未受到影响。

风险

霍奇金淋巴瘤患者实施生育力保存的风险较低。肿瘤细胞为非激素依赖性,通常有充裕的时间实施生育力保存。淋巴瘤细胞性腺转移风险也较低,目前尚未发现。(译者注:发现 1 例,Bittinger et al. 2011[21]。)

霍奇金淋巴瘤常伴纵隔受累,因此,若患者行腹腔镜手术,气管插管及拔管可能存在风险。只有当麻醉医师评估镇静和气管插管风险较低时,方可行卵巢组织取材。因为卵泡穿刺取卵无须进行气管插管麻醉,所以可考虑卵巢刺激冻存未受精卵母细胞或受精卵。

临床操作流程

尽早将患者转诊至生殖医学中心,争取足够时间实施生育力保存,也可在化疗方案确定前实施(图 7.1 和图 7.2)。

　　　　　　　　　(尹东飞　崔亭亭 译　王晶石　王昭 校)

参考文献

1. Sant M, Allemani C, Tereanu C, De Angelis R, Capocaccia R, Visser O, et al. Incidence of hematologic malignancies in Europe by morphologic subtype: results of the HAEMACARE project. Blood. 2010;116(19):3724–34. https://doi.org/10.1182/blood-2010-05-282632.
2. Robert-Koch-Institut (2016). 3.28 Morbus Hodgkin. Krebs Deutschl. 122–5.
3. von Wolff M, Bruckner T, Strowitzki TGA. Fertility preservation: ovarian response to freeze oocytes is not affected by different malignant diseases-an analysis of 992 stimulations. J Assist Reprod Genet. 2018;35(9):1713–9.
4. Glimelius I, Ekberg S, Jerkeman M, Chang ET, Björkholm M, Andersson TML, et al. Long-term survival in young and middle-aged Hodgkin lymphoma patients in Sweden 1992-2009-trends in cure proportions by clinical characteristics. Am J Hematol. 2015;90(12):1128–34. https://doi.org/10.1002/ajh.24184.
5. Pulte D, Jansen L, Gondos A, Emrich K, Holleczek B, Katalinic A, et al. Improved population level survival in younger Hodgkin lymphoma patients in Germany in the early twenty-first century. Br J Haematol. 2014;164(6):851–7. https://doi.org/10.1111/bjh.12722.
6. Skoetz N, Trelle S, Rancea M, Haverkamp H, Diehl V, Engert A, et al. Effect of initial treatment strategy on survival of patients with advanced-stage Hodgkin's lymphoma: a systematic review and network meta-analysis. Lancet Oncol. 2013;14(10):943–52. https://doi.org/10.1016/S1470-2045(13)70341-3.
7. Behringer K, Goergen H, Hitz F, Zijlstra JM, Greil R, Markova J, et al. Omission of dacarbazine or bleomycin, or both, from the ABVD regimen in treatment of early-stage favourable Hodgkin's lymphoma (GHSG HD13): an open-label, randomised, non-inferiority trial. Lancet. 2014;385(9976):1418–27. https://doi.org/10.1016/S0140-6736(14)61469-0.
8. Von Tresckow B, Plütschow A, Fuchs M, Klimm B, Markova J, Lohri A, et al. Dose-intensification in early unfavorable Hodgkin's lymphoma: final analysis of the German Hodgkin study group HD14 trial. J Clin Oncol. 2012;30(9):907–13. https://doi.org/10.1200/JCO.2011.38.5807.
9. Engert A, Haverkamp H, Kobe C, Markova J, Renner C, Ho A, et al. Reduced-intensity chemotherapy and PET-guided radiotherapy in patients with advanced stage Hodgkin's lymphoma (HD15 trial): a randomised, open-label, phase 3 non-inferiority trial. Lancet. 2012;379(9828):1791–9. https://doi.org/10.1016/S0140-6736(11)61940-5.
10. S3-Leitlinie Diagnostik, Therapie und Nachsorge des Hodgkin Lymphoms bei erwachsenen. Patienten. 2019: 1–183.
11. van Beek RD, Smit M, van den Heuvel-Eibrink MM, de Jong FH, Hakvoort-Cammel FG, van den Bos C, et al. Inhibin B is superior to FSH as a serum marker for spermatogenesis in men treated for Hodgkin's lymphoma with chemotherapy during childhood. Hum Reprod. 2007;22(12):3215–22. https://doi.org/10.1093/humrep/dem313.
12. Kiserud CE, Fosså A, Bjøro T, Holte H, Cvancarova M, Fosså SD. Gonadal function in male patients after treatment for malignant lymphomas, with emphasis on chemotherapy. Br J Cancer. 2009;10:455–63. https://doi.org/10.1038/sj.bjc.6604892.
13. Kulkarni S, et al. Gonadal function following ABVD therapy for Hodgkin' s disease. Am J Clin Oncol. 1997;20(4):354–7.
14. Behringer K, Breuer K, Reineke T, May M, Nogova L, Klimm B. Secondary amenorrhea after Hodgkin's lymphoma is influenced by age at treatment, stage of disease, chemotherapy regimen, and the use of oral contraceptives during therapy: a report from the German Hodgkin's lymphoma study group. J Clin Oncol. 2005;23(30):7555–64. https://doi.org/10.1200/JCO.2005.08.138.
15. Behringer K, Mueller H, Goergen H, Thielen I, Eibl AD, Stumpf V, et al. Gonadal function and fertility in survivors after Hodgkin lymphoma treatment within the German Hodgkin study group HD13 to HD15 trials. J Clin Oncol. 2013;31(2):231–9. https://doi.org/10.1200/

JCO.2012.44.3721.

16. Weibull CE, Eloranta S, Smedby KE, Bjorkholm M, Kristinsson SY, Johansson AL, et al. Pregnancy and the risk of relapse in patients diagnosed with Hodgkin lymphoma. J Clin Oncol. 2016;34(4):337–44. https://doi.org/10.1200/JCO.2015.63.3446.

17. Caponecchia L, Cimino G, Sacchetto R, Fiori C, Sebastianelli A, Salacone P, et al. Do malignant diseases affect semen quality? Sperm parameters of men with cancers. Andrologia. 2016;48(3):333–40.

18. Paoli D, Rizzo F, Fiore G, Pallotti F, Pulsoni A, Annechini G, et al. Spermatogenesis in Hodgkin's lymphoma patients: a retrospective study of semen quality before and after different chemotherapy regimens. Hum Reprod. 2016;31(2):263–72. https://doi.org/10.1093/humrep/dev310.

19. Seshadri T, Gook D, Lade S, Spencer A, Grigg A, Tiedemann K, et al. Lack of evidence of disease contamination in ovarian tissue harvested for cryopreservation from patients with Hodgkin lymphoma and analysis of factors predictive of oocyte yield. Br J Cancer. 2006;94(7):1007–10. https://doi.org/10.1038/sj.bjc.6603050.

20. Meirow D, Hardan I, Dor J, Fridman E, Elizur S, Ra'anani H, et al. Searching for evidence of disease and malignant cell contamination in ovarian tissue stored from hematologic cancer patients. Hum Reprod. 2008;23(5):1007–13. https://doi.org/10.1093/humrep/den055.

21. Bittinger SE, Nazaretian SP, Gook DA, Parmar C, Harrup RA, Stern CJ. Detection of Hodgkin lymphoma within ovarian tissue. Fertil Steril. 2011;95(2):803e3–6. https://doi.org/10.1016/j.fertnstert.2010.07.1068.

22. Hoekman EJ, Smit VTHBM, Fleming TP, Louwe LA, Fleuren GJ, CGJM H. Searching for metastases in ovarian tissue before autotransplantation: a tailor-made approach. Fertil Steril. 2015;103(2):469–77. https://doi.org/10.1016/j.fertnstert.2014.11.001.

23. Lekovich J, Lobel ALS, Stewart JD, Pereira N, Kligman I, Rosenwaks Z. Female patients with lymphoma demonstrate diminished ovarian reserve even before initiation of chemotherapy when compared with healthy controls and patients with other malignancies. J Assist Reprod Genet. 2016;33(5):657–62. https://doi.org/10.1007/s10815-016-0689-1.

24. Lawrenz B, Fehm T, Von Wolff M, Soekler M, Huebner S, Henes J, et al. Reduced pretreatment ovarian reserve in premenopausal female patients with Hodgkin lymphoma or non-Hodgkin-lymphoma—evaluation by using antimüllerian hormone and retrieved oocytes. Fertil Steril. 2012;98(1):141–4. https://doi.org/10.1016/j.fertnstert.2012.04.021.

25. Liebenthron J, Reinsberg J, van der Ven K, Saenger N, Kruessel JS, von Wolff M. Serum anti-Mullerian hormone concentration and follicle density throughout reproductive life and in different diseases—implications in fertility preservation. Hum Reprod. 2019;34(12):2513–22. https://doi.org/10.1093/humrep/dez215.

第8章 急性白血病

Michael von Wolff　Nicola Gökbuget　Andrea Jarisch

流行病学及预后

急性淋巴细胞白血病

急性淋巴细胞白血病（acute lymphoblastic leukemia, ALL）源于淋巴样祖细胞恶变，发生率为 3.3/100 000，高发年龄为 2~5 岁，年龄中位数为 4.7 岁。男孩患病率较女孩高 20%。

近年来，ALL 生存率稳步提高。德国儿童癌症登记中心（German Childhood Cancer Registry）2018 年最新报告显示，15 岁以上患者长期生存率为 90%[1]。生存率随年龄增长而降低，55 岁以下成人 ALL 生存率为 50%~70%[2]。

儿童和成人通常都根据研究方案进行治疗。在德国，这些方案和建议均来自多中心白血病研究小组。

急性髓系白血病

急性髓系白血病（acute myeloid leukemia, AML）是髓样祖细胞（粒细胞祖细胞）恶性疾病，很少涉及血小板和红细胞。15 岁以下儿童发病率为 0.7/100 000，明显低于 ALL，约占儿童白血病的 20%。发病高峰为 2 岁以下和 13 岁以上，年龄中位数 4.1 岁。男孩与女孩比例 1.1∶1[1]，5 年生存率为 60%~75%[1,3]。

AML 是成人急性白血病中最常见的类型。发病率随着年龄增长而上升，65 岁以上老年人发病率为 12.2/100 000。年轻和预后良好患者的治愈率有所提高，但老年患者预后仍然不佳[4]。

治疗原则

一般治疗

化疗包括数个周期,可持续数周至数月。诱导治疗目标是完全缓解,即血液中肿瘤细胞完全消失,包括消除微小残留病(minimal residual disease,MRD),可用敏感方法在骨髓和/或外周血中检测,为预后相关因素。

最初强化诱导治疗需住院进行,之后通常是 1 年巩固治疗。为获得最好的治疗效果,化疗周期间隔时间尽可能短。

巩固治疗取决于患者一般情况和复发风险。巩固治疗一般分三种:进一步强化化疗、自体或异体干细胞移植(均少用)。干细胞移植是化疗的重要替代方案,尤其是针对基因改变或存在其他复发风险的患者。

急性淋巴细胞白血病

所有患者诊断后应迅速开始化疗,化疗方案根据治疗风险调整。化疗强度取决于初始遗传标记和治疗期间(儿童治疗第 33 天、76 天和 96 天,成人巩固治疗前后)检测的 MRD[5]。因此,治疗强度和性腺毒性只有在治疗开始的数周或者数月后才可判定。

首次缓解期间异体造血干细胞移植仅适用于预后不良患者,例如对治疗反应不良的患者。根据研究方案,儿童 ALL 移植的概率为 4%~5%[6],成人则高达 50%。首次缓解且复发风险明显增加的患者,若有匹配的兄弟姐妹供者或亲属/非亲属供者(匹配供者),可行异体造血干细胞移植。ALL 复发的儿童患者,若高危或再诱导治疗(取决于 MRD)反应不佳,亦为异体造血干细胞移植的适应证[6-7]。在成人 ALL,复发是骨髓移植适应证之一。

头部放疗只适用于放疗适应证明确的极少数儿科患者,使用率 12%~16%[8];在成人 ALL,头部放疗目前仍是预防中枢神经系统复发的标准治疗方案。

急性髓系白血病

化疗包括多种药物,疗程 4~6 个月。中枢神经系统阴性的儿科患者无需头部放疗[9]。首次缓解期异体造血干细胞移植仅限于预后不良或治疗反应不佳的儿童患者[10],约占病例的 6%~9%。与 ALL 相同,造血干细胞移植在成人中更常见。

治疗的性腺毒性

急性淋巴细胞白血病

　　ALL 治疗包括四个不同阶段：诱导缓解治疗、巩固治疗、再诱导治疗及维持治疗（表 8.1）。儿童 ALL 治疗过程与成人相似，个别患者不同治疗阶段时间上存在差异，再诱导治疗后仍需巩固治疗。既可选择低剂量静脉注射，也可大剂量连续输注。强化化疗后，维持治疗至诊断后 2~2.5 年。各种化疗方案见表 8.1。

表 8.1　ALL 治疗中主要细胞毒性药物（修改自参考文献[7]，儿童和成人）

治疗阶段	细胞毒性药物（可选择）
Ⅰ. 诱导治疗（5~9 周），诱导巩固（4~12 周）	泼尼松或地塞米松，长春新碱，柔红霉素，门冬酰胺酶，环磷酰胺，阿糖胞苷，巯嘌呤，依托泊苷，硫鸟嘌呤
Ⅱa. 间期治疗（4~8 周）	巯嘌呤，甲氨蝶呤
Ⅱb. 成人巩固治疗（4~10 周）	甲氨蝶呤，阿糖胞苷，依托泊苷，长春地辛，地塞米松，门冬酰胺酶，巯嘌呤
Ⅲ. 再诱导治疗（7 周）	地塞米松或泼尼松，门冬酰胺酶，多柔比星，长春新碱，阿糖胞苷，环磷酰胺，硫鸟嘌呤
Ⅳ. 维持治疗	巯嘌呤，甲氨蝶呤

　　注：本表中的术语和治疗时间均参考德国研究小组。ALL-BFM 研究（Berlin-Frankfurt-Münster 儿童和青少年 ALL 治疗研究团队），CoALL（儿科肿瘤和血液学会的儿童 ALL 治疗方案）和 GMALL（德国成人 ALL 多中心研究团队）。

急性髓系白血病

　　诱导治疗包括强化细胞毒性药物治疗，可导致持续性再生障碍性贫血。通常是三种细胞毒性药物联合应用：蒽环类（伊达比星、脂质体柔红霉素或柔红霉素）、阿糖胞苷（ARA-C）和依托泊苷（儿童 AML）。每个化疗周期通常使用相同的细胞毒性药物，因此药物强度差别不大。一次或多次大剂量阿糖胞苷强化治疗是儿童 AML 的标准治疗，也可用于成人 AML。维持治疗的重要性在国际上仍未达成共识。儿童 AML-BFM 研究中，给予患者长达1.5 年的硫鸟嘌呤（每日）和阿糖胞苷（每 4 周）维持治疗。

　　ALL/AML 治疗的不孕风险主要取决于患者是否需异体干细胞移植（表8.2）。

表 8.2　ALL 和 AML 不同化疗药物的性腺毒性

不孕风险	治疗方案
低风险（<20%）	AML 经典治疗（蒽环类/阿糖胞苷） ALL 经典治疗（多方面）
高风险（>80%）	大剂量环磷酰胺、白消安及美法仑行清髓性预处理
极高风险（>90%）	全身放射治疗（12Gy）

接受常规治疗方案的患者较干细胞移植患者,生育力损伤风险低,严格来说不需要采取生育力保存措施[11]。然而,后续可能接受高性腺毒性治疗的男性患者建议行精子冷冻保存（易操作）,化疗后 6 个月可行精子冷冻保存。尽管首次化疗毒性较低,一些中心还是建议使用 GnRHa。

异体造血干细胞移植患者的不孕风险超过 90%[12-14]。

作为 ALL 和 AML 治疗的一部分,中枢神经系统放疗可能导致下丘脑-垂体轴的可治疗性损害,儿科患者尤为明显,损害程度取决于辐射剂量。

新的治疗方法,如单克隆抗体、双特异性抗体、酪氨酸激酶抑制剂和蛋白酶体抑制剂对生育力影响的资料有限[11]。

恶性细胞性腺转移风险

白血病治疗前,检测性腺组织总可见到恶性细胞,即使在缓解期,也不能排除恶性细胞存在。几项小型研究描述了冻存卵巢组织中恶性细胞的检测情况（表 8.3）。

表 8.3　不同研究中卵巢组织恶性细胞浸润情况（修改自参考文献[15]）

研究	疾病[a]	检测组织样本数量	组织学和免疫组织化学法检测恶性细胞	检测分子标记物（PCR 法）	检测恶性细胞（PCR 法）
Meirow et al. [16]	CML	2	0/2	2/2	1/2
Dolmans et al. [17]	ALL	18	0/18	16/18	9/16
Rosendahl et al. [18]	ALL AML CML	25	0/25	8/25	6/8
Courbiere et al. [19]	CML	1	0/1	1/1	1/1

续表

研究	疾病[a]	检测组织样本数量	组织学和免疫组织化学法检测恶性细胞	检测分子标记物（PCR 法）	检测恶性细胞（PCR 法）
Greve et al.[20]	ALL AML CML	25	—	7/25	4/7
Dolmans et al.[21]	ALL AML CML	45	3/45	—	—
Zver et al.[22]	ALL AML	11	—	2/11	0/2
Soares et al.[23]	ALL AML CML	12	1/12	9/12	6/9
Shapira et al.[15]	AML	1	0/1	0/1	0/0

[a] AML，急性髓系白血病；ALL，急性淋巴细胞白血病；CML，慢性髓系白血病。

生育力保存的获益和风险

精子冷冻保存效果良好，该技术帮助约 50% 的夫妇完成了生育（详见第 29 章）。

冻存卵巢组织移植患者中约 1/3 完成了生育（详见第 29 章）。

白血病患者诱导化疗后方可行卵巢组织冻存。原则上，化疗后卵巢组织冻存和移植是可行的。Poirot 等[24]研究了 22 名女性（多为淋巴瘤患者）化疗（通常为温和化疗方案）后卵巢组织取材，其中 20 名使用了烷化剂，后续进行了冻存卵巢组织移植。初始化疗（如 ABVD 方案）后，先行卵巢组织取材冻存，再行干细胞移植，结果发现，与未行化疗的卵巢组织取材冻存相比，卵巢组织移植后只有组织活性持续时间缩短，妊娠率及其他参数并无差异。

Meirow 等[25]研究中 10 位女性化疗后行卵巢组织冻存，卵巢组织移植后妊娠率与未接受化疗组并无差异。

冻存卵巢组织移植后完成生育的第一人是一例白血病患者[26]。这位 19 岁的 AML 患者在完全缓解后行卵巢组织冻存，采用多种分子生物学检测,完全排除卵巢组织中携带恶性细胞的可能,移植后白血病未复发。

　　白血病患者通过卵巢组织冻存移植获取妊娠已经得到证实。然而,移植过程中白血病细胞转移风险较高(表 8.3)[27],因此卵巢组织冻存必须非常谨慎,目前尚处于实验阶段。

临床操作流程

　　急性白血病实施生育力保存的困难在于:①急性白血病诱导化疗(少有性腺毒性)通常需要立即开始,因此,除精子冻存和给予 GnRHa 外,其他生育力保存措施无法实施。②诱导化疗 6 个月后方可行卵母细胞和精子冻存。③化疗开始前及诱导化疗后,通常仍不能确定是否需骨髓移植,这取决于治疗期间疾病对化疗的反应。④若行骨髓移植,即使血液或骨髓中未见肿瘤细胞,也必须假定性腺组织中存在肿瘤细胞。因此,可能至少 10 年后待新技术面世,这些冻存的性腺组织才能被使用(详见第 27 章)。

　　基于以上情况,制定临床操作流程如下:

- 若确诊为急性白血病,开始诱导化疗前,男性行精子冻存。由于时间窗太短,女性无法采取生育力保存措施。尽管诱导化疗性腺毒性低,仍可考虑使用 GnRHa。
- 若必须通过骨髓移植进行巩固治疗,则可考虑卵巢组织冻存(详见第 21 和 22 章)或睾丸组织冻存(无法收集精液的情况下,详见第 26 章)。由于技术(如分离卵泡和睾丸干细胞)目前尚不成熟,可能 10 年后才可使用冻存的性腺组织(详见第 27 章)。必须告知患者使用睾丸干细胞可能永远无法实现,而且医生也可能拒绝移植性腺组织。
- 开始骨髓移植前,女性可使用 GnRHa(详见第 24 章),以降低性腺毒性和减少严重子宫出血风险。然而,GnRHa 能否有效降低骨髓移植中 POI 的风险尚不明确。但 GnRHa 减少出血风险优于孕激素[28](图 8.1)。

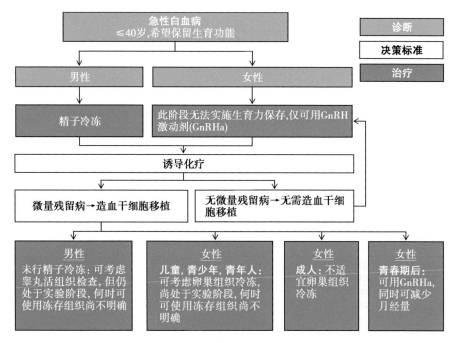

图 8.1   急性白血病患者生育力保存流程

（龚颖   崔亭亭   译   王晶石   王昭   校）

参考文献

1. Kaatsch P, Grabow D, Spix C. German Childhood Cancer Registry – Annual Report 2018 (1980-2017) Institute of Medical Biostatistics, Epidemiology and Informatics (MBEI) at the University Medical Center of the Johannes Gutenberg University Mainz, 2019., http://www. kinderkrebsregister.de/typo3temp/secure_downloads/22605/0/2df4719687ba2596d4216218a 4f4632763b64847/jb2018s.pdf.

2. Bassan R, Bourquin JP, DeAngelo DJ, Chiaretti S. New approaches to the management of adult acute lymphoblastic leukemia. J Clin Oncol. 2018:JCO2017773648. https://doi.org/10.1200/ JCO.2017.77.

3. Rasche M, Zimmermann M, Borschel L, Bourquin JP, Dworzak M, Klingebiel T, et al. Successes and challenges in the treatment of pediatric acute myeloid leukemia: a retrospective analysis of the AML-BFM trials from 1987 to 2012. Leukemia. 2018;32:2167–77.

4. Döhner H, Estey E, Grimwade D, Amadori S, Appelbaum FR, Büchner T, et al. Diagnosis and management of AML in adults: 2017 ELN recommendations from an international expert panel. Blood. 2017;129:424–47.

5. Conter V, Bartram CR, Valsecchi MG, Schrauder A, Panzer-Grümayer R, Möricke A, et al. Molecular response to treatment redefines all prognostic factors in children and adolescents with B-cell precursor acute lymphoblastic leukemia: results in 3184 patients of the AIEOP-BFM ALL 2000 study. Blood. 2010;115:3206–14.

6. Sureda A, Bader P, Cesaro S, Dreger P, Duarte RF, Dufour C, et al. Indications for allo- and auto-SCT for haematological diseases, solid tumours and immune disorders: current practice in Europe, 2015. Bone Marrow Transplant. 2015;50:1037–56.

7. AWMF 2016 S1-Leitlinie 025/014: Akute lymphoblastische- (ALL) Leukämie im Kindesalter, Stand 04/2016, https://www.awmf.org/uploads/tx_szleitlinien/025-014l_S1_Akute_lympho-blastische_Leukaemie_ALL_2016-04.pdf.
8. Vora A, Andreano A, Pui CH, Hunger SP, Schrappe M, Moericke A, et al. Influence of cranial radiotherapy on outcome in children with acute lymphoblastic leukemia treated with contemporary therapy. J Clin Oncol. 2016;34:919–26.
9. Creutzig U, van den Heuvel-Eibrink MM, Gibson B, Dworzak MN, Adachi S, de Bont E, et al. Committee of the International BFM Study Group. Diagnosis and management of acute myeloid leukemia in children and adolescents: recommendations from an international expert panel. Blood. 2012;120:3187–205.
10. AWMF 2019 S1-Leitlinie 025–031 - Akute myeloische Leukämie (AML) im Kindes- und Jugendalter, Stand 03/2019, https://www.awmf.org/uploads/tx_szleitlinien/025-0311_S1_Akute-myeloische-Leukaemie%E2%80%93AML%E2%80%93Kinder-Jugendliche_2019-09.pdf.
11. Salama M, Anazodo A, Woodruff TK. Preserving fertility in female patients with hematological malignancies: a multidisciplinary oncofertility approach. Ann Oncol. 2019;30:1760–75.
12. Borgmann-Staudt A, Rendtorff R, Reinmuth S, Hohmann C, Keil T, Schuster FR, et al. Fertility after allogeneic haematopoietic stem cell transplantation in childhood and adolescence. Bone Marrow Transplant. 2012;47:271–6.
13. Pfitzer C, Orawa H, Balcerek M, Langer T, Dirksen U, Keslova P, et al. Dynamics of fertility impairment and recovery after allogeneic haematopoietic stem cell transplantation in childhood and adolescence: results from a longitudinal study. J Cancer Res Clin Oncol. 2015;141:135–42.
14. Lambertini M, Del Mastro L, Pescio MC, Andersen CY, Azim HA Jr, Peccatori FA, et al. Cancer and fertility preservation: international recommendations from an expert meeting. BMC Med. 2016;14:1.
15. Shapira M, Raanani H, Derech Chaim S, Meirow D. Challenges of fertility preservation in leukemia patients. Minerva Ginecol. 2018;70:456–64.
16. Meirow D, Hardan I, Dor J, Fridman E, Elizur S, Ra'anani H, et al. Searching for evidence of disease and malignant cell contamination in ovarian tissue stored from hematologic cancer patients. Hum Reprod. 2008;23:1007–13.
17. Dolmans MM, Marinescu C, Saussoy P, Van Langendonckt A, Amorim C, Donnez J. Reimplantation of cryopreserved ovarian tissue from patients with acute lymphoblastic leukemia is potentially unsafe. Blood. 2010;116:2908–14.
18. Rosendahl M, Andersen MT, Ralfkiær E, Kjeldsen L, Andersen MK, Andersen CY. Evidence of residual disease in cryopreserved ovarian cortex from female patients with leukemia. Fertil Steril. 2010;94:2186–90.
19. Courbiere B, Prebet T, Mozziconacci MJ, Metzler-Guillemain C, Saias-Magnan J, Gamerre M. Tumor cell contamination in ovarian tissue cryopreserved before gonadotoxic treatment: should we systematically exclude ovarian autograft in a cancer survivor? Bone Marrow Transplant. 2010;45:1247–8.
20. Greve T, Clasen-Linde E, Andersen MT, Andersen MK, Sørensen SD, Rosendahl M, et al. Cryopreserved ovarian cortex from patients with leukemia in complete remission contains no apparent viable malignant cells. Blood. 2012;120:4311–6.
21. Dolmans MM, Jadoul P, Gilliaux S, Amorim CA, Luyckx V, Squifflet J, et al. A review of 15 years of ovarian tissue bank activities. J Assist Reprod Genet. 2013;30:305–14.
22. Zver T, Alvergnas-Vieille M, Garnache-Ottou F, Roux C, Amiot C. A new method for evaluating the risk of transferring leukemic cells with transplanted cryopreserved ovarian tissue. J Assist Reprod Genet. 2015;32:1263–6.
23. Soares M, Saussoy P, Maskens M, Reul H, Amorim CA, Donnez J, et al. Eliminating malignant cells from cryopreserved ovarian tissue is possible in leukaemia patients. Br J Haematol. 2017;178:231–9.
24. Poirot C, Fortin A, Lacorte JM, Akakpo JP, Genestie C, Vernant JP, et al. CAROLéLISA Cooperative Group. Impact of cancer chemotherapy before ovarian cortex cryopreservation on

ovarian tissue transplantation. Hum Reprod. 2019;34:1083–94.
25. Meirow D, Ra'anani H, Shapira M, Brenghausen M, Derech Chaim S, Aviel-Ronen S, et al. Transplantations of frozen-thawed ovarian tissue demonstrate high reproductive performance and the need to revise restrictive criteria. Fertil Steril. 2016;106:467–74.
26. Shapira M, Raanani H, Barshack I, Amariglio N, Derech-Haim S, Marciano MN, et al. First delivery in a leukemia survivor after transplantation of cryopreserved ovarian tissue, evaluated for leukemia cells contamination. Fertil Steril. 2018;109:48–53.
27. Gook D, Hale L, Polyokov A, Stern K. Outcomes from heterotopic and orthotopic grafting of human cryopreserved ovarian tissue. Hum Reprod. 2019;34(Suppl 1):i60–1.
28. Meirow D, Rabinovici J, Katz D, Or R, Shufaro Y, Ben-Yehuda D. Prevention of severe menorrhagia in oncology patients with treatment-induced thrombocytopenia by luteinizing hormone-releasing hormone agonist and depo-medroxyprogesterone acetate. Cancer. 2006;107:1634–41.

第9章　卵巢肿瘤和卵巢癌

Maren Goeckenjan　　Pauline Wimberger
Michael von Wolff

年轻女性卵巢肿瘤及对生育力的影响

2007—2013 年，*Ferti*PROTEKT 协作网咨询生育力保存的女性中约 1.5% 是卵巢肿瘤患者[1]。

目前卵巢良性肿瘤手术重视保护生育功能，尽可能保留肿瘤周围正常卵巢组织。近年来，业内人士认识到治疗卵巢慢性良性病变（如子宫内膜异位症）时，保留年轻患者的正常卵巢组织可有效保护原始卵泡和初级卵泡。

对有生育要求的年轻卵巢恶性肿瘤患者，因为不同病理类型肿瘤的生物学行为不同，根据其手术和相关治疗制订个体化方案较为困难。

分期依赖性预后

卵巢交界性肿瘤

卵巢交界性肿瘤（borderline ovarian tumor，BOT）约占卵巢恶性肿瘤的 10% ~ 20%，通常可早期诊断[2]。BOT 较卵巢癌预后好，各期别 5 年生存率均大于 95%。1/3 的 BOT 患者年龄小于 40 岁，因此保留正常卵巢组织对其后续生育至关重要。浸润性腹腔种植是 BOT 最重要的预后因素[3]。

卵巢上皮性癌

卵巢上皮性癌老年妇女居多，也见于育龄期女性。它是年轻女性最常见的卵巢恶性肿瘤（表 9.1）。卵巢上皮性癌难以早期发现，因为诊断时多为晚期，5 年生存率较低，2013—2014 年文献报道为 41%。若为 FIGO Ⅰ期则预后良好，5 年生存率超过 90%[4]。

表 9.1　卵巢肿瘤和卵巢癌的疾病特点、5 年生存率及治疗方案[3-7]

卵巢肿瘤	肿瘤特点	5 年生存率	治疗方案
良性肿瘤	组织学类型不同:畸胎瘤,子宫内膜异位囊肿,黏液性或浆液性囊腺瘤	无差异	剔除肿瘤,尽量保留正常卵巢组织
卵巢交界性肿瘤	诊断平均年龄:45 岁 发病率:1.8 ~ 4.8/100 000 7% ~ 30% 双侧	FIGO Ⅰ期:95% ~ 97% FIGO Ⅲ期:65% ~ 87%	早期:可行保留生育功能手术 晚期:分期手术包括双侧卵巢输卵管切除术、大网膜切除、腹膜多点活检及完整病灶切除等 仅手术治疗,无需化疗
恶性生殖细胞肿瘤	占卵巢恶性肿瘤的 5% 诊断年龄 < 30 岁:75% 为 FIGO Ⅰ期 多为单侧,化疗敏感	85% ~ 94%	可行保留生育功能手术。分期手术。若分期 >FIGO Ⅰ A 期,建议 PEB 方案化疗 3 疗程
恶性性索间质肿瘤	占卵巢恶性肿瘤的 5%	> 95%,总体预后好	可行保留生育功能手术。若分期手术保留子宫,需同时行宫腔镜检查及诊刮术。FIGO Ⅰ C 期及以上建议化疗
卵巢癌	诊断平均年龄 70 岁 FIGO Ⅰ期占 20%,FIGO Ⅲ期占 60% 常合并 BRCA 基因突变(约 20%)	总生存率 43% UICC Ⅰ期:89% UICC Ⅱ期:77% UICC Ⅲ期:41% UICC Ⅳ期:17%	指南建议全面分期手术。FIGO> Ⅰ A G1 期,铂类单药化疗;FIGO Ⅱ期及以上,铂类 + 紫杉醇化疗;FIGO Ⅲ B 及以上,铂类 + 紫杉醇化疗基础上添加贝伐珠单抗;BRCA1 或 BRCA2 突变和 FIGO Ⅲ/Ⅳ期:铂类 + 紫杉醇化疗后多腺苷二磷酸核糖聚合酶(PARP)抑制剂维持治疗

卵巢癌最重要的预后因素是残余病灶及分期。除年龄和一般状况外,其他预后因素还包括肿瘤分级、组织学类型及治疗规范性[5]。

恶性生殖细胞肿瘤及恶性性索间质肿瘤

恶性生殖细胞肿瘤和恶性性索间质肿瘤约占卵巢恶性肿瘤的 10%。多发于儿童及年轻女性,预后好于卵巢上皮性癌[7]。

肿瘤治疗对生育力的影响

德国、奥地利和瑞士卵巢恶性肿瘤诊治指南(AWMF-S3)根据专家共识提出建议[5]。原则上,卵巢恶性肿瘤患者选择生育力保存措施时需考虑肿瘤生物学行为及分期。德国、奥地利和瑞士 AWMF-S2k 肿瘤生育力保存指南参考了 AWMF-S3 卵巢恶性肿瘤指南[8]。

近期意大利的一项回顾性研究,对 548 名保留生育功能的卵巢恶性肿瘤女性随访 15 年,结果显示有生育需求的患者治疗后正常生育率接近 90%[9]。

卵巢交界性肿瘤

术后残余病灶是 BOT 最重要的预后因素,尽管年轻女性预后良好,为彻底切除病灶,仍推荐切除双侧附件并行手术分期。手术的主要目的是完全切除病灶。分期手术包括腹部探查、腹腔冲洗液脱落细胞学检查、切除所有肉眼可见病灶、常规腹膜活检、腹膜随机活检及大网膜切除术。若患者无生育需求,同时行双侧卵巢输卵管切除术。

若保留生育功能,可保留健侧卵巢;若双侧卵巢均受累,可保留子宫及部分卵巢[10]。德国、奥地利和瑞士 AWMF-S3 卵巢恶性肿瘤指南[5]强调 BOT 应行分期手术,应充分告知保留生育功能会增加复发风险。

卵巢上皮性癌

卵巢癌手术的目标是完全切除病灶。指南建议选择腹部纵切口,手术包括双侧附件、子宫、大网膜及阑尾切除术(黏液性肿瘤),腹膜活检术,双侧盆腔淋巴结及腹主动脉旁淋巴结切除术(达肾血管水平)。

保留生育功能手术需谨慎,仅适用于有生育需求、单侧、FIGO Ⅰ期的低级别肿瘤患者。

FIGO ⅠA G1 无需化疗;FIGO ⅠA G2、ⅠB G1~2 卡铂单药化疗 6 疗程以上(表 9.2);FIGO ⅠC 或 ⅠA/B G3 需含铂类化疗;FIGO ⅡB 则铂类+紫杉醇化疗;FIGO ⅢB 及以上晚期卵巢癌,可联合应用单克隆抗体贝伐珠单抗延缓复发[11]。

表 9.2　卵巢恶性肿瘤化疗的性腺毒性

化疗方案	适应证	化疗相关闭经率
BEP 方案：博来霉素，依托泊苷，顺铂	恶性生殖细胞肿瘤	95%，持续闭经率约 30%[14]
6 疗程卡铂单药化疗	"可化疗"：FIGO ⅠA G2，FIGO ⅠB/C G1~2 "应化疗"：FIGO ⅠC，FIGO ⅠA/B G3 及以上	数据有限
6 疗程卡铂+紫杉醇化疗	FIGO ⅡB 及以上；FIGO ⅠB G1/2 个体化方案	未见报道

　　一项关于 *BRCA1* 或 *BRCA2* 基因突变的Ⅲ期或Ⅳ期卵巢癌患者的前瞻性随机对照Ⅲ期临床研究显示，铂类+紫杉醇化疗后使用多腺苷二磷酸核糖聚合酶（PARP）抑制剂奥拉帕利维持治疗 3 年，复发风险降低 70%[12]。也有数据表明 PARP 抑制剂维持治疗明显延长 FIGO Ⅲ/Ⅳ G3 卵巢癌无进展生存期，且与 *BRCA* 基因突变无关[13]。

恶性生殖细胞肿瘤

　　恶性生殖细胞肿瘤可酌情保留生育功能，例如仅行单侧附件切除、大网膜切除及腹膜多点活检术。有残余病灶或 FIGO ⅠA 期以上患者推荐 BEP 方案（表 9.2）化疗。化疗相关的闭经 70% 可逆转，尽管手术联合性腺毒性化疗降低了卵巢储备功能，但恶性生殖细胞肿瘤患者的生育结局良好[14]。

　　目前缺乏含铂类化疗药物性腺毒性的确切数据。但与其他化疗方案相比，目前认为含铂类化疗药物有中度性腺毒性，且与年龄密切相关。

恶性性索间质肿瘤

　　由于子宫内膜增生和子宫内膜癌风险增加，恶性性索间质肿瘤患者若保留子宫需先行宫腔镜检查和分段诊刮术。若保留生育功能，其术式同恶性生殖细胞肿瘤。FIGO ⅠC 期及更高期别或有残余病灶时可辅助含铂类化疗。

生育力保存的获益和风险

卵巢交界性肿瘤

　　Ⅰ期 BOT 经过全面分期手术，保留子宫及卵巢不增加复发风险（表

9.3)。一些回顾性研究发现患侧卵巢肿瘤切除术增加 BOT 复发风险。目前最大的一项德国回顾性多中心研究纳入了 280 名年轻 BOT 患者,结果显示,尽管患侧保留的剩余卵巢组织肿瘤复发风险增加,但复发及浸润性转移的风险并未显著降低术后生存率。复发病例中 30% 会进展为浸润性卵巢上皮性癌[2]。

表 9.3　卵巢恶性肿瘤保留生育功能的风险

卵巢肿瘤	保留生育功能手术	风险
卵巢交界性肿瘤	保留生育功能手术:保留子宫及单侧或双侧卵巢。术后可行控制性超促排卵和卵母细胞冷冻保存	总体复发率增加,尤其是卵巢肿瘤切除术
卵巢癌	FIGO Ⅰ A G1:可行保留生育功能手术	复发率无变化。如需化疗,保留生育功能手术不可行
恶性生殖细胞肿瘤	可行保留生育功能手术。化疗期间应用 GnRHa	分期手术后复发率低。GnRHa 降低化疗性腺毒性证据不足

手术本身会降低患者术后生育力,导致卵巢储备功能下降。然而缺乏妊娠相关数据,纵向观察研究也很少涉及此方面。法国一项多中心回顾性研究中,162 名女性接受 BOT 保留生育功能手术,65 名有生育需求,其生育率仅为 32.3%[15]。

卵巢上皮性癌

符合适应证的卵巢上皮性癌保留生育功能不影响无复发间隔期和生存期[16]。美国一项大型队列研究中,经过严格的风险评估,825 名卵巢癌患者在充分知晓相关风险后同意接受保留生育功能手术,术中彻底切除病灶,术后密切随访至生育完成(表 9.3),此后立即行补充手术,5 年生存率与接受分期手术的患者相比并无差异[17]。

关于卵巢癌患者保留生育功能后的妊娠数据有限。近年来才开始对肿瘤患者的生育状况长期随访[18]。

卵巢刺激和卵母细胞的冷冻保存

卵巢肿瘤手术治疗通常会降低卵巢储备功能,导致卵巢刺激获取卵母细胞的数量减少。其他恶性肿瘤患者平均获取 13.3 个卵母细胞[19],相比之下,卵巢癌患者仅获得 7.3 个卵母细胞。因此,需要累积多个刺激周期(详见第 19 章)才有更高的活产率(详见第 20 章)。

卵母细胞冷冻保存

对于健康女性,控制性超促排卵辅助生殖技术并不增加 BOT 和卵巢癌的风险[20]。至于卵巢刺激是否使 BOT 复发风险增加,目前尚不明确[21]。美国一项研究中有 90 例妇科恶性肿瘤保留生育功能的患者,仅 5 例通过控制性超促排卵及冻存卵母细胞或冻存胚胎成功妊娠[22]。

卵巢组织冷冻保存

目前卵巢组织冻存不适于卵巢癌患者。若冻存卵巢组织残存肿瘤细胞,自体移植后肿瘤复发风险显著增加。

卵巢组织冻存对卵巢癌患者来说不失为一种治疗选择,一些实验性技术,如卵母细胞异种移植、卵母细胞体外成熟培养,或人工卵巢(详见第 27 章),可能会在未来取代自体移植,提升冻存的有效性及安全性,但目前其可行性尚不明确。

促性腺激素释放激素激动剂

保留生育功能术后辅助化疗时可使用 GnRHa 保护卵巢功能。GnRHa 可有效保护乳腺癌化疗患者的卵巢功能,推测 GnRHa 也可在卵巢癌化疗中发挥类似作用,但尚未证实(详见第 6 和 24 章)。GnRHa 影响激素敏感性肿瘤化疗效果的可能性微乎其微[23]。

BRCA1 或 *BRCA2* 基因突变

BRCA1 或 *BRCA2* 基因突变的卵巢癌患者具有遗传易感性。家族性乳腺癌和卵巢癌联合会建议所有 80 岁以下的卵巢癌患者,不论是否存在家族易感性,均应接受遗传咨询和 *BRCA1* 或 *BRCA2* 基因检测[24]。德国、奥地利及瑞士 AWMF-S3 指南中"卵巢恶性肿瘤诊断、治疗及术后管理"建议有遗传风险的女性应接受遗传咨询,若检测到 *BRCA1* 或 *BRCA2* 基因突变,完成生育后需行双侧卵巢输卵管切除术[5]。患者咨询保留生育功能时,应告知保存卵巢会使肿瘤复发风险增加,亦有可能将家族易感性基因遗传给子代。

BRCA 基因突变的卵巢癌女性治疗后行超促排卵卵母细胞冻存技术,应考虑到除了手术会对该类患者的卵巢储备功能产生影响,*BRCA* 基因突变也会导致卵巢储备功能下降(详见第 6 章)。

临床操作流程

经过风险咨询和严格筛选,对于年龄≤40 岁、有生育需求、单侧且 FIGO Ⅰ A G1 的卵巢癌或 BOT 患者,保留生育功能的全面分期手术是可行且安全的(图 9.1)。

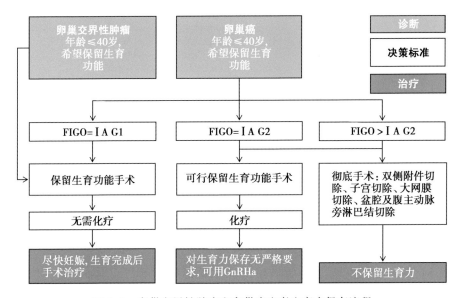

图 9.1　卵巢交界性肿瘤和卵巢癌患者生育力保存流程

对于恶性生殖细胞肿瘤和恶性性索间质肿瘤,保留生育功能的全面分期手术酌情联合辅助化疗,同时使用 GnRHa 保护卵巢功能。

原则上,生育完成后立即行彻底的手术治疗。

（刘娜 译　蔡晓辉 校）

参考文献

1. von Woff M, Dittrich R, Liebenthron J, Nawroth F, Schüring AN, Bruckner T, et al. Fertility preservation counselling and treatment for medical reasons: data from a multinational network of over 5000 women. Reprod Biomed Online. 2015;31:605–12. https://doi.org/10.1016/j.rbmo.2015.07.013.
2. Trillsch F, Mahner S, Woelber L, Vettorazzi E, Reuss A, Ewald-Riegler N, et al. Age-dependent differences in borderline ovarian tumours (BOT) regarding clinical characteristics and outcome: results from a sub-analysis of the Arbeitsgemeinschaft Gynaekologische Onkologie (AGO) ROBOT study. Ann Oncol. 2014;25:1320–7. https://doi.org/10.1093/annonc/mdu119.
3. Seong SJ, Kim DH, Kim MK, Song T. Controversies in borderline ovarian tumors. J Gynecol Oncol. 2015;26:343–9. https://doi.org/10.3802/jgo.2015.26.4.343.

4. https://www.krebsdaten.de/Krebs/DE/Content/Publikationen/Krebs_in_Deutschland/ kid_2019/kid_2019_c56_eierstoecke.pdf?__blob=publicationFile, last retrieval 25.01.2020.
5. S3-Leitlinie. Diagnostik, Therapie und Nachsorge maligner Ovarialtumoren, Langversion 3.0 2019, AWMF-Registernummer: 032/035OL. https://www.leitlinienprogramm-onkol-ogie.de/fileadmin/user_upload/Downloads/Leitlinien/Ovarialkarzinom/Version_4/LL_ Ovarialkarzinom_Langversion_4.01.pdf, last retrieval 26.01.2020.
6. Reid BM, Permuth JB, Sellers TA. Epidemiology of ovarian cancer: a review. Cancer Biol Med. 2017;14:9–32. https://doi.org/10.20892/j.issn.2095-3941.2016.0084.
7. Park JY, Kim DY, Suh DS, Kim JH, Kim YM, et al. Outcomes of pediatric and adolescent girls with malignant ovarian germ cell tumors. Gynecol Oncol. 2015;137:418–22. https://doi. org/10.1016/j.ygyno.2015.03.054.
8. Deutsche Gesellschaft für Gynäkologie und Geburtshilfe (DGGG), Deutsche Gesellschaft für Reproduktionsmedizin (DGRM), Deutsche Gesellschaft für Urologie (DGU). Leitlinie: Fertilitätserhaltung bei onkologischen Therapien. Level S2k, AWMF Register Nr. 015/082, November 2017. http://www.awmf.org/leitlinien/detail/ll/015-082.html. Last retrieval 26.01.2020.
9. Ceppi L, Galli F, Lamanna M, Magni S, Dell'Orto F, Verri D, et al. Ovarian function, fertility, and menopause occurence after fertility-sparing surgery and chemotherapy for ovarian neo-plasms. Gynecol Oncol. 2019;152:346–52. https://doi.org/10.1016/j.ygyno.2018.11.032.
10. Darai E, Fauvet R, Uzan C, Gouy S, Duvillard P, Morice P. Fertility and borderline ovarian tumor: a systematic review of conservative management, risk of recurrence and alternative options. Hum Reprod Update. 2013;19:151–66. https://doi.org/10.1093/annonc/mdt430.
11. Meinhold-Heerlein I, Fotopoulou C, Harter P, Kurzede C, Mustea A, Wimberger P, et al. The new WHO classification of ovarian, fallopian tube, and primary peritoneal cancer and its clinical implications. Arch Gynecol Obstet. 2016;293:695–700. https://doi.org/10.1007/ s00404-016-4035-8.
12. Moore K, Colombo N, Scambia G, Kim BG, Oaknin A, Friedlander M, et al. Maintenance Olaparib in patients with newly diagnosed advanced ovarian cancer. N Engl J Med. 2018;379:2495–505. https://doi.org/10.1056/NEJMoa1810858.
13. Ray-Coquard I, Pautier P, Pignata S, Perol D, Gonzales-Martin A, Berger R, PAOLA-1 Investigators. Olaparid plus Bevacizumab as first-line maintenance in ovarian cancer. N Engl J Med. 2019;381:2416–28. https://doi.org/10.1056/NEJMoa1911361.
14. Gadducci A, Lanfredini N, Tana R. Menstrual function and childbearing potential after fertility-sparing surgery and platinum-based chemotherapy for malignant ovarian germ cell tumours. Gynecol Endocrinol. 2014;30:467–71. https://doi.org/10.3109/09513590.2014.907262.
15. Fauvet R, Poncelet C, Boccara J, Descamps P, Fondrinier E, Darai E. Fertility after con-servative treatment for borderline ovarian tumors: a French multicenter study. Fertil Steril. 2005;83:284–90. https://doi.org/10.1016/j.fertnstert.2004.10.009.
16. Wright JD, Shah M, Mathew L, Burke WM, Culhane J, Goldman N, Schiff PB, Herzog TJ. Fertility preservation in young women with epithelial ovarian cancer. Cancer. 2009;115:4118–26. https://doi.org/10.1002/cncr.24461.
17. Melamed A, Rizzo AE, Nitecki R, Gockley AA, Bregar AJ, Schorge JO, et al. All-cause mortality after fertility-sparing surgery for stage I epithelial ovarian cancer. Obstet Gynecol. 2017;130:71–9. https://doi.org/10.1097/AOG.0000000000002102.
18. Massarotti C, Scaruffi P, Lambertini M, Sozzi F, Remorgida V, Anserini P. Beyond fertility preservation: role of the oncofertility unit in the reproductive and gynecological follow-up of young cancer patients. Hum Reprod. 2019;34:1462–9. https://doi.org/10.1093/humrep/dez108.
19. Von Wolff M, Bruckner T, Strowitzki T, Germeyer A. Fertility preservation: ovarian response to freeze oocytes is not affected by different malignant diseases-an analysis of 992 stimula-tions. J Assist Reprod Genet. 2018;35:1713–9. https://doi.org/10.1007/s10815-018-1227-0.
20. Siristatidis C, Sergentanis TN, Kanavidis P, Trivella M, Sotiraki M, Mavromatis I, et al. Controlled ovarian hyperstimulation for IVF: impact on ovarian, endometrial and cervical can-cer—a systematic review and meta-analysis. Hum Reprod Update. 2013;19:105–23. https:// doi.org/10.1093/humupd/dms051.

21. Denschlag D, von Wolff M, Amant F, Kesic V, Reed N, Schneider A, et al. Clinical recommendation on fertility preservation in borderline ovarian neoplasm: ovarian stimulation and oocyte retrieval after conservative surgery. Gynecol Obstet Investig. 2010;70:160–5. https://doi.org/10.1159/000316264.
22. Akel RA, Guo XM, Moravek MB, Confino R, Smith KN, et al. Ovarian stimulation is safe and effective for patients with gynecologic cancer. J Adolesc Young Adult Oncol. 2020; https://doi.org/10.1089/jayao.2019.0124.
23. Lin QY, Wang YV, Wenig HN, Sheng XJ, Jiang QP, Yang ZY. Influence of gonadotropin-releasing hormone agonist on the effect of chemotherapy upon ovarian cancer and the prevention of chemotherapy-induced ovarian damage. J Zhejiang Univ Sci B. 2012;13:894–903. https://doi.org/10.1631/jzus.B1100369.
24. Hauke J, Hahnen E, Schneider S, Reuss A, Richters L, Kommoss S, et al. Deleterious somatic variants in 473 consecutive individuals with ovarian cancer: results of the observational AGO-TR1 study (NCT02222883). J Med Genet. 2019;56:574–80. https://doi.org/10.1136/jmedgenet-2018-105930.

第 10 章　宫颈癌

Maren Goeckenjan　Pauline Wimberger
Michael von Wolff

年轻女性宫颈癌流行病学及对生育力的影响

宫颈癌是目前位居全球第二位的女性肿瘤。欧洲 *Ferti*PROTEKT 协作网中关于宫颈癌的生育咨询约占 1.5%[1]。全球范围内,约 1/4 宫颈癌女性初诊年龄小于 35 岁[2]。发达国家常规实施宫颈癌早期筛查后,宫颈癌发病率数十年来稳步下降,子宫颈恶性病变也可早期发现。目前发达国家 1/3 宫颈癌在 FIGO Ⅰ 期即可被检出[3]。

人乳头瘤病毒(human papillomavirus,HPV)疫苗降低了宫颈原位癌和宫颈癌的发病风险[4],但疫苗效果主要取决于疫苗接种覆盖率。

约 80% 的宫颈癌为鳞状细胞癌。而腺癌作为预后较差的组织类型,更易影响年轻女性,且不易早期发现[5]。

分期依赖性预后

肿瘤分期是判断宫颈癌预后的重要指标之一,早期预后良好(表 10.1)。宫颈癌预后相关的其他危险因素包括:淋巴结受累、淋巴管浸润、肿瘤分级、组织学类型及切缘阳性。无淋巴结受累患者 5 年生存率可达 90%;有盆腔淋巴结受累的患者视部位不同,生存率降为 20% ~ 60%[5]。

表 10.1　宫颈癌特点及分期依赖性预后(数据来源:德国肿瘤中心)[6-7]

疾病	2016 年宫颈癌诊断	诊断时年龄中位数(宫颈癌)	相对 5 年生存率(FIGO 2009)	诊断时年龄中位数(宫颈原位癌)
宫颈癌	4 380 例	55 岁	FIGO Ⅰ 期:94% FIGO Ⅱ 期:63% FIGO Ⅲ 期:54% FIGO Ⅳ 期:23% 所有分期:67%	34 岁

治疗对生育力的影响

宫颈原位癌

宫颈原位癌本身并不影响生育。需选择合适的治疗方案,宫颈锥切术中宫颈移行区大环切除术(large loop excision of the transformation zone,LLETZ)最佳,可减少妊娠期子宫颈松弛,降低早产风险[8]。

宫颈癌

宫颈癌治疗可从多方面影响女性生育力(图 10.1)。

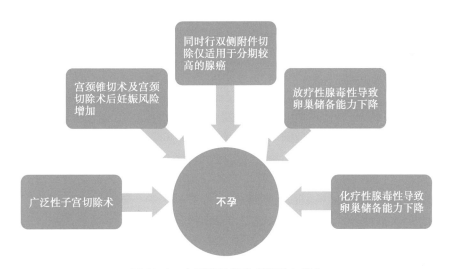

图 10.1　宫颈癌及其治疗降低生育力

手术

手术是早期宫颈癌的首选治疗方案,与联合放化疗疗效相同。保留生育功能只适用于 FIGO ⅠB1/ⅡA1 以前的早期宫颈癌且瘤体直径<2cm[9-10]。以下建议是基于现行的德国宫颈癌及生育力保存指南[7,11]。年轻女性宫颈癌治疗决策流程图见表 10.2。

- 微浸润 FIGO ⅠA1 伴 1 个危险因素可行锥切术,以达到 R0 的 LLETZ 为最佳,主要目的在于保留生育功能。对于 L1 的 FIGO ⅠA1 或 LO 的 FIGO ⅠA2,可考虑仅行前哨淋巴结活检[12]。

表 10.2　宫颈癌保留生育功能的风险

经典治疗方案	保留生育功能方案	风险
广泛性子宫切除术	保留子宫 宫颈锥切术 宫颈切除术	降低肿瘤治疗安全性、复发风险增加 宫颈锥切术、宫颈切除术后流产及早产风险增加
双侧附件切除术	保留卵巢	卵巢转移风险(尤其是腺癌)
盆腔放疗	卵巢移位	卵巢储备功能下降 慢性疼痛
化疗	卵巢组织冻存	自体移植卵巢转移风险(尤其是腺癌)

- FIGO ⅠA1 伴 2 个危险因素及 FIGO ⅠA2 伴 1 个危险因素,淋巴结受累风险增至 5%。决定保留生育功能前行淋巴结分期。Dargent 提出保留生育功能的广泛性宫颈切除术[13],包括切除肿瘤、全面分期及永久性宫颈环扎术。术后残留宫颈长度是否达到 10mm 是影响妊娠晚期并发症的最重要指标。经阴道超声检查和 MRI 可用于评估患者的早产风险[14]。
- 若无其他危险因素且肿瘤较小(直径<2cm),FIGO ⅠB1 和 FIGO ⅡA1 可考虑先行广泛性宫颈切除术,妊娠结束后再行根治性手术。
- 对于神经内分泌肿瘤或非 HPV 相关宫颈腺癌,不建议行保留生育功能的子宫颈切除术。
- FIGO>ⅠB1 不应保留子宫,行广泛性子宫切除术,如全系膜子宫切除术(total mesometrial resection,TMMR)[15],该术式基于胚胎学的"腔室"理论并可保护神经。若存在高危因素,TMMR 可联合化疗,不选择放疗。因输卵管与子宫、阴道均来源于米勒管,广泛性子宫切除术的同时应切除双侧输卵管。

　　宫颈癌可酌情保留卵巢。即使是腺癌,充分评估风险后早期患者仍可保留卵巢。关于保留卵巢的 FIGO Ⅰ期和Ⅱ期宫颈腺癌女性大规模回顾性研究显示,病死率并无显著差异[16],FIGO ⅠB2 及以上期别的腺癌应行双侧附件切除术。

联合放化疗

　　若行盆腔放化疗,为保护卵巢内分泌功能,应将其移位至照射野外侧方和头侧,但卵巢移位本身也会导致卵巢储备功能下降[17]。盆腔放疗的性腺毒性取决于辐射总剂量、卵巢接受的辐射剂量及放疗时年龄。97.5% 的 30 岁女性辐射剂量达到 14.3Gy 时卵巢功能完全衰竭(相当于绝育)[18](详见第 5 章中表 5.1)。放疗后的子宫不宜妊娠,可尝试子宫移植(详见第 27

章),有手术史的女性行子宫移植难度大,且使用免疫抑制剂也会有相应风险[19]。

联合放化疗通常使用含铂方案增敏以提高疗效,但盆腔同步放疗会增加性腺毒性。

新辅助化疗

目前,新辅助化疗仅用于个别需降低临床分期以保留子宫的病例[20]。新辅助化疗前,行腹腔镜淋巴结分期的同时行卵巢移位术[21],但目前这尚处于试验阶段。

肿瘤分期较高时,出于安全考虑,不建议保留生育功能。

生育力保存的获益和风险

宫颈癌保留生育功能是指保留卵巢和子宫体,但肿瘤复发风险也随之增加。保留生育功能措施见表 10.2。

早期宫颈癌卵巢转移罕见,多见于深肌层浸润或子宫体受累的患者。年轻女性宫颈腺癌卵巢转移风险增加[22],若行卵巢冻存必须告知风险。一项荟萃分析显示宫颈癌冻存卵巢组织自体移植后肿瘤复发风险并未增加,但因病例数少且缺乏组织学证据,结论尚有争议[23]。

保留生育功能的其他风险需与多学科团队(妇科肿瘤科、放疗科及生殖医学科)及患者讨论,这些风险见表 10.2。

宫颈锥切术和宫颈切除术可保留子宫,成为保留生育功能的主要措施。

过去 15 年,关于宫颈切除术后肿瘤预后及妊娠已有多项大样本研究[24]。加拿大一项研究显示,宫颈切除术后肿瘤复发率低于 5%。原发肿瘤直径>2cm 复发风险增加至 11%。宫颈切除术后可以妊娠,一项超过 1 200 例的研究显示,活产率为 66.7%。法国一项研究[25]活产率达 70%,但早产率较高(38%)。

临床操作流程

有生育需求的早期宫颈癌初诊患者,FIGO ⅠA1 伴危险因素,或ⅠA2 不伴危险因素,可考虑保留生育功能;FIGO ⅠB1 和 FIGO ⅡA1 肿瘤直径<2cm 不伴危险因素,充分评估肿瘤复发风险后可行保留卵巢的广泛性宫颈切除术。肿瘤放疗前卵巢侧方移位,以保留卵巢内分泌功能。

子宫移植处于试验阶段(详见第 27 章)[26-27]。同样具有争议并处于试验阶段的还包括高分期宫颈癌经新辅助化疗下调临床分期后行保留生育功能的手术(图 10.2)。

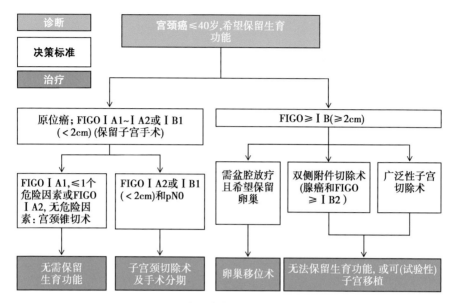

图 10.2   宫颈癌保留生育功能流程图

（白雪   林青 译   蔡晓辉 校）

参考文献

1. von Woff M, Dittrich R, Liebenthron J, Nawroth F, Schüring AN, et al. Fertility preservation counselling and treatment for medical reasons: data from a multinational network of over 5000 women. Reprod Biomed Online. 2015;31:605–12. https://doi.org/10.1016/j.rbmo.2015.07.013.
2. Rob L, Skapa P, Robova H. Fertility-sparing surgery in patients with cervical cancer. Lancet Oncol. 2011;12:192–200. https://doi.org/10.1016/S1470-2045(10)70084-X.
3. Kyrgiou M, Shafi MI. Invasive cancer of the cervix. Obstet Gynaecol Reprod. 2010;20:147–57. https://doi.org/10.1016/j.ogrm.2010.02.003.
4. Arbyn M, Xu L, Simoens C, Martin-Hirsch PP. Prophylactic vaccination against HPV to prevent cervical cancer and its precursors. Cochrane Database Syst Rev. 2018;5:CD009069. https://doi.org/10.1002/14651858.CD009069.pub3.
5. Waggoner SE. Cervical cancer. Lancet. 2003;361:2217–25. https://doi.org/10.1016/S0140-6736(03)13778-6.
6. http://www.krebsdaten.de/Krebs/DE/Content/Krebsarten/Gebaermutterhalskrebs/gebaermutterhalskrebs_node.html, Last accessed 25.1.2020.
7. S3-Leitlinie. Diagnostik, Therapie und Nachsorge der Patientin mit Zervixkarzinom Version 1.0—September 2014, AWMF-Registernummer 032/033OL.
8. Kyrgiou M, Athanasiou A, Paraskevaidi M, Mitra A, Kalliala I, et al. Adverse obstetric outcomes after local treatment for cervical preinvasive and early invasive disease according to cone depth: systematic review and meta-analysis. BMJ. 2016;354:i3633. https://doi.org/10.1001/

jamaoncol.2016.1839.

9. Bhatla N, Berek JS, Cuello Fredes M, Denny LA, Grenman S, Karunaratne K, et al. Revised FIGO staging for carcinoma of the cervix uteri. Int J Gynaecol Obstet. 2019 Apr;145(1):129–35. https://doi.org/10.1002/ijgo.12749.

10. S2k Leitlinie: Fertilitätserhaltung bei onkologischen Therapien. Level S2k, AWMF Register Nr. 015/082, November 2017. http://www.awmf.org/leitlinien/detail/ll/015-082.html. Last accessed 25.1.2020.

11. Bhatla N, Berek JS, Cuello Fredes M, Denny LA, Grenman S, Karunaratne K, et al. Revised FIGO staging for the carcinoma of the cervix uteri. Int J Gynae. 2019;145(1):129–35. https://doi.org/10.1002/ijgo.12749.

12. Cibula D, Pötter R, Planchamp F, Avall-Lundqvist E, Fischerova D, et al. The European society of gynaecological oncology guidelines for the management of patients with cervical cancer. Radiother Oncol. 2018 Jun;127(3):404–16. https://doi.org/10.1016/j.radonc.2018.03.003.

13. Dargent D, Martin X, Sacchetoni A, Mathevet P. Laparoscopic vaginal radical trachelectomy: a treatment to preserve the fertility of cervical carcinoma patients. Cancer. 2000;88:1877–82. https://doi.org/10.1016/s1040-8428(03)00129-x.

14. Alvarez RM, Biliatis I, Rockall A, Papadakou E, Sohaib SA, deSouza NM, et al. MRI measurement of residual cervical length after radical trachelectomy for cervical cancer and the risk of adverse pregnancy outcomes: a blinded imaging analysis. BJOG. 2018;125:1726–33. https://doi.org/10.1111/1471-0528.15429.

15. Höckel M, Horn LC, Manthey N, Braumann UD, Wolf U, et al. Resection of the embryologically defined uterovaginal (Müllerian) compartment and pelvic control in patients with cervical cancer: a prospective analysis. Lancet Oncol. 2009;10:683–92. https://doi.org/10.1016/S1470-2045(09)70100-7.

16. Chen J, Wang R, Zahng B, Lin X, Wei J, Jia Y, et al. Safety of ovarian preservation in women with stage I and II cervical adenocarcinoma: a retrospective study and meta-analysis. Am J Obstet Gynceol. 2016;215:460.e1–e13. https://doi.org/10.1016/j.ajog.2016.04.023.

17. Buekers TE, Anderson B, Sorosky JI, Buller RE, Pahisa J, Martinez-Roman S, et al. Ovarian function after surgical treatment for cervical cancer. Gynecol Oncol. 2001;80:85–8. https://doi.org/10.1006/gyno.2000.6039.

18. Wallace WH, Thomson AB, Saran F, Kelsey TW. Predicting age of ovarian failure after radiation to a field that includes the ovaries. Int J Radiat Oncol Biol Phys. 2005;62:738–44. https://doi.org/10.1016/j.ijrobp.2004.11.038.

19. Castellon LAR, Amador MIG, Gonzales RED, Eduardo MSJ, Díaz-García C, Kvarnström N, et al. The history behind successful uterine transplantation in humans. JBRA Assist Reprod. 2017;21:126–34. https://doi.org/10.5935/1518-0557.20170028.

20. Laios A, Kasius J, Tranoulis A, Gryparis A, Ind T. Obstetric outcomes in women with early bulky cervical cancer downstaged by neoadjuvant chemotherapy to allow for fertility-sparing surgery: a meta-analysis and metaregression. Int J Gynaecol Cancer. 2018;28:794–801. https://doi.org/10.1097/IGC.0000000000001232.

21. Vercellino GF, Piek JM, Schneider A, Köhler C, Mangler M, Speiser D, et al. Laparoscopic lymph node dissection should be performed before fertility preserving treatment of patients with cervical cancer. Gynecol Oncol. 2012;126:325–9. https://doi.org/10.1016/j.ygyno.2012.05.033.

22. Ronnett BM, Yemelyanova AV, Vang R, Gilks CB, Miller D, Gravitt PE, et al. Endocervical adenocarcinomas with ovarian metastases: analysis of 29 cases with emphasis on minimally invasive cervical tumors and the ability of the metastases to simulate primary ovarian neoplasms. Am J Surg Pathol. 2008;32:1835–53. https://doi.org/10.1097/PAS.0b013e3181758831.

23. Bastings L, Beerendonk CC, Westphal JR, Massuger LF, Kaal SE, van Leeuwen FE, et al. Autotransplantation of cryopreserved ovarian tissue in cancer survivors and the risk of reintroducing malignancy: a systematic review. Hum Reprod Update. 2013;19:483–506. https://doi.org/10.1093/humupd/dmt020.

24. Willows K, Lennox G, Covens A. Fertility-sparing management in cervical cancer: balancing oncologic outcomes with reproductive success. Gynecol Oncol Res Pract. 2016;3:9. https://

doi.org/10.1186/s40661-016-0030-9.

25. Bentivegna E, Maulard A, Pautier P, Chargari C, Gouv S, Morice P. Fertility results and pregnancy outcomes after conservative treatment of cervical cancer: a systematic review of cervical cancer: a systematic review of the literature. Fertil Steril. 2016;106:1195–1211.e5. https://doi.org/10.1016/j.fertnstert.2016.06.032.

26. Brännström M, Enskog A, Kvarnström N, Ayoubi JM, Dahm-Kähler P. Global results of human uterus transplantation and strategies for pre-transplantation screening of donors. Fertil Steril. 2019;112:3–10. https://doi.org/10.1016/j.fertnstert.2019.05.030.

27. Brännström M, Dahm-Kähler P. Uterus transplantation and fertility preservation. Best Pract Res Clin Obstet Gynaecol. 2019;55:109–16. https://doi.org/10.1016/j.fertnstert.2019.05.029.

第11章　子宫内膜增生与子宫内膜癌

Maren Goeckenjan　Michael von Wolff
Pauline Wimberger

分期依赖性预后

在发达国家,生育推迟、营养过剩、超重及代谢性疾病的早发均导致子宫内膜不典型增生(atypical endometrial hyperplasia,AEH)及子宫内膜癌(endometrium carcinoma,EC)的发病率增加,即使是育龄期女性。未经治疗的子宫内膜不伴不典型增生发展为子宫内膜癌的概率为1%,而AEH的患者约30%发展为子宫内膜癌[1]。

Ⅰ型子宫内膜癌属于雌激素依赖型,危险因素与不孕密切相关,如未孕、多囊卵巢综合征、糖尿病、高血压及肥胖。

子宫内膜癌多见于绝经后,45岁以下女性仅占6%[2]。

年轻女性患者的病理类型多为子宫内膜样癌,分期早,分化好,因此预后良好。此时还应进行遗传性肿瘤综合征——遗传性非息肉病性结直肠癌(hereditary nonpolyposis colorectal cancer,HNPCC,又称"林奇综合征")的遗传检测。HNPCC基因突变的女性罹患子宫内膜癌的终生风险为40%~60%(表11.1)[1]。

表 11.1　子宫内膜增生与子宫内膜癌:保留和不保留生育功能女性的预后和治疗[1,3]

分类	预后	指南推荐治疗方案	保留生育功能
子宫内膜不伴不典型增生	进展为子宫内膜癌的风险为1%	无须切除子宫 孕激素治疗:甲羟孕酮10~20mg/d 每3~6个月行宫腔镜检查及诊刮至妊娠	孕激素停药后尽早妊娠

续表

分类	预后	指南推荐治疗方案	保留生育功能
子宫内膜不典型增生	进展为子宫内膜癌的风险为30%;组织学证实 20% ~ 40% 为浸润癌	甲羟孕酮 100mg/d 或左炔诺孕酮宫内节育器。每 3 ~ 6 个月行宫腔镜检查及诊刮至妊娠	孕激素治疗后诊刮无增生可备孕 尽快妊娠,孕前定期子宫内膜活检,产后手术治疗
子宫内膜癌	各期别保留子宫手术,复发风险增加 15%;各期别 5 年生存率为 75%~83%	pT1a,G1 或 G2(低风险子宫内膜癌)的标准治疗:全子宫及双侧附件切除术 高分期:加行盆腔及腹主动脉旁淋巴结切除术 低风险者无需辅助治疗	pT1a,G1 和孕激素治疗敏感患者:孕激素治疗,如甲羟孕酮 250mg/d 或左炔诺孕酮宫内节育器。每 3 个月行宫腔镜检查及诊刮持续 1 年或直至妊娠。产后手术治疗

治疗的性腺毒性

早期患者无需性腺毒性化疗。可用孕激素治疗(无性腺毒性)或全子宫及双侧附件切除术。对于 FIGO ⅠA G1/2 子宫内膜癌,若临床检查未见淋巴结受累,无须行系统性淋巴结切除术[1]。若盆腔和/或腹主动脉旁淋巴结受累,则推荐辅助化疗。淋巴结转移,尤其是肉眼可见的淋巴结转移,为 FIGO ⅢC,预后差,治疗方案包括全子宫及双侧附件切除术,行系统性淋巴结切除术,必要时卡铂加紫杉醇辅助化疗。辅助放疗也可降低局部复发风险。因此晚期子宫内膜癌无法保留生育功能。

治疗方案及对生育力的影响

AEH 的标准治疗是孕激素联合宫腔镜及组织学随访。子宫内膜癌的治疗主要包括全子宫及双侧附件切除术。

早期子宫内膜癌,即 FIGO ⅠA G1/G2,全子宫及双侧附件切除术后预后极佳,5 年生存率为 99%[1]。较高分期子宫内膜癌需加行系统性盆腔及腹主动脉旁淋巴结切除术。

子宫内膜癌有迫切生育需求行保留子宫治疗的数据很少。原则上，保留子宫仅适用于高分化子宫内膜样癌，FIGO ⅠA G1 且孕激素受体阳性，病灶局限于子宫内膜而无肌层浸润的患者。推荐孕激素治疗，多采用大剂量甲羟孕酮 250mg/d，至少 6～9 个月[4]。孕激素治疗与早期子宫内膜癌的高缓解率相关。孕激素治疗超过 9 个月后预期缓解率不会升高[1]。

近年来，关于子宫内膜癌 FIGO ⅠA G1 和子宫内膜不典型增生（癌前病变）保留生育功能的内分泌治疗，已有几项小样本回顾性研究。最近一篇纳入 54 项观察性研究的荟萃分析显示，经孕激素和定期宫腔镜检查及诊刮治疗，分娩率高达 50%，复发率较低[5]。近 5 年子宫内膜不典型增生和子宫内膜癌保留生育功能的研究概述见表 11.2。

表 11.2 子宫内膜癌（EC）或子宫内膜不典型增生（AEH）保留生育功能

研究	研究类型	治疗方案	纳入病例	备注
Gonthier et al. 2015[6]	回顾性多中心研究（法国）	孕激素治疗	n = 32 EC G1 n = 111 AEH 年龄≤40 岁 保留生育功能组（n = 32）与子宫切除术组（对照组）比较	EC 保留生育功能后肿瘤复发风险增加 AEH 保留生育功能后复发风险差异无统计学意义
De Marzi et al. 2015[7]	回顾性观察性研究，无对照（意大利）	宫腔镜电切术和孕激素治疗（甲羟孕酮160mg/d）	n = 3 EC G1 n = 20 AEH 年龄≤45 岁	52%患者 3 个月完全缓解，39% 患者 6 个月完全缓解 中位观察时间为 25 个月 6 例患者 7 次妊娠
Chen et al. 2015[8]	回顾性研究，无对照（中国）	孕激素治疗至少 6 个月	n = 37 EC FIGO ⅠA G1 n = 16 AEH 年龄≤41 岁	75%患者 6 个月完全化解 71%患者 5 年未复发 33 例患者 17 次妊娠
Pronin et al. 2015[9]	前瞻性研究，无对照（俄罗斯）	左炔诺孕酮宫内节育器＋GnRHa 至少6 个月	n = 32 EC G1 n = 38 AEH 年龄≤42 岁	EC 72% 完全缓解，AEH 92% 完全缓解，8 例患者妊娠

续表

研究	研究类型	治疗方案	纳入病例	备注
Zhou et al. 2015[10]	回顾性研究,无对照(中国)	孕激素治疗,若 HbA1c 升高,联合二甲双胍至少12周	$n = 19$ EC G1 $n = 13$ AEH 年龄≤40 岁	84% 完全缓解 中位观察时间为 32.5 个月 21 例患者中 9 例妊娠,联合应用二甲双胍可改善预后
Yang et al. 2019[11]	AH 和 EC 的回顾性研究,无对照(中国)	孕激素治疗和每 3 个月行宫腔镜检查及诊刮	$n = 40$ EC FIGO I A $n = 120$ AEH 年龄中位数为 32 岁	孕激素治疗至完全缓解的中位时间为 6.7 个月,妊娠率 45%,活产率 25%

注:MEDLINE 文献检索 2015—2019 年纳入 20 名以上女性的前瞻性或回顾性研究。

由于缺乏标准化大样本研究,子宫内膜癌有生育需求行保留生育功能的治疗仍需个体化。若要保留生育功能,流程如下[1,3]:

- 高分化子宫内膜样癌(pT1a,G1)且孕激素受体阳性,可考虑保留生育功能。
- 排除附件受累或子宫肌层受累。
- 告知患者,推迟根治性子宫切除术的相关风险(肿瘤进展及转移)。
- 告知患者,完成生育后需切除子宫及密切随访。
- 足量孕激素治疗(甲羟孕酮或甲地孕酮)或左炔诺孕酮宫内节育器。
- 每 3 个月行宫腔镜检查及子宫内膜活检。
- 停用孕激素后行辅助生殖技术尽早妊娠。
- 生育后复发风险高,应行分期手术(全子宫及双侧附件切除术)。

若不行全子宫及双侧附件切除术,无法准确分期,肿瘤风险增加。文献报道完全缓解率为 50% ～84%[1]。早期子宫内膜样癌保留卵巢不会降低生存率或减少无瘤间期[12],但年轻女性保留卵巢有后续发生卵巢癌及肿瘤卵巢转移风险,还应警惕具有遗传倾向(HNPCC)的年轻女性卵巢癌伴子宫内膜癌的风险[13]。

临床操作流程

子宫切除术是早期子宫内膜癌的标准化治疗,但对于有生育需求的 FIGO I A G1、早期高分化子宫内膜样癌伴孕激素受体阳性且未累及子宫肌层的年轻女性,可暂时保留子宫。通常使用甲羟孕酮或甲地孕酮进行治疗。孕激素治疗后,虽不增加病死率但复发率高,妊娠及分娩后应切除子宫。内分泌治疗期间应每 3 个月进行宫腔镜检查及子宫内膜活检。只有当肿瘤病情稳定且可尽快妊娠时,才可停用孕激素(最好用药 12 个月)(图 11.1)。

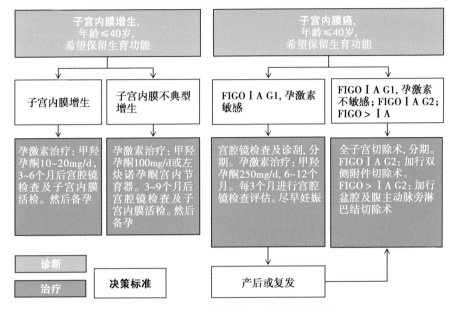

图 11.1　子宫内膜癌保留生育功能流程图

（金影　译　郝增平　校）

参考文献

1. GGPO German Guideline program in oncology. Guideline on the diagnosis, treatment, and follow-up of patients with endometrial carcinoma, short version 1.0 2018, AWMF-register no. 032/034-OL.
2. Gerstl B, Sullivan E, Vallejo M, Koch J, Johnson M, Wand H, et al. Reproductive outcome following treatment for a gynecological cancer diagnosis: a systematic review. J Cancer Surviv. 2019;13:269–81. https://doi.org/10.1007/s11764-019-00749-x.
3. S2k-Leitlinie. Fertilitätserhalt bei onkologischen Erkrankungen, Langversion V 1.0 2017, AWMF-Registernummer 015/082.
4. Simpson AN, Feigenberg T, Clarke BA, Gien LT, Ismiil N, Laframboise S, et al. Fertility sparing treatment of complex atypical hyperplasia and low grade endometrial cancer using oral progestin. Gynecol Oncol. 2014;133:229–33. https://doi.org/10.1016/j.ygyno.2014.02.020.
5. Zhang Q, Qi G, Kanis MJ, Dong R, Cui B, Yang X, et al. Comparison among fertility-sparing therapies for well differentiated early-stage endometrial carcinoma and complex atypical hyperplasie. Oncotarget. 2017;8:57642–53. https://doi.org/10.18632/oncotarget.17588.
6. Gonthier C, Piel B, Touboul C, Walker F, Cortez A, Luton D, et al. Cancer incidence in patients with atypical endometrial hyperplasia managed by primary hysterectomy of fertility-sparing

treatment. Anticancer Res. 2015;35:6799–804.

7. De Marzi P, Bergamini A, Luchini S, Petrone M, Taccagni GL, Mangili G, et al. Hysteroscopic resection in fertility-sparing surgery for atypical hyperplasia and endometrial cancer: safety and efficacy. J Minim Invasive Gynecol. 2015;22:1178–82. https://doi.org/10.1016/j.jmig.2015.06.004.

8. Chen M, Jin Y, Li Y, Bi Y, Shan Y, Pan L. Oncologic and reproductive outcomes after fertility-sparing management with oral progestin for women with complex endometrial hyperplasia and endometrial cancer. Int J Gynaecol Obstet. 2016;132:34–8. https://doi.org/10.1016/j.ijgo.2015.06.046.

9. Pronin SM, Novikova OV, Andreeva JY, Novikova EG. Fertility-sparing treatment of early endometrial cancer and complex atypical hyperplasia in young women of childbearing potential. Int J Gynecol Cancer. 2015;25:1010–4. https://doi.org/10.1097/IGC.0000000000000467.

10. Zhou R, Yang Y, Lu Q, Wang J, Miao Y, Wang S, et al. Prognostic factors of oncological and reproductive outcomes in fertility-sparing treatment of complex atypical hyperplasia and low-grade endometrial cancer using oral progestin in Chinese patients. Gynecol Oncol. 2015;139:424–8. https://doi.org/10.1016/j.ygyno.2015.09.078.

11. Yang B, Xu Y, Zhu Q, Xie L, Shan W, Ning C, et al. Treatment efficiency of comprehensive hysteroscopic evaluation and lesion resection combined with progestin therapy in young women with endometrial atypical hyperplasia and endometrial cancer. Gynecol Oncol. 2019;153:55–62. https://doi.org/10.1016/j.ygyno.2019.01.014.

12. Gu H, Li J, Gu Y, Tu H, Zhou Y, Liu J. Survival impact of ovarian preservation on women with early-stage endometrial cancer: a systematic review and meta-analysis. Int J Gynecol Cancer. 2017;27:77–84. https://doi.org/10.1097/IGC.0000000000000857.

13. Dogan A, Schultheis B, Rezniczek GA, Hilal Z, Cetin C, Häusler G, et al. Synchronous endometrial and ovarian cancer in young women: case report and review of the literature. Anticancer Res. 2017;37:969–78.

第 12 章 儿科肿瘤

Magdalena Balcerek   Michael von Wolff
Anja Borgmann-Staudt

分期依赖性预后

德国儿科肿瘤中,最常见的类型为急性白血病(30.3%),其次是脑肿瘤(23.8%),淋巴瘤(14.3%)。其他肿瘤包括软组织肉瘤(5.8%)、周围神经细胞肿瘤(5.6%)、骨肿瘤(5.2%)、肾肿瘤(4.7%)和生殖细胞肿瘤(4.0%)[1]。20 世纪 70 年代以来,德国儿科肿瘤和血液学会(German Society for Paediatric Oncology and Haematology,GPOH)实施治疗优化研究(therapy optimisation studies,TOS),使恶性肿瘤儿童的生存率稳步提高。目前,15 岁之前诊断为儿科肿瘤的患者,15 年生存率可达 82%[1]。约有 35 000 名儿科肿瘤患者在德国儿童癌症中心接受长期随访[1](表 12.1)。

表 12.1 不同儿科肿瘤(包括肿瘤分期)的长期生存率和治疗方案

诊断	儿童肿瘤国际分类(ICCC-3)	2004—2013年德国分布占比/%	生存率/%		德国儿科肿瘤和血液学会(GPOH)治疗方案
			5 年	15 年	
儿科肿瘤总计	—	100	85	82	—
白血病、骨髓增生性疾病和骨髓增生异常综合征	I	30.3	89	86	
淋巴细胞白血病	I(a)		92	90	AIEOP-BFM ALL,ALL-BFM,Co-ALL
急性髓系白血病	I(b)		73	71	AML-BFM
慢性骨髓增生性疾病	I(c)		96	96	CML-paed Ⅱ
骨髓增生异常综合征和其他骨髓增生性疾病	I(d)		82	76	EWOG-MDS 2006

续表

诊断	儿童肿瘤国际分类（ICCC-3）	2004—2013年德国分布占比/%	生存率/% 5 年	生存率/% 15 年	德国儿科肿瘤和血液学会（GPOH）治疗方案
淋巴瘤和网状内皮肿瘤	II	14.3	94	92	
霍奇金淋巴瘤	II（a）		99	97	EuroNET-PHL-C1，HD
非霍奇金淋巴瘤（不包括伯基特淋巴瘤）	II（b）		89	96	NHL-BFM，B-NHL BFM，NHL-BFM
伯基特淋巴瘤	II（c）		93	92	NHL-BFM，B-NHL BFM，NHL-BFM
中枢神经系统肿瘤	III	23.8	77	71	
室管膜瘤和脉络丛肿瘤	III（a）		81	69	HIT，HIT-MED；HIT-SKK
星形细胞瘤	III（b）		81	77	SIOP LGG
颅内和椎管内胚胎肿瘤	III（c）		67	56	HIT，HIT-MED；HIT-SKK
其他神经胶质瘤	III（d）		46	43	HIT-GBM，HIT-HGG
其他特定的颅内和椎管内肿瘤（如垂体腺瘤、颅咽管瘤）	III（e）		96	91	颅咽管瘤，HIT-Endo
神经母细胞瘤和其他周围神经细胞肿瘤	IV	5.6	80	76	NB
恶性骨肿瘤	VIII	5.2	72	67	尤因肉瘤：Ewing，Euro EWING，EICESS，CESS 骨肉瘤：EURAMOS-1，COSS
软组织和其他骨外组织肉瘤	IX	5.8	73	69	CWS-SoTiSaR，CWS
生殖细胞肿瘤	X	4.0	94	93	MAHO，MAKEI
其他（视网膜母细胞瘤、肾肿瘤、肝母细胞瘤、癌）	V，VI，VII，XI	—	—	—	视网膜母细胞瘤 肾肿瘤：SIOP 2001/GPOH 肝母细胞瘤：HB

2016—2018 年在 *FertiPROTEKT* 网络接受咨询的患儿中,14 岁以下儿童和青少年占 2.5%,其中约 1/3 为霍奇金淋巴瘤,1/4 为白血病。其他咨询病种包括髓母细胞瘤、骨髓增生异常综合征、肉瘤、神经母细胞瘤和星形细胞瘤[2]。

治疗的性腺毒性

1/3 的患儿在化疗和/或放疗后生育能力受损[3-5],干细胞移植后生育能力受损者超过 2/3[6]。个别情况下,性腺功能可能在化疗和放疗后几年内恢复[7]。几乎所有患者均有生育需求[8]。尽管既往患者的流产率可能略高[8],但仍明显低于德国一般人群[9]。

下文将详细讨论性腺功能受损的相关危险因素。根据性腺功能受损风险对儿科肿瘤学治疗方案(TOS 方案)中的治疗方式进行分类。

若患儿属于高风险,性腺毒性治疗前强烈推荐采取生育力保存措施。然而并非所有患儿均能在治疗前明确风险级别。因此,初始中风险儿童和青少年也应考虑采用生育力保存措施,必要时也要与低风险患儿家属进行相关讨论。始终要考虑实施生育力保存的风险、肿瘤治疗可行性和患儿及家属意愿。

之后的表格列出了性腺毒性治疗风险分级:高风险(表 12.2)、中风险(表 12.3 和表 12.4)和低风险(表 12.5)。

治疗和研究方案相关分类

接受造血干细胞移植且用过白消安或全身放疗(total body irradiation,TBI)的患者,日后生育障碍高风险。此外,局部盆腔放疗也有较高的性腺毒性[6-7,10-12](表 12.2)。

某些化疗药物导致日后生育障碍中风险[6-7,10-11,13-15](表 12.3)。

表 12.3 中化疗药物可适量应用于 TOS 方案和研究中(对于相关诊断,表 12.1 和表 12.4)。

接受表 12.5 中 TOS 方案治疗的患者属于低风险。

表 12.2　**性腺毒性高风险治疗方案**

盆腔放疗和全身放疗[6,10-12](详见第 4 章):

- 卵巢辐射剂量≥10Gy(年龄相关风险,青春期后器官对照射更敏感[10])

- 照射范围低于第 5 腰椎:风险增加;髂骨照射:高风险;腹股沟照射:风险呈个体差异

- 睾丸辐射剂量≥4Gy

化疗药物:

- 女孩:白消安≥14mg/kg 累积剂量[6-7]

- 男孩:丙卡巴肼≥6g/m^2[13]

表 12.3　性腺毒性中风险化疗药物和剂量[11,14-15]

白消安>0.4g/m$^{2[6-7]}$

卡铂>2g/m^2(数据不确切)

顺铂>0.5g/m$^{2[10]}$

环磷酰胺>10g/m$^{2[15]}$

依托泊苷>5g/m$^{2[10]}$

异环磷酰胺>42g/m$^{2[4]}$

美法仑>0.14~0.24g/m^2

丙卡巴肼(女孩)>6g/m$^{2[13]}$

丙卡巴肼(男孩)>3g/m$^{2[13]}$

表 12.4　治疗优化研究(TOS)治疗及研究方案，
包括性腺毒性中风险剂量化疗药物

CWS-SoTiSaR:RMS 亚群 C1,D-H;HR 中的其他"类 RMS","非 RMS 样",转移性 STS; *CWS 02*:SR B,HR;*96*:SR,HR;*91*:SR,HR HR;*86*;*81*

EURAMOS-1:MAPIE;*COSS 96*:HR;*91*:IOR;*86*:LRV-Ⅵ,HR

Ewing 2008:Euro EWING 99;*EICESS 92*;*CESS 86*;*81*

HB 1999:HB Ⅲ SD/PD,Ⅳ PR;HCC:Ⅲ/Ⅳ PR

EuroNET-PHL-C1:TG2 + 3 random 07-11;*HD 2002 Pilot TG3*,*HD 95*:TG3;*90*:TG3; *82*:TG3

HIT 2000:HIT2000-AB4,HIT2000-BIS4-RT;MET-HIT2000-BIS4 CR/PR,P-HIT2000- AB4,P-HIT2000-BIS4-RT;E-HIT2000-AB4,E-HIT2000-BIS4-RT

NB 2004:MR<6 M,HR;*97*:HR+Mega,HR+DT<6 M;*90*:RG2+3 A/B-CR,RG3 C-D+4; *82*:Ⅲ+LK,Ⅳ

SIOP LGG 2004:标准/强化诱导治疗;*96*

SIOP 2001/GPOH:Ⅱ ~ Ⅳ+HR;*93-01*:Ⅰ ~ Ⅴ+HR,Ⅳ Non-CR

表 12.5　治疗优化研究(TOS)治疗及研究方案,包括性腺毒性
低风险剂量化疗药物

AIEOP-BFM ALL 2009,*ALL-BFM 2000*,*95*,*90*,*86*,*83*,*81*,*79*,*77*

AML-BFM 2004,*02*,*98*,*93*,*87*,*83*,*78*

Co-ALL-08-09,*03*,*97*,*92*,*89*,*85*,*82*,*80*

CWS-SoTiSaR 2009；RMS 亚群 A，B，C2；*02*：LR，SR A；*96*：LR；*91*：LR，HR LR

EURAMOS-1；MAP，MAPifn；*COSS 96*：LR，S1，S2；*91*：COSS，COSS/IOR；*90*；*89*；*86* LR Ⅰ～Ⅳ；*85*；*82*；*80*；*77*

EuroNET-PHL-C1 2007-2011 TG1，TG2+3 random，since 2012 TG1-3；*EuroNETPHL-LP1*；*HD 2002 Pilot*；*HD 95*：TG1；*90*：TG1；*87*；*85*

HB 99：Ⅰ+Ⅱ；Ⅲ PR；HCC：Ⅰ/Ⅱ；Ⅲ/Ⅳ PR 可手术的；SD/PD；PR（可手术的，SD/ PD）；*94*；*89*

HIT-GBM D，C，B，A

HIT-HGG 2007

HIT 2000：HIT2000-BIS4＋RT；MET-HIT2000-BIS4 SD/PD，MET-HIT2000-AB4；PHIT2000-BIS4＋RT；E-HIT2000-BIS4＋RT；*HIT-MED 99*；*HIT-SKK 92*；*HIT 91*；*89*；*88*；*HIT-SKK 87*

颅咽管瘤 2007，2000；*HIT-Endo 99，96*

NB 2004：观察，MR N 6M；*97*：SR，HR+DT N 6M；*90*：RG2+3 A/B+CR，RGS-C 85；*82*：Ⅱ-Ⅱ，Ⅲ-LK；*79*

NHL-BFM Registry 2012，B-NHL BFM 04，NHL-BFM 95，90，86，83，81，79，77，76，75

MAHO 98；94；92；88；82

MAKEI 96；89；86；83

SIOP 2001/GPOH：Ⅰ，Ⅱ～Ⅳ除外 HR；*93-01* Ⅰ～Ⅴ除外 HR；*89*；*82*；*80*；*79*

患者因素和治疗方案相关分类

青春期前治疗可损害患儿日后生育功能[10]。尽管大多数患者化疗和/或放疗后初潮年龄正常[20]，但女孩青春期前对下丘脑-垂体轴进行放疗，仍可能会导致初潮年龄的变化，即性早熟（治疗见参考文献[19]）和青春期延迟（治疗见参考文献[19]）。

下丘脑-垂体轴放疗且垂体放疗剂量≥30Gy 时，患儿可出现 GnRH 或 FSH 和/或 LH 缺乏，导致性腺功能紊乱，表现为促性腺激素分泌不足[3,21]，需长时间应用激素替代治疗（治疗见参考文献[22]）。使用大剂量丙卡巴肼及睾丸放疗剂量≥20Gy 可导致雄激素缺乏[23]。

腹部放疗的剂量超过 14Gy 会造成子宫损害，增加妊娠期并发症风险，如流产、早产、低出生体重儿及围产儿死亡率增加[3,14,24]（详见第 30 章）（表 12.6）。

表 12.6   儿童肿瘤治疗后性腺功能减退的相关危险因素(修改自参考文献[16])

肿瘤相关性功能障碍	增加功能障碍风险的患者因素	推荐生育力保存治疗的相关因素
卵巢: 不育 内分泌紊乱	年龄 > 12 岁,青春期后[4]	双侧卵巢肿瘤 烷化剂治疗[10-11] 波及卵巢的放疗[17](详见第 5 章):≥10~15Gy(青春期前),≥5~10Gy(青春期后)
睾丸: 内分泌紊乱	年幼,青春期前	睾丸癌:单侧睾丸切除术 烷化剂治疗 睾丸放疗:>20Gy(青春期前)和 30Gy(青春期后)
睾丸: 不育	青春期后[4]	睾丸癌:双侧睾丸切除术 烷化剂治疗[10,13] 睾丸放疗(详见第 5 章):≥2Gy;潜在可逆:<1.5Gy;不可逆:≥4Gy[18]

性腺转移概率

儿童和青少年性腺转移风险需要特别关注。白血病、淋巴母细胞瘤和伯基特淋巴瘤等全身性疾病,性腺转移的风险较高[24-25]。Kamiyama 等[24]通过对 99 例白血病儿童的尸检研究发现 49% 的患儿睾丸和 58% 的患儿卵巢存在肿瘤细胞浸润。Reid 等[25]对白血病和淋巴瘤患儿行尸检,发现 42/65 (65%)的患儿睾丸和 20/31(66%)的患儿卵巢存在肿瘤细胞浸润。此外,实体瘤如神经母细胞瘤、横纹肌肉瘤、尤因肉瘤和癌也有性腺转移的报道,其中神经母细胞瘤和横纹肌肉瘤最常见[26-28]。关于成人性腺转移风险详见第 21 章和 Basting 等的综述[28]。

由于潜在性腺转移风险,许多性腺组织冷冻保存后无法进行移植。因此性腺组织取材前,须告知患儿及父母该风险。目前研究的技术(详见第 27 章)可能会改变这一现状,但尚处于实验阶段,无法估计其可行性及临床应用时间。

生育力保存措施

儿童肿瘤治疗前,根据治疗开始于青春期前还是青春期后,男孩女孩生育力保存措施有所不同。除了已有措施,还可提供实验性措施(尤其是青春期前儿童)[20]。

女孩生育力保存措施

促性腺激素释放激素激动剂(详见第 24 章)

GnRHa 不适用于儿童,在青少年中有效性尚不明确。

卵巢移位术(详见第 25 章)

卵巢移位术取决于辐射剂量(详见第 30 章),若卵巢处于照射野内,应考虑卵巢移位术,卵巢远离照射野相关获益已被证实。卵巢移位可能出现血液循环障碍和移位卵巢囊肿等已知并发症,若卵巢移位至膈下,须切除输卵管,将来需接受体外受精。此外,根据辐射剂量,若子宫同时接受照射会增加妊娠期风险,日后甚至可能无法妊娠(详见第 30 章)。

卵巢刺激及卵母细胞冷冻(详见第 19 和 20 章)

因肿瘤治疗时间紧迫,卵母细胞冻存前行 14 天卵巢刺激方案有时并不可行,因此卵巢刺激及卵母细胞冷冻仅适用于卵泡生成并激活的青少年。该操作需定期行经阴道超声检查和经阴道卵泡穿刺取卵,仅在处女膜孔大小允许相关操作时方可进行,同时还须考虑阴道操作对患儿造成的心理压力。

卵巢组织取材和冷冻(详见第 21 和 22 章)

卵巢组织冷冻保存具有可行性,需腹腔镜操作,同时需考虑性腺转移风险(见上文)。两例儿童期卵巢组织冻存再移植诱导青春期的报道[29-30]及青春期卵巢组织冻存再移植后首次分娩的报道[31],均表明移植后卵巢组织仍有活性。高卵泡密度的卵巢组织(儿童)移植后妊娠率高,因此卵巢组织冷冻似乎更适合儿童。但是仍需考虑移植带入肿瘤细胞的风险。

男孩生育力保存措施

精子的冷冻保存(详见第 26 章)

13 岁、Tanner 3 期和睾丸容积≥10mL 的男孩,可通过射精、电刺激及睾丸活组织检查等方法进行青春期后男孩精子冷冻保存,为日后实施辅助生殖做好生育力储备[32]。

未成熟睾丸组织的冷冻保存(详见第 26 章)

青春期前,切除未成熟睾丸组织冷冻保存仍处于实验阶段。目前人类尚无法从睾丸干细胞获取成熟精子。某些恶性肿瘤行睾丸移植有带入肿瘤细胞的风险。

临床操作流程

首先评估性腺损伤风险(详见"治疗的性腺毒性"),但如前所述,儿童生育力保存适应证尚不明确。若性腺毒性高风险,强烈建议治疗前采取生育力保存措施;若为中风险,应讨论是否需要采取生育力保存措施;即使是低风险,也应考虑是否行生育力保存。年轻患者应该积极参与决策过程。

医务人员应向患者及其家属详细告知生育力受损的风险、生育力保存措施的风险及替代方案,如捐赠精子和卵子(若相关国家允许)。若接受盆腔放疗,则必须告知将来妊娠的风险(详见第30章)。治疗的性腺毒性不会增加子代畸形或非遗传性癌症风险[33-35]。

肿瘤治疗完成后,必须确保正常的青春期发育。生育力评估应在青春期后进行,不晚于成年早期。

(崔红 译 蔡晓辉 校)

参考文献

1. Deutsches Kinderkrebsregister. Jahresbericht 2017. (2017). http://www.kinderkrebsregister.de/typo3temp/secure_downloads/22605/0/bd894cced68c7950a69875dc2588a29281fd6fbc/jb2017_s.pdf

2. von Wolff M, Dittrich R, Liebenthron J, Nawroth F, Schüring AN, Bruckner T, Germeyer A. Fertility-preservation counselling and treatment for medical reasons: data from a multi-national network of over 5000 women. Reprod Biomed Online. 2015;31:605–12. https://doi.org/10.1016/j.rbmo.2015.07.013.

3. Green DM, Kawashima T, Stovall M, Leisenring W, Sklar CA, Mertens AC, Donaldson SS, Byrne J, Robison LL. Fertility of female survivors of childhood cancer: a report from the childhood cancer survivor study. J Clin Oncol. 2009;27:2677–85. https://doi.org/10.1200/JCO.2008.20.1541.

4. Rendtorff R, Hohmann C, Reinmuth S, Müller A, Dittrich R, Beyer M, Wickmann L, Keil T, Henze G, Borgmann-Staudt A. Hormone and sperm analyses after chemo- and radiotherapy in childhood and adolescence. Klin Padiatr. 2010;222:145–9. https://doi.org/10.1055/s-0030-1249658.

5. Balcerek M, Reinmuth S, Hohmann C, Keil T, Borgmann-Staudt A. Suspected infertility after treatment for leukemia and solid tumors in childhood and adolescence. Dtsch Arztebl Int. 2012;109:126–31. https://doi.org/10.3238/arztebl.2012.0126.

6. Borgmann-Staudt A, Rendtorff R, Reinmuth S, Hohmann C, Keil T, Schuster FR, Holter W, Ehlert K, Keslova P, Lawitschka A, Jarisch A, Strauss G. Fertility after allogeneic haematopoietic stem cell transplantation in childhood and adolescence. Bone Marrow Transplant. 2012;47:271–6. https://doi.org/10.1038/bmt.2011.78.

7. Pfitzer C, Orawa H, Balcerek M, Langer T, Dirksen U, Keslova P, Zubarovskaya N, Schuster FR, Jarisch A, Strauss G, Borgmann-Staudt A. Dynamics of fertility impairment in childhood brain tumour survivors. J Cancer Res Clin Oncol. 2014;140:1759–67. https://doi.org/10.1007/s00432-014-1702-7.

8. Hohmann C, Borgmann-Staudt A, Rendtorff R, Reinmuth S, Holzhausen S, Willich SN, Henze

G, Goldbeck L, Keil T. Patient counselling on the risk of infertility and its impact on childhood cancer survivors: results from a national survey. J Psychosoc Oncol. 2011;29:274–85. https://doi.org/10.1080/07347332.2011.563344.

9. Hohmann C, Borgmann A, Keil T. Re: induced abortions in Danish cancer survivors: a population based cohort study. J Natl Cancer Inst. 2011;103:698. https://doi.org/10.1093/jnci/djr063.

10. Reinmuth S, Hohmann C, Rendtorff R, Balcerek M, Holzhausen S, Müller A, Henze G, Keil T, Borgmann-Staudt A. Impact of chemotherapy and radiotherapy in childhood on fertility in adulthood: the FeCt-survey of childhood cancer survivors in Germany. J Cancer Res Clin Oncol. 2013;139:2071–8. https://doi.org/10.1007/s00432-013-1527-9.

11. Wallace WH, Anderson RA, Irvine DS. Fertility preservation for young patients with cancer: who is at risk and what can be offered? Lancet Oncol. 2005;6:209–18.

12. Wasilewski-Masker K, Seidel KD, Leisenring W, Mertens AC, Shnorhavorian M, Ritenour CW, Stovall M, Green DM, Sklar CA, Armstrong GT, Robison LL, Meacham LR. Male infertility in long-term survivors of pediatric cancer: a report from the childhood cancer survivor study. J Cancer Surviv. 2014;8:437–47. https://doi.org/10.1007/s11764-014-0354-6.

13. Brämswig JH, Heimes U, Heiermann E, Schlegel W, Nieschlag E, Schellong G. (1990) The effects of different cumulative doses of chemotherapy on testicular function. Results in 75 patients treated for Hodgkin's disease during childhood or adolescence. Cancer 65:1298-1302.

14. AWMF. S3 Leitlinie 025-030. Endokrinologische Nachsorge nach onkologischen Erkrankungen im Kindes- und Jugendalter. . http://www.awmf.org/uploads/tx_szleitlinien/025-030l_S3_Endokrinologische_Nachsorge_nach_onkologischen_Erkrankungen_Kindes_Jugendalter_2014_03.pdf

15. Jahnukainen K, Ehmcke J, Hou M, Schlatt S. Testicular function and fertility preservation in male cancer patients. Best Prac Res Clin Endocrinol Metab. 2011;25:287–302. https://doi.org/10.1097/MED.0000000000000156.

16. Wei C, Crowne E. The impact of childhood cancer and its treatment on puberty and subsequent hypothalamic pituitary and gonadal function, in both boys and girls. Best Pract Res Clin Endocrinol Metab. 2019;33(3):101291. https://doi.org/10.1016/j.beem.2019.101291.

17. Wallace WH, Thomson AB, Sarana F, Kelsey TW. Predicting age of ovarian failure after radiation to a field that includes the ovaries. Int J Radiot Oncol Bio Biol Phys. 2005;62:738–44.

18. Dörr W, Herrmann T. Prophylaxe von Fertilitätsstörungen nach Strahlentherapie. Focus Onkologie. 2005;9:58–60.

19. AWMF. S1 Leitlinie 027-025. Pubertas tarda. . http://www.awmf.org/uploads/tx_szleitlinien/027-025l_S1_Pubertas_tarda_Hypogonadismus_2011-01.pdf

20. Wessel T, Balcerek M, Reinmuth S, Hohmann C, Keil T, Henze G, Borgmann-Staudt A. Age at menarche in childhood cancer survivors: results of a nationwide survey in Germany. Horm Res Paediatr. 2012;77:108–14. https://doi.org/10.1159/000336688.

21. Koustenis E, Pfitzer C, Balcerek M, Reinmuth S, Zynda A, Stromberger C, Hohmann C, Keil T, Borgmann-Staudt A. Impact of cranial irradiation and brain tumor location on fertility: a survey. Klin Padiatr. 2013;225:320–4. https://doi.org/10.1055/s-0033-1353206.

22. AWMF S1 Leitlinie 025-034. Beeinträchtigung der Gonadenfunktion nach Chemo- und Strahlentherapie im Kindes- und Jugendalter: Risiken, Diagnostik, Prophylaxe- und Behandlungsmöglichkeiten. http://www.awmf.org/uploads/tx_szleitlinien/025-034_l_S1_Beeinträchtigung_Gonadenfunktion_nach_Krebs_im_Kindesalter_2015-03.pdf

23. Howell SJ, Shalet SM. Effect of cancer therapy on pituitary-testicular axis. Int J Androl. 2002;25:269–76.

24. Kamiyama R, Funata N. A study of leukemic cell infiltration in the testis an ovary. Bull Tokyo Med Dent Univ. 1976;23:203–10.

25. Reid H, Marsden HB. Gonadal infiltration in children with leukaemia and lymphoma. J Clin Pathol. 1980;33:722–9.

26. Somjee S, Kurkure PA, Chinoy RF, Deshpande RK, Advani SH. Metastatic ovarian neuroblastoma: a case report. Pediatr Hematol Oncol. 1999;16:459–62.

27. Young RH, Kozakewich HP, Scully RE. Metastatic ovarian tumors in children: a report of 14 cases and review of the literature. Int J Gynecol Pathol. 1993;12:8–19.

28. Bastings L, Beerendonk CC, Westphal JR, Massuger LF, Kaal SE, van Leeuwen FE, Braat DD, Peek R. Autotransplantation of cryopreserved ovarian tissue in cancer survivors and the risk of reintroducing malignancy: a systematic review. Hum Reprod Update. 2013;19:483–506. https://doi.org/10.1093/humupd/dmt020.
29. Poirot C, Abirached F, Prades M, Coussieu C, Bernaudin F, Piver P. Induction of puberty by autograft of cryopreserved ovarian tissue. Lancet. 2012;37:588. https://doi.org/10.1016/S0140-6736(11)61781-9.
30. Ernst E, Kjaersgaard M, Birkebaek NH, Clausen N, Andersen CY. Case report: stimulation of puberty in a girl with chemo- and radiation therapy induced ovarian failure by transplantation of a small part of her frozen/thawed ovarian tissue. Eur J Cancer. 2013;49:911–4. https://doi.org/10.1016/j.ejca.2012.09.028.
31. Demeestere I, Simon P, Dedeken L, Moffa F, Tsépélidis S, Brachet C, Delbaere A, Devreker F, Ferster A. Live birth after autograft of ovarian tissue cryopreserved during childhood. Hum Reprod. 2015;30:2107–9. https://doi.org/10.1093/humrep/dev128.
32. Nielsen CT, Skakkebaek NE, Richardson DW, Darling JA, Hunter WM, Jørgensen M, Nielsen A, Ingerslev O, Keiding N, Müller J. Onset of the release of spermatozoa (spermarche) in boys in relation to age, testicular growth, pubic hair, and height. J Clin Endocrinol Metab. 1986;62:532–5.
33. Nagarajan R, Robison LL. Pregnancy outcomes in survivors of childhood cancer. J Natl Cancer Inst Monogr. 2005;2005:72–6.
34. Winther JF, Boice JD Jr, Frederiksen K, Bautz A, Mulvihill JJ, Stovall M, Olsen JH. Radiotherapy for childhood cancer and risk for congenital malformations in offspring: a population-based cohort study. Clin Genet. 2009;75:50–6. https://doi.org/10.1111/j.1399-0004.2008.01109.x.
35. Winther JF, Boice JD Jr, Christensen J, Frederiksen K, Mulvihill JJ, Stovall M, Olsen JH. Hospitalizations among children of survivors of childhood and adolescent cancer: a population-based cohort study. Int J Cancer. 2010;127:2879–87. https://doi.org/10.1002/ijc.25286.

第13章 其他恶性肿瘤

Michael von Wolff　Martin F. Fey

引言

2013—2018 年,在 *Ferti*PROTEKT 协作网咨询生育力保存治疗的女性中约 40% 需接受乳腺癌治疗,17% 需接受霍奇金淋巴瘤治疗。也有许多咨询与非霍奇金淋巴瘤(non-Hodgkin lymphoma,NHL)、卵巢肿瘤和白血病(各约占 4%)有关。其余 20% 的咨询涉及大约 200 种疾病(表 13.1)。

表 13.1　2013—2018 年在 *Ferti*PROTEKT 协作网咨询的疾病
种类及咨询次数[1]

疾病种类	咨询次数	占比/%	相关内容
乳腺癌	2 695	40.4	第 6 章
霍奇金淋巴瘤	1 138	17.1	第 7 章
卵巢癌	271	4.1	第 9 章
非霍奇金淋巴瘤	262	3.9	表 13.2
急性白血病	236	3.5	第 8 章
脑肿瘤	128	1.9	表 13.3
结直肠癌和肛门癌	124	1.9	表 13.4
风湿性疾病	97	1.6	第 15 章
尤因肉瘤	93	1.4	表 13.5
骨肉瘤	84	1.3	表 13.6
良性血液病	80	1.2	第 14 章
软组织肉瘤(包括脂肪肉瘤)	42	0.6	表 13.7

续表

疾病种类	咨询次数	占比/%	相关内容
胃癌	30	0.5	表 13.8
特纳综合征	29	0.4	第 17 章
子宫内膜异位症	19	0.3	第 16 章
子宫内膜癌	13	0.2	第 11 章
其他疾病	1 323	19.9	未描述
总计	6 664	100	—

注:只列出咨询频率>0.02%的疾病和疾病组别。本章以表格形式概述无相关参考章节的疾病。关于卵巢转移的风险,在第 21 章的表 21.2 中有特别说明。

　　本书第二部分涉及的疾病约占所有咨询的 70%。本章涉及登记咨询率≥0.2%的某种或某类疾病,这些疾病和疾病类别在第二部分中尚未详细讨论(占咨询人数的 12%,表 13.2 至表 13.9)。因此,约 20%的咨询因涉及疾病种类繁多而无法详述。在咨询期间必须个体化分析研究这些病例的数据。

　　本章仅以表格形式讨论相关疾病。这些表格只能给生殖科医师一个粗略的定位。还须根据详细信息进行个体化评估。

　　根据原发疾病治疗的性腺毒性,指南大致如下:
- 低毒性:<20%,不推荐生育力保存治疗
- 中毒性:>20%,建议/推荐生育力保存治疗
- 高毒性:强烈推荐生育力保存治疗(原发病治疗后以闭经/无精子症为主要表现)

　　关于卵巢转移的风险,参考第 21 章的表 21.2。

第 13 章 其他恶性肿瘤 85

表 13.2 非霍奇金淋巴瘤

发生率	5 年生存率	肿瘤治疗的性腺毒性	卵巢转移风险	推荐生育力保存措施和治疗方法
新发病例:约 20/10 万,多发于年龄稍大的人群 高级别恶性淋巴瘤和伯基特细胞淋巴瘤(母细胞淋巴瘤和伯基特淋巴瘤):进展迅速,有治愈可能,立即治疗 低级别恶性淋巴瘤:进展缓慢,有症状者需治疗	所有分期:65% 预后不良因素:年龄>60 岁,一般状况差,LDH 升高,>1 个结外病变,Ⅲ 或 Ⅳ 期 高级别恶性 NHL:若 4 个预后不良因素生存率为 50%,若无预后不良因素则治愈率高 低级别恶性 NHL:只有 Ⅰ~Ⅱ 期才能真正治愈,Ⅲ~Ⅳ 期通常进展缓慢	中度毒性:低级别恶性肿瘤 方式:如化疗,方案 R-CHOP,R-COP[2-3] 中/高度毒性:高级别恶性肿瘤 方式:治疗类似白血病,详见第 8 章	高风险:见于爆发性或伯基特淋巴瘤(与白血病类似,详见第 8 章) 中风险:见于其他 NHL 卵巢组织检查结果:Briseno-Hernandez 等[4]报道,1 例女性双卵巢转移 Meirow 等[5]报道,2 例影像学检测到卵巢转移,因此未行卵巢组织冷冻保存;14 例卵巢组织冷冻保存的组织学检查无肿瘤 Hoekmann 等[6],2 例未发现肿瘤 Dolmanns 等[7]报道,26 例中 2 例发现肿瘤细胞	高级别恶性:爆发性或伯基特淋巴瘤:与白血病类似,详见第 8 章 低级别恶性:根据治疗方案个性化决定 女性: GnRHa,刺激后的卵母细胞冻存 因卵巢转移风险行卵巢组织冻存 男性: 精子的冷冻保存,因睾丸转移风险行睾丸组织冻存

表 13.3　脑肿瘤——胶质瘤

发生率	5年生存率	肿瘤治疗对生育力的影响	卵巢转移风险	推荐生育力保存措施和治疗方法
新发病例:6/10 万 WHO 分级 I:毛细胞型星形细胞型(低度恶性,好发于儿童) WHO 分级 II:星形细胞型、少突神经胶质瘤、少突星形细胞瘤 WHO 分级 III:间变性星形细胞瘤 WHO 分级 IV:胶质母细胞瘤	总生存率:40%~50% 除其他因素外,预后取决于异柠檬酸脱氢酶(IDH)突变型(IDHmut)还是野生型(IDHwt) 平均生存时间: WHO II 指出,IDHmut 为 10 年,IDHwt 最长为 3 年 WHO III 指出,IDHmut 为 6~8 年,IDHwt 为 1~4 年 WHO IV 指出,平均生存时间为 14~23 月	WHO I: 仅病灶部位手术治疗,不影响生育 WHO II~IV: 多数行手术+放化疗 放疗[8]:青春期后下丘脑和垂体照射 39~70Gy(平均 53Gy),70%的患者月经过少,50%的患者出现高催乳素血症 似乎与下丘脑放疗尤其相关 青春期前女性(30Gy)治疗后仅出现青春期提前及黄体期缩短 化疗:替莫唑胺(低风险)或丙卡巴肼(中风险)	低	化疗联合替莫唑胺:无须行生育力保存治疗 化疗联合丙卡巴肼: 若为女性,应用 GnRHa,刺激后的卵母细胞冻存,卵巢组织冻存 若为男性,则进行精子的冷冻保存,睾丸组织冻存 放疗性下丘脑垂体性不孕症:可用促性腺激素治疗以期怀孕

表 13.4　结直肠癌和肛门癌

发生率	5 年生存率	肿瘤治疗的性腺毒性	卵巢转移风险	推荐生育力保存措施和治疗方法
结直肠癌:新发病例约为 20~40/10 万（30% 直肠,70% 结肠） 肛门癌:1/10 万,倾向于老年人	结直肠癌: 手术切除后（pR0）,结肠癌为 70%~80%,直肠癌为 60%~70% 根据肿瘤分期（pT1~3）手术切除是否达到 R0 级:90%,80%,60%（结肠）90%,70%,40%（直肠） 肛门癌: 若仅行放化疗,5 年生存率为 80%;若另须行直肠部分切除术,则为 30%~60%	辅助治疗 性腺毒性低:氟尿嘧啶-卡培他滨 性腺毒性低/中:联合奥沙利铂（结直肠癌）,丝裂霉素（仅肛门癌） 性腺毒性高:盆腔放疗（详见第 5 章）（直肠癌和肛门癌） 注意: 高剂量放疗后的子宫不适宜妊娠（详见第 30 章） 在转移性结直肠癌的病例中,使用奥沙利铂或伊立替康和各种抗体的姑息性化疗具有中度性腺毒性	低 若为 Ⅰ~Ⅲ 期,行卵巢组织检查 Hoeckmann 等[6]报道,1 例女性直肠癌卵巢组织未检测到肿瘤	在女性,若行盆腔卵巢放疗,则行卵巢移位术;若行化疗,则使用 Gn-RHa;若为中/高性腺毒性风险,则进行卵母细胞冻存,仅在无盆腔放疗时行卵巢组织冻存 在男性,若为中/高性腺毒性风险,则进行精子冻存,也可能是睾丸组织冻存

表 13.5　尤因肉瘤

发生率	5 年生存率	肿瘤治疗的性腺毒性	卵巢转移风险	推荐生育力保存措施和治疗方法
新发病例: 15 岁以内儿童 0.3/10 万,青少年 0.24/10 万	风险类别"中":局部肿瘤和初始肿瘤体积≤200mL 和对新辅助化疗良好的组织反应,5 年生存率为 70%~75% 风险类别"高":局部肿瘤和初始肿瘤体积>200mL 或对新辅助化疗反应较差或仅有肺转移,5 年生存率约为 50% 风险类别"极高":其他患者 5 年生存率约为 20%~40%	中度: 仅化疗 高: 化疗合并盆腔放疗或自体干细胞移植[9] 注意: 高剂量放疗后的子宫不适宜妊娠(详见第 30 章)	仅散在病例行卵巢组织检查 Greve 等[10] 报道,9 名女性未行肿瘤检测 Abir 等[11] 报道,8 名女性 7 名未查,仅 1 例行肿瘤细胞检测 Hoekmann 等[6] 报道,4 例女性未行肿瘤检测 Do.mans 等[12] 报道,14 例女性未行肿瘤检测 Sörensen 等[13] 报道,参与 3 项研究的 514 名女性,1 例卵巢转移(主要根据影像学检查而非组织学诊断)	女性: GnRHa,卵母细胞冻存,卵巢组织冻存 男性: 精子冻存,也可以是睾丸组织冻存

表 13.6 骨肉瘤

发生率	5 年生存率	肿瘤治疗的性腺毒性	卵巢转移风险	推荐生育力保存措施和治疗方法
新发病例：0.2 ~ 0.3/10 万	经典的中心性骨肉瘤(高度恶性)：若仅手术，最高达 20%；若联合化疗(包括新辅助化疗)，5 年生存率为 50%~70% 骨旁骨肉瘤：70%~80% 的病例为低级别恶性肿瘤。若手术范围足够，5 年生存率为 80%	中度化疗：年轻女性 POI 发生率为 6/90[14]	仅个别病例行卵巢组织检查 Greve 等[10] 报道，4 名女性未行肿瘤检测 Hoekmann 等[6] 报道，7 名女性未行肿瘤检测	女性：GnRHa，卵母细胞冻存，卵巢组织冻存 男性：精子冻存，也可以是睾丸组织冻存

表 13.7 软组织和脂肪肉瘤

发生率	5 年生存率	肿瘤治疗的性腺毒性	卵巢转移风险	推荐生育力保存措施和治疗方法
新发病例：软组织肉瘤为 2 ~ 3/10 万，脂肪肉瘤为 0.25/10 万	软组织肉瘤：Ⅰ、Ⅱ、Ⅲ期分别为 99%、82%、52% 脂肪肉瘤：高分化约为 100%，黏液性脂肪肉瘤为 88%，低分化或圆细胞脂肪肉瘤为 50%	初始治疗：手术切除 辅助治疗：放疗和/或化疗，性腺毒性取决于化疗方案及放疗部位	仅个别病例行卵巢组织检查 Greve 等[10] 报道，3 名女性未行肿瘤检测 Dolmans 等[12] 报道，12 名女性未行肿瘤检测	女性：GnRHa，卵母细胞冻存，卵巢组织冻存 男性：精子冻存，也可以是睾丸组织冻存

表 13.8　胃癌

发生率	5 年生存率	肿瘤治疗的性腺毒性	卵巢转移风险	推荐生育力保存措施和治疗方法
新发病例：11/10 万,好发于成年人	总生存率:30% 早期胃癌,Ⅰ期(限于黏膜或黏膜下,孤立淋巴结转移可能):>80%	无性腺毒性:ⅠA 期,仅行手术治疗 低/中毒性:ⅠB～Ⅲ期,手术联合铂类化疗(多于术前)	低:Ⅰ～Ⅲ期	仅限于预后好且行性腺毒性化疗者: 若为女性,则使用 GnRHa,卵母细胞冻存,卵巢组织冻存 若为男性,则进行精子冻存,也可以是睾丸组织冻存

表 13.9　睾丸癌

发生率	5 年生存率	肿瘤治疗的性腺毒性	推荐生育力保存措施和治疗方法
新发病例:8～10/10 万 精原细胞瘤占40%～55%,非精原细胞瘤占45%～60%	精原细胞瘤: 若无远处转移,5 年生存率为 90%;若有远处转移:70%～80% 非精原细胞瘤: 若无远处转移、肿瘤标志物仅轻微升高,则 5 年生存率为 90%;若无远处转移、肿瘤标志物中度升高,则为70%～80%;若有远处转移或肿瘤标志物明显升高,则为 50%	中等 化疗和/或放疗后,207 名男性试育,77% 成功,5% 接受不孕治疗,18% 失败(不考虑女性不育因素)[15]。精子质量常因疾病而降低	青春期后男性: 精子或个别睾丸组织的冻存 青春期前男性: 用特殊培养基冻存睾丸组织以获得精原细胞(详见第 26 章)

（刘芸　马妮娜　译　蔡晓辉　校）

参考文献

1. Germeyer A, Dittrich R, Liebenthron J, Nawroth F, Sänger N, Suerdieck M, et al. FertiPROTEKT-Auswertungen 2018. J Reproduktionsmed Endokrinol. 2019;16:41–4.
2. Elis A, Tevet A, Yerushalmi R, Blickstein D, Bairy O, Dann EJ, et al. Fertility status among women treated for aggressive non-Hodgkin's lymphoma. Leuk Lymphoma. 2006;47:623–7.
3. Gini G, Annibali O, Lupasco D, Bocci C, Tomarchio V, Sampaolo M, et al. Gonadal function recovery and fertility in women treated with chemo- and/or radiotherapy for Hodgkin's and Non-Hodgkin lymphoma. Chemotherapy. 2019;64:36–41.
4. Briseño-Hernández AA, Quezada-López DR, Castañeda-Chávez A, Dassaejv Macías-Amezcua M, Pintor-Belmontes JC. Bilateral ovarian Burkitt's lymphoma. A case presentation. Cir Cir. 2014;82:212–8.
5. Meirow D, Hardan I, Dor J, Fridman E, Elizur S, Ra'anani H, et al. Searching for evidence of disease and malignant cell contamination in ovarian tissue stored from hematologic cancer patients. Hum Reprod. 2008;23:1007–13.
6. Hoekman EJ, Smit VT, Fleming TP, Louwe LA, Fleuren GJ, Hilders CG. Searching for metastases in ovarian tissue before autotransplantation: a tailor-made approach. Fertil Steril. 2015;103:469–77.
7. Dolmans MM, Jadoul P, Gilliaux S, Amorim CA, Luyckx V, Squifflet J, et al. A review of 15 years of ovarian tissue bank activities. J Assist Reprod Genet. 2013;30:305–14.
8. Wo JY, Viswanathan AN. Impact of radiotherapy on fertility, pregnancy, and neonatal outcomes in female cancer patients. Int J Radiat Oncol Biol Phys. 2009;73:1304–12.
9. Raciborska A, Bilska K, Filipp E, Drabko K, Rogowska E, Chaber R, et al. Ovarian function in female survivors after multimodal Ewing sarcoma therapy. Pediatr Blood Cancer. 2015;62:341–5.
10. Greve T, Wielenga VT, Grauslund M, Sørensen N, Christiansen DB, Rosendahl M, et al. Ovarian tissue cryopreserved for fertility preservation from patients with Ewing or other sarcomas appear to have no tumour cell contamination. Eur J Cancer. 2013;49:1932–8.
11. Abir R, Feinmesser M, Yaniv I, Fisch B, Cohen IJ, Ben-Haroush A, et al. Occasional involvement of the ovary in Ewing sarcoma. Hum Reprod. 2010;25:1708–12.
12. Dolmans MM, Iwahara Y, Donnez J, Soares M, Vaerman JL, Amorim CA, Poirel H. Evaluation of minimal disseminated disease in cryopreserved ovarian tissue from bone and soft tissue sarcoma patients. Hum Reprod. 2016;31:2292–302.
13. Sørensen SD, Greve T, Wielenga VT, Wallace WH, Andersen CY. Safety considerations for transplanting cryopreserved ovarian tissue to restore fertility in female patients who have recovered from Ewing's sarcoma. Future Oncol. 2014;10:277–83.
14. Longhi A, Pignotti E, Versari M, Asta S, Bacci G. Effect of oral contraceptive on ovarian function in young females undergoing neoadjuvant chemotherapy treatment for osteosarcoma. Oncol Rep. 2003;10:151–5.
15. Huddart RA, Norman A, Moynihan C, Horwich A, Parker C, Nicholls E, Dearnaley DP. Fertility, gonadal and sexual function in survivors of testicular cancer. Br J Cancer. 2005;93:200–7.

第 14 章　造血干细胞移植治疗相关疾病

Andrea Jarisch　Ariane Germeyer

引言

造血干细胞移植(hematopoietic stem cell transplantation,HSCT)是目前公认的治疗严重血液系统疾病的唯一方法。近几十年来,应用于非恶性疾病的 HSCT 不断增加,先天性和获得性非恶性疾病患者的总体生存率逐步提升[1-3]。移植医学的发展、诊断成功率的提高及 HSCT 的应用都有助于提高非恶性疾病的总体生存率。因此,HSCT 后生活质量和远期预后的问题也越发凸显。HSCT 预处理方案不同,患者不孕发生率在 80% ~ 100% 不等[4-5]。

多项研究均强调生育力对长期存活患者生活质量的重要性,HSCT 患者有与正常人相同的生育愿望[6]。许多接受 HSCT 的非恶性疾病患者在儿童早期(青春期前很长时间)已明确诊断。生殖医学尤其是生育力保存[7]的发展为患者(尤其是青春期前患者)带来了新的希望。HSCT 可治疗的非恶性疾病常见类型概述见表 14.1。

表 14.1　造血干细胞移植可治疗的非恶性疾病[27]

遗传性疾病分类	具体的遗传性疾病
红细胞疾病	
	地中海贫血
	镰状细胞疾病
	先天性红细胞生成性卟啉病(CEP)
	先天性红细胞生成障碍性贫血(CDA,Ⅰ型和Ⅱ型)
骨髓造血衰竭	
全血细胞减少	范科尼贫血

续表

遗传性疾病分类	具体的遗传性疾病
全血细胞减少	施瓦赫曼-戴蒙德综合征
	先天性角化不良
红细胞再生障碍	先天性纯红细胞再生障碍
中性粒细胞减少	重型先天性中性粒细胞减少症
血小板疾病	先天性无巨核细胞血小板减少症
噬血细胞疾病	
	噬血综合征（HLH）
	Criscelli 综合征
	白细胞异常色素减退综合征
免疫缺陷	
重症联合免疫缺陷（SCID）	SCID+/-B/-T 细胞 腺苷脱氨酶缺陷性 SCID
非 SCID 免疫缺陷病	奥梅恩综合征
	威斯科特-奥尔德里奇综合征
	CD40 配体缺陷
	白细胞黏附缺陷综合征（LAD）
	慢性肉芽肿病（CGD）
	X 连锁淋巴组织增殖性疾病
代谢性疾病	
	黏多糖贮积症ⅠH 型
	X 连锁肾上腺脑白质营养不良（ALD）
	异染性脑白质营养不良（MLD）
	恶性婴儿骨硬化病
其他血液系统疾病	
	重型再生障碍性贫血（SAA）
	骨髓增生异常综合征（MDS），难治性血细胞减少症（RC）

治疗的性腺毒性

造血干细胞移植

众所周知,化疗和放疗具有性腺毒性[8-10],尤其是烷化剂会造成两性性腺功能的部分或全部损伤,导致受累女性生殖细胞减少及生殖期缩短[10-11]。

HSCT 后不孕风险取决于原发疾病、治疗前疾病相关卵巢储备功能下降、前期治疗、预处理药物及 HSCT 时患者年龄[5,8,10]。

在所有接受干细胞移植的患者中,仅有 1%~5% 的 HSCT 患者完成了生育。罕有关于儿童或青少年时期接受过 HSCT 的患者成年后的相关数据[5,10]。一些研究提示 HSCT 年龄越小,生育力损伤程度越轻[8]。

目前治疗方案中,环磷酰胺单药治疗的性腺毒性最低[11],该方案仅用于重型再生障碍性贫血。接受白消安(基础用药)方案或全身放疗(total body irradiation,TBI)的患者生育率小于 1%[5,10-12]。

儿童预处理方案通常是清髓治疗(87%)。目前预处理治疗有降低强度/毒性的趋势,这样的预处理占比从 2000 年的 8% 上升至 2015 年的 16%[4],更适用于非恶性疾病。关于这些方案是否可以降低性腺毒性,尚待长期研究证实[13-14]。近期文献报道了 1 例接受低强度预处理治疗后已妊娠 2 次的 19 岁女性[15]。

由于降低毒性预处理方案后生育能力相关的数据有限,因此建议所有预处理后 HSCT 的患者均实施生育力保存措施。

基因治疗

2018 年,欧洲药品管理局(European Medicines Agency,EMA)收到了首个用于重型地中海贫血患者基因治疗的上市许可申请。EMA 建议批准针对地中海贫血患者的新基因治疗,该项目于 2020 年开始实施。

免疫缺陷、代谢紊乱和囊性纤维化也可能作为基因治疗的适应证。在移植自体转基因干细胞之前,目前大多采用白消安行预处理。应告知患者预处理的性腺毒性,并为其提供生育力保存措施。

生育力保存措施的建议

2016 年,欧洲血液和骨髓移植学会(European Society for Blood and Marrow Transplantation,EBMT)儿科疾病工作小组(Pediatric Diseases Working

Party,PDWP)的专家发表了针对计划接受 HSCT 儿童和青少年生育力保存措施的实施意见[3]。医务人员应向所有青春期前后患者提供可选择的生育力保存方案。咨询内容应包括与原发疾病、年龄、预处理及其他合并症相关的计划性 HSCT 损害生育力的风险。生育力保存需根据患者或父母要求,实施个体化处理。

咨询时应考虑到原发疾病遗传的可能性,尤其是常染色体显性遗传或 X 连锁遗传性疾病。患者必须了解这些缺陷基因可能遗传给子代,即便是 HSCT 后疾病达到临床治愈。不孕症治疗前对伴侣进行相应检查和相关咨询也甚为重要。对智力障碍患者实施生育力保存措施,应与其父母详细讨论、慎重考虑。

目前青春期前女孩生育力保存的方法仍处于实验阶段。已有 1 例通过移植青春期前卵巢组织成功妊娠的报道,因此这种方法可能会在未来几年应用于临床。

特殊情况下生育力保存

患者血小板减少/中性粒细胞减少

原发疾病导致血小板减少或中性粒细胞减少的患者,性腺组织取材或取卵时,出血或感染风险增加。术前应采取相应的预防措施,必要时开展对症治疗。

镰状细胞疾病患者

羟基脲(hydroxycarbamide,HC)是许多镰状细胞疾病(sickle cell disease,SCD)患者的长期治疗药物。HC 用于预防复发性疼痛性血管阻塞危象,包括成年、青少年和 2 岁以上儿童有症状的急性胸痛综合征[16]。一项随机、安慰剂对照试验(BABY HUG 研究)表明,既往无症状婴儿使用 HC 可降低并发症发生率[17]。

多项指南建议尽早使用 HC,预计异体造血干细胞移植前接受 HC 治疗的 SCD 患者会增加。未成年或成年男性,无论既往是否接受 HC 治疗,精子生成都会减少。目前缺乏 HC 对未成年或成年女性生育力负面影响的前瞻性研究[18]。一项回顾性研究表明 HC 单药治疗后 AMH 浓度降低,目前应假设 HC 对卵巢储备功能有负面影响[19]。

根据目前的数据,不建议实施生育力保存措施前停用 HC。HC 治疗期间,在卵巢组织取材/移植前需停用 HC,等待药物清除。SCD 患者红细胞存活时间缩短,内皮损伤还可导致复发性血管阻塞危象和血栓。

卵母细胞冻存(详见第 20 章)技术成熟,需进行卵巢刺激(详见第 19 章)。卵巢刺激可能导致 SCD 患者出现并发症,例如刺激过程中雌激素增加,可能引起严重疼痛危象和血栓,尤其是急性胸痛综合征或中枢神经系统梗死。关于卵巢刺激收集卵母细胞后出现并发症,已有相关病例报道[20-22]。

因此,为避免卵巢刺激,一些欧洲干细胞移植中心更倾向于推荐卵巢组织取材及冷冻保存(详见第 21 章和第 22 章)用于青春期前后 SCD 患者的生育力保存。

由于相关资料有限及卵巢刺激可能出现严重并发症,我们不建议对这些患者行卵巢刺激,推荐仅行卵巢组织冻存。

SCD 患者卵巢取材的围手术期操作应遵循推荐意见(详见第 21 章)[23]。

铁过载患者

接受定期红细胞输注的患者可能出现内分泌疾病,如输血相关性铁过载导致的原发性或继发性性腺功能低下。相比于 SCD 患者,含铁血黄素沉着症相关的内分泌疾病在地中海贫血患者中更常见[24]。30% ~ 80% 的输血依赖型地中海贫血患者有排卵障碍和性腺功能减退[25]。这些变化与基因型、铁过载的初始和持续时间(由于不合理的螯合治疗)有关[26]。铁元素对垂体和/或卵巢组织的损伤程度只能通过超声检测窦卵泡数(AFC)和 AMH 水平来评估。若铁过载导致卵巢储备功能明显降低(AMH 降低和 AFC 减少),则卵巢刺激及卵巢组织冻存均不可行。

其他患者

所有其他青春期后患者均可考虑卵巢刺激和卵巢组织冻存。在非恶性情况下,可通过多次卵巢刺激周期获取所需数量的冻存卵母细胞。

临床操作流程

肿瘤患者(如骨髓增生异常综合征)因时间窗短,生育力保存措施可能受限。但非恶性疾病患者通常时间充裕,可进行详细的咨询和实施生育力保护措施(若病情允许,甚至可行多次卵巢刺激周期)。但重症联合免疫缺陷(severe combined immunodeficiency,SCID)或噬血综合征(hemophagocytic lymphohistiocytosis,HLH)的儿童无法实施生育力保存,因为上述疾病只有当疾病危及生命或急剧恶化时才能明确诊断。上述情况经风险评估后应避免采取生育力保存措施,但应向患儿父母提出建议并让他们参与决策过程。

生育力保存措施可在其他外科操作,如植入留置导管或自体造血干细胞采集(自体备份)时同步进行。

(王晓迪　崔亭亭 译　王晶石　王昭 校)

参考文献

1. European Society for Blood and Marrow Transplantation. Annual report, 2017. Leiden: EBMT; 2017.
2. Passweg JR, Baldomero H, Peters C, Gaspar HB, Cesaro S, Dreger P, Duarte RF, Falkenburg JH, Farge-Bancel D, Gennery A, Halter J, Kröger N, Lanza F, Marsh J, Mohty M, Sureda A, Velardi A, Madrigal A. European Society for Blood and Marrow Transplantation EBMT. Hematopoietic SCT in Europe: data and trends in 2012 with special consideration of pediatric transplantation. Bone Marrow Transplant. 2014;49(6):744–50. https://doi.org/10.1038/bmt.2014.55.
3. Dalle JH, Lucchini G, Balduzzi A, Ifversen M, Jahnukainen K, Macklon KT, Ahler A, Jarisch A, Ansari M, Beohou E, Bresters D, Corbacioglu S, Dalissier A, Diaz de Heredia Rubio C, Diesch T, Gibson B, Klingebiel T, Lankester A, Lawitschka A, Moffat R, Peters C, Poirot C, Saenger N, Sedlacek P, Trigoso E, Vettenranta K, Wachowiak J, Willasch A, von Wolff M, Yaniv I, Yesilipek A, Bader P. State-of-the-art fertility preservation in children and adolescents undergoing haematopoietic stem cell transplantation: a report on the expert meeting of the Paediatric Diseases Working Party (PDWP) of the European Society for Blood and Marrow Transplantation (EBMT) in Baden, Austria, 29-30 September 2015. Bone Marrow Transplant. 2017;52(7):1029–35. https://doi.org/10.1038/bmt.2017.21.
4. Balduzzi A, Dalle JH, Jahnukainen K, von Wolff M, Lucchini G, Ifversen M, Macklon KT, Poirot C, Diesch T, Jarisch A, Bresters D, Yaniv I, Gibson B, Willasch AM, Fadini R, Ferrari L, Lawitschka A, Ahler A, Sänger N, Corbacioglu S, Ansari M, Moffat R, Dalissier A, Beohou E, Sedlacek P, Lankester A, De Heredia Rubio CD, Vettenranta K, Wachowiak J, Yesilipek A, Trigoso E, Klingebiel T, Peters C, Bader P. Fertility preservation issues in pediatric hematopoietic stem cell transplantation: practical approaches from the consensus of the pediatric diseases working party of the EBMT and the international BFM study group. Bone Marrow Transplant. 2017;52(10):1406–15. https://doi.org/10.1038/bmt.2017.147.
5. Borgmann-Staudt A, Rendtorff R, Reinmuth S, Hohmann C, Keil T, Schuster FR, Holter W, Ehlert K, Keslova P, Lawitschka A, Jarisch A, Strauss G. Fertility after allogeneic haematopoietic stem cell transplantation in childhood and adolescence. 2011; https://doi.org/10.1038/bmt.2011.78.
6. Zynda A, Reinmuth S, Pfitzer C, Hohmann C, Keil T, Borgmann-Staudt A. Childhood leukemia and its impact on graduation and having children: results from a national survey. Leuk Lymphoma. 2012;53(12):2419–22. https://doi.org/10.3109/10428194.2012.688965.
7. Matthews SJ, Picton H, Ernst E, Andersen CY. Successful pregnancy in a woman previously suffering from β-thalassemia following transplantation of ovarian tissue cryopreserved before puberty. Minerva Ginecol. 2018;70(4):432–5. https://doi.org/10.23736/S0026-4784.18.04240-5.
8. Dvorak CC, Gracia CR, Sanders JE, Cheng EY, Scott Baker K, Pulsipher MA, Petryk A. NCI, NHLBI/PBMTC first international conference on late effects after pediatric hematopoietic cell transplantation: endocrine challenges-thyroid dysfunction, growth impairment, bone health, & reproductive risks. Biol Blood Marrow Transplant. 2011;17:1725–38.
9. Chow EJ, Stratton KL, Leisenring WM, Oeffinger KC, Sklar CA, Donaldson SS, Ginsberg JP, Kenney LB, Levine JM, Robison LL, Shnorhavorian M, Stovall M, Armstrong GT, Green DM. (2016). Pregnancy after chemotherapy in male and female survivors of childhood cancer treated between 1970 and 1999: a report from the Childhood Cancer Survivor Study cohort.

Lancet Oncol. 2016 May;17(5):567-576. oi: https://doi.org/10.1016/S1470-2045(16)00086-3.

10. Pfitzer C, Orawa H, Balcerek M, Langer T, Dirksen U, Keslova P, Zubarovskaya N, Schuster FR, Jarisch A, Strauss G, Borgmann-Staudt A. Dynamics of fertility impairment and recovery after allogeneic haematopoietic stem cell transplantation in childhood and adolescence: results from a longitudinal study. J Cancer Res Clin Oncol. 2015;141(1):135–42. https://doi.org/10.1007/s00432-014-1781-5.

11. Sanders JE, Hawley J, Levy W, Gooley T, Buckner CD, Deeg HJ, Doney K, Storb R, Sullivan K, Witherspoon R, Appelbaum FR. Pregnancies following high-dose cyclophosphamide with or without high-dose busulfan or total-body irradiation and bone marrow transplantation. Blood. 1996;87:3045–52.

12. Vatanen A, Wilhelmsson M, Borgström B, Gustafsson B, Taskinen M, Saarinen-Pihkala UM, Winiarski J, Jahnukainen K. Ovarian function after allogeneic hematopoietic stem cell transplantation in childhood and adolescence. Eur J Endocrinol. 2014;170(2):211–8. https://doi.org/10.1530/EJE-13-0694.

13. Assouline E, Crocchiolo R, Prebet T, Broussais F, Coso D, Gamerre M, Vey N, Blaise D, Courbiere B. Impact of reduced-intensity conditioning allogeneic stem cell transplantation on women's fertility. Clin Lymphoma Myeloma Leuk. 2013;13(6):704–10. https://doi.org/10.1016/j.clml.2013.05.014.

14. Panasiuk A, Nussey S, Veys P, Amrolia P, Rao K, Krawczuk-Rybak M, Leiper A. Gonadal function and fertility after stem cell transplantation in childhood: comparison of a reduced intensity conditioning regimen containing melphalan with a myeloablative regimen containing busulfan. Br J Haematol. 2015;170(5):719–26. https://doi.org/10.1111/bjh.13497

15. Faraci M, Matthes-Martin S, Lanino E, Morreale G, Ferretti M, Giardino S, Micalizzi C, Balduzzi A. Two pregnancies shortly after transplantation with reduced intensity conditioning in chronic myeloid leukemia. Pediatr Transplant. 2016;20(1):158–61. https://doi.org/10.1111/petr.12630.

16. Yawn BP, Buchanan GR, Afenyi-Annan AN, Ballas SK, Hassell KL, James AH, Jordan L, Lanzkron SM, Lottenberg R, Savage WJ, Tanabe PJ, Ware RE, Murad MH, Goldsmith JC, Ortiz E, Fulwood R, Horton A, John-Sowah J. Management of sickle cell disease: summary of the 2014 evidence-based report by expert panel members. JAMA. 2014;312(10):1033–48. https://doi.org/10.1001/jama.2014.10517.

17. Wang WC, Ware RE, Miller ST, Iyer RV, Casella JF, Minniti CP, Rana S, Thornburg CD, Rogers ZR, Kalpatthi RV, Barredo JC, Brown RC, Sarnaik SA, Howard TH, Wynn LW, Kutlar A, Armstrong FD, Files BA, Goldsmith JC, Waclawiw MA, Huang X, Thompson BW. BABY HUG investigators. Hydroxycarbamide in very young children with sickle-cell anaemia: a multicentre, randomised, controlled trial (BABY HUG). Lancet. 2011;377(9778):1663–72. https://doi.org/10.1016/S0140-6736(11)60355-3.

18. McGann PT, Ware RE. Hydroxyurea therapy for sickle cell anemia. Expert Opin Drug Saf. 2015;14(11):1749–58. https://doi.org/10.1517/14740338.2015.1088827.

19. Elchuri SV, Williamson RS, Clark Brown R, Haight AE, Spencer JB, Buchanan I, Hassen-Schilling L, Brown MR, Mertens AC, Meacham LR. The effects of hydroxyurea and bone marrow transplant on anti-Müllerian hormone (AMH) levels in females with sickle cell anemia. Blood Cells Mol Dis. 2015;55(1):56–61. https://doi.org/10.1016/j.bcmd.2015.03.012.

20. Matthews M, Pollack R. (2017). Acute pain crisis in a patient with sickle cell disease undergoing ovarian simulation for fertility preservation prior to curative stem cell transplantation: case report and literature review. J Assist Reprod Genet. Nov;34(11):1445-1448.doi: https://doi.org/10.1007/s10815-017-1008-1.

21. Dovey S, Krishnamurti L, Sanfilippo J, Gunawardena S, Mclendon P, Campbell M, Alway S, Efymow B, Gracia C. Oocyte cryopreservation in a patient with sickle cell disease prior to hematopoietic stem cell transplantation: first report. J Assist Reprod Genet. 2012;29(3):265–9. https://doi.org/10.1007/s10815-011-9698-2.

22. Smith-Whitley K. Reproductive issues in sickle cell disease. Blood. 2014;124(24):3538–43. https://doi.org/10.1182/blood-2014-07-577619.

23. Schyrr F, Dolci M, Nydegger M, Canellini G, Andreu-Ullrich H, Joseph JM, Diezi M, Cachat F,

Rizzi M, Renella R. Perioperative care of children with sickle cell disease: a systematic review and clinical recommendations. Am J Hematol. 2019;95(1):78–96. https://doi.org/10.1002/ajh.25626.

24. Fung EB, Harmatz PR, Lee PD, Milet M, Bellevue R, Jeng MR, Kalinyak KA, Hudes M, Bhatia S, Vichinsky EP, Multi-Centre Study of Iron Overload Research Group. Increased prevalence of iron-overload associated endocrinopathy in thalassaemia versus sickle-cell disease. Br J Haematol. 2006;135:574–82.

25. Carlberg KT, Singer ST, Vichinsky EP. Fertility and pregnancy in women with transfusion-dependent thalassemia. Hematol Oncol Clin North Am. 2018;32(2):297–315. https://doi.org/10.1016/j.hoc.2017.11.004.

26. Skordis N, Gourni M, Kanaris C, Toumba M, Kleanthous M, Karatzia N, Pavlides N, Angastiniotis M. The impact of iron overload and genotype on gonadal function in women with thalassaemia major. Pediatr Endocrinol Rev. 2004;2(Suppl 2):292–5.

27. Steward CG, Jarisch A. Haemopoietic stem cell transplantation for genetic disorders. Arch Dis Child. 2005;90:1259–63.

第 15 章　严重自身免疫病

Melanie Henes　Michael von Wolff　Joerg Henes

适应证和预后

自身免疫病多见于育龄期女性。*Ferti*PROTEKT 协作网登记的患者中，7% 为良性疾病，其中包括自身免疫病。良性疾病中系统性红斑狼疮（systemic lupus erythematosus，SLE）占 25%，血管炎占 8%[1]。

尽管近年来治疗有进展，但风湿性疾病（如结缔组织病和血管炎）、血液系统或神经系统疾病（如多发性硬化）仍需要使用特异性不高但高度免疫抑制的细胞毒性药物。环磷酰胺几乎全部用于口服或静脉冲击治疗。作为自体干细胞移植的主要细胞毒性药物，环磷酰胺是自身免疫病免疫抑制的主要用药。

可能经环磷酰胺治疗的疾病如下：

- 结缔组织病（SLE、系统性硬化病、干燥综合征、夏普综合征、多发性肌炎或皮肌炎）导致严重器官功能障碍（肾小球肾炎、肺泡炎或中枢神经系统异常）
- 抗中性粒细胞胞质抗体（antineutrophil cytoplasmic antibody，ANCA）相关血管炎[坏死性肉芽肿性血管炎（又称"韦格纳肉芽肿"）、变应性肉芽肿性血管炎（又称"许尔许斯特劳斯综合征"）或显微镜下多血管炎]导致严重器官功能障碍（主要是肺或肾）
- 难治性大血管炎，育龄期女性仅发生大动脉炎
- 自身免疫性神经系统疾病，如多发性硬化
- 非恶性血液病，如免疫性血小板减少症、获得性血友病、自身免疫性溶血

除 ANCA 相关血管炎外，多数患者发病时尚未完成生育，病情则迁延不愈。大多数患者在早诊断、早治疗后，可长期保持病情稳定，患者预期寿命也越来越接近正常人群，因此生育意愿和生育力保存对他们非常重要。

治疗的性腺毒性

抗米勒管激素(AMH)水平可评价卵巢储备功能,但在许多自身免疫病中应用受到限制,慢性疾病本身可导致 AMH 水平下降,尤其是疾病高度活动期[2-6]。因此,应建议自身免疫病患者在接受环磷酰胺治疗前行生育力保存。

环磷酰胺明显增加自身免疫病患者的早发性卵巢功能不全(POI)风险。文献报道 POI 风险为 12% ~ 54%,治疗时患者年龄和环磷酰胺累积剂量是主要影响因素(表 15.1)。

表 15.1　环磷酰胺导致早发性卵巢功能不全(POI)的发生率及其风险因素

研究	研究来源	疾病	女性病例数	POI 发生率/%	已知风险因素
Boumpas et al. 1993[7]	美国	SLE	39	12~39	年龄、环磷酰胺剂量
Mc Dermott et al. 1996[8]	英国	SLE	52	54	年龄、环磷酰胺剂量
Mok et al. 1998[9]	中国	SLE	70	26	年龄、环磷酰胺剂量
Ioannidis et al. 2002[10]	希腊	SLE	67	31.3	年龄、环磷酰胺剂量、疾病持续时间
Huong et al. 2002[11]	法国	SLE, GPA	84	22.6	年龄
Park et al. 2004[12]	韩国	SLE	67	14.9	年龄
Sing et al. 2007[13]	印度	SLE	35	31.4	细胞色素 P450 多态性
Appenzeller et al. 2008[14]	加拿大	SLE	57(环磷酰胺 750mg/m²) 50(环磷酰胺 500mg/m²)	17.5	年龄、环磷酰胺剂量
Alarfaj et al. 2014[15]	沙特阿拉伯	SLE	188	13.1	年龄、环磷酰胺剂量
Di Mario et al. 2019[6]	意大利	SLE	14	—	年龄、环磷酰胺剂量

注:SLE,系统性红斑狼疮;GPA,肉芽肿性血管炎。

一项中国的研究(纳入 216 名女性)和 Di Mario 等研究显示,环磷酰胺对卵巢毒性呈年龄和剂量依赖性,AMH 水平可用于评估卵巢毒性[6,16](图

15.1）。上述研究显示,治疗 SLE 的其他免疫抑制药物(如吗替麦考酚酯、硫唑嘌呤、泼尼松龙、环孢素、他克莫司和羟氯喹)并未显著降低 AMH 水平[6,16]。

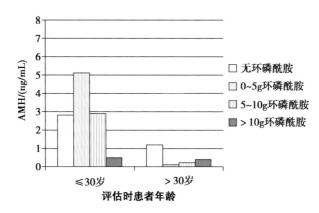

图 15.1　SLE 女性年龄和环磷酰胺治疗剂量影响血清 AMH 水平[16]

原发疾病进展风险

　　环磷酰胺治疗仅适用于自身免疫病高活动期。通常需要迅速开始治疗。但也必须考虑生育力保存对原发疾病的影响。

　　鉴于多种自身免疫病的发病机制和性别差异,假设女性激素增加对免疫系统有负面影响,卵巢刺激收集卵子甚至会导致原发疾病进展。此外,其他研究表明,GnRHa 降调节垂体对 SLE 患者有保护作用[17]。这些结论同样适用于其他自身免疫病,但由于疾病罕见,尚需进一步研究加以明确。

　　总体而言,自身免疫病生育力保存相关研究较少,难以提出相关推荐性意见[18-21]。所涉及的建议多是关于 SLE 治疗的新进展。2017 年欧洲抗风湿病联盟(European League against Rheumatism,EULAR)推荐中包括了生育力保存相关内容[22]。

生育力保存的获益和风险

　　自身免疫病患者卵巢储备功能通常降低。Lawrenz 等[3] 和 Di Mario 等[6]研究分别发现 SLE 患者 AMH 水平较对照组低 32% 和 29%。类风湿性关节炎、白塞综合征、脊椎关节炎[2]、多发性硬化[5]和大动脉炎[4]女性 AMH 水平也较低。然而,一项针对狼疮患者的研究发现,AMH 减少似乎只发生于严重自身免疫病[6]。

关于 AMH 水平降低是否影响生育力保存的效果,目前尚不明确。如果选择卵母细胞冻存,通常需要调整卵巢刺激药物剂量。卵巢组织冻存的效果主要取决于原始卵泡密度,而 AMH 水平影响较小。霍奇金淋巴瘤患者 AMH 水平虽然降低,但原始卵泡密度并未减少[23]。

促性腺激素释放激素激动剂

乳腺癌患者生育力保存中 GnRHa 的有效性(详见第 24 章)已得到证实(详见第 6 章)。然而 GnRHa 应用于自身免疫病的数据有限。由于两种疾病 POI 风险相似,且细胞毒性药物相同,因此推测其相关数据也适用于自身免疫病。

Somers 等[24]和 Koga 等[25]用环磷酰胺联合 GnRHa 治疗女性 SLE,并将 POI 发生率与未使用 GnRHa 组进行比较,环磷酰胺累积剂量分别为 12.9g 和 5.0g,结果发现 GnRHa 治疗组 POI 发生率分别为 5% 和 6% ,而非 GnRHa 治疗组 POI 发生率分别为 30% 和 50%。后续研究涉及评估 AMH 水平分析 GnRHa 对 SLE 儿童的影响[26]及耐受性[27]。因此,若环磷酰胺累积剂量较高,可考虑使用 GnRHa 单药保护卵巢功能。

卵巢刺激

若行未受精卵母细胞或受精卵冻存,则卵巢刺激方式应个体化(详见第 19 章和第 20 章)。

理论上需警惕两个风险:①卵巢刺激导致原发疾病进展;②血栓。

自身免疫病中结缔组织病(尤其是 SLE)可诱发病情进展。然而,现有数据有限。Guballa 等[28]纳入 17 名接受卵巢刺激的女性,其中抗磷脂综合征(antiphospholipid antibody syndrome,APS)10 例,SLE 7 例。刺激包括氯米芬和大剂量促性腺激素刺激。结果显示 APS 患者病情无进展,而 43%(3/7)SLE 及 16%(3/16)的刺激周期病情出现轻度进展。

自身免疫病中结缔组织病(尤其是 SLE)多可造成血栓风险增加。40% 的 SLE 患者抗磷脂抗体阳性,这主要与患者种族相关[29-31]。活动性 APS 和活动性 SLE 患者血栓风险最高。荟萃分析显示,若血清标记物狼疮抗凝物增加,血栓风险增加约 6 倍,即便非 SLE 患者也是如此[32]。其他标记物(如抗心磷脂抗体、抗 β_2-糖蛋白抗体、抗凝血酶原抗体、抗磷脂酰丝氨酸抗体和抗磷脂酰乙醇胺抗体)仅轻微增加或不增加血栓风险。

关于卵巢刺激过程中血栓风险的数据很少。Guballa 等[28]的研究纳入 17 名接受氯米芬和大剂量促性腺激素卵巢刺激的女性,均无血栓发生。但是研究中所有女性均接受了预防血栓治疗(肝素、阿司匹林或皮质类固醇)。

辅助生殖过程中,SLE 患者行卵巢刺激需谨慎[28,33]。若原发疾病急性进展且需升级治疗,则卵巢刺激不符合基本的医疗安全要求。因此,若为

APS 或 SLE 活动期,要特别慎重选择卵巢刺激。根据风险分级,确保充分地预防血栓治疗[34]。

卵巢组织冷冻保存

对于 35 岁以下、最多不超过 40 岁的年轻女性来说,卵巢组织冷冻保存(详见第 21 章和第 22 章)是一个很好的选择。35 岁以下女性妊娠率最高,该方法也可应用于 SLE 患者[35-36]。自身免疫病是慢性疾病,一旦行卵巢组织冻存,则无须顾虑后续的环磷酰胺治疗。然而,这些患者通常卵巢储备低下,因此应首先通过 AMH 测定和超声 AFC 评估卵巢储备功能。已有 1 例SLE 患者移植冻存卵巢组织后妊娠成功的报道[36]。

临床操作流程

生育力保存作为个人选择,应与患者、妇科专家和风湿性疾病专家充分沟通。

原则上,应尽早将患者转诊至生殖医学中心,争取实施生育力保存的时间。自身免疫病女性生育力保存流程图见图 15.2。

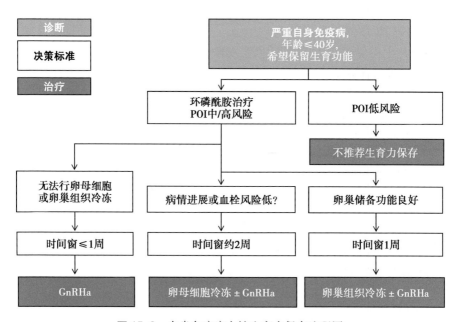

图 15.2　自身免疫病女性生育力保存流程图

（蔡晓辉　译　刘芸　校）

参考文献

1. von Wolff M, Dittrich R, Liebenthron J, Nawroth F, Schuring AN, Bruckner T, et al. Fertility-preservation counselling and treatment for medical reasons: data from a multinational network of over 5000 women. Reprod Biomed Online. 2015;31(5):605–12.
2. Henes M, Froeschlin J, Taran FA, Brucker S, Rall KK, Xenitidis T, et al. Ovarian reserve alterations in premenopausal women with chronic inflammatory rheumatic diseases: impact of rheumatoid arthritis, Behcet's disease and spondyloarthritis on anti-Mullerian hormone levels. Rheumatology (Oxford). 2015;54(9):1709–12.
3. Lawrenz B, Henes J, Henes M, Neunhoeffer E, Schmalzing M, Fehm T, et al. Impact of systemic lupus erythematosus on ovarian reserve in premenopausal women: evaluation by using anti-Mullerian hormone. Lupus. 2011;20(11):1193–7.
4. Mont'Alverne AR, Pereira RM, Yamakami LY, Viana VS, Baracat EC, Bonfa E, et al. Reduced ovarian reserve in patients with Takayasu arteritis. J Rheumatol. 2014;41(10):2055–9.
5. Thone J, Kollar S, Nousome D, Ellrichmann G, Kleiter I, Gold R, et al. Serum anti-Mullerian hormone levels in reproductive-age women with relapsing-remitting multiple sclerosis. Mult Scler. 2015;21(1):41–7.
6. Di Mario C, Petricca L, Gigante MR, Barini A, Barini A, Varriano V, et al. Anti-Mullerian hormone serum levels in systemic lupus erythematosus patients: influence of the disease severity and therapy on the ovarian reserve. Endocrine. 2019;63(2):369–75.
7. Boumpas DT, Austin HA 3rd, Vaughan EM, Yarboro CH, Klippel JH, Balow JE. Risk for sustained amenorrhea in patients with systemic lupus erythematosus receiving intermittent pulse cyclophosphamide therapy. Ann Intern Med. 1993;119(5):366–9.
8. McDermott EM, Powell RJ. Incidence of ovarian failure in systemic lupus erythematosus after treatment with pulse cyclophosphamide. Ann Rheum Dis. 1996;55(4):224–9.
9. Mok CC, Lau CS, Wong RW. Risk factors for ovarian failure in patients with systemic lupus erythematosus receiving cyclophosphamide therapy. Arthritis Rheum. 1998;41(5):831–7.
10. Ioannidis JP, Katsifis GE, Tzioufas AG, Moutsopoulos HM. Predictors of sustained amenorrhea from pulsed intravenous cyclophosphamide in premenopausal women with systemic lupus erythematosus. J Rheumatol. 2002;29(10):2129–35.
11. Huong DL, Amoura Z, Duhaut P, Sbai A, Costedoat N, Wechsler B, et al. Risk of ovarian failure and fertility after intravenous cyclophosphamide. A study in 84 patients. J Rheumatol. 2002;29(12):2571–6.
12. Park MC, Park YB, Jung SY, Chung IH, Choi KH, Lee SK. Risk of ovarian failure and pregnancy outcome in patients with lupus nephritis treated with intravenous cyclophosphamide pulse therapy. Lupus. 2004;13(8):569–74.
13. Singh G, Saxena N, Aggarwal A, Misra R. Cytochrome P450 polymorphism as a predictor of ovarian toxicity to pulse cyclophosphamide in systemic lupus erythematosus. J Rheumatol. 2007;34(4):731–3.
14. Appenzeller S, Blatyta PF, Costallat LT. Ovarian failure in SLE patients using pulse cyclophosphamide: comparison of different regimes. Rheumatol Int. 2008;28(6):567–71.
15. Alarfaj AS, Khalil N. Fertility, ovarian failure, and pregnancy outcome in SLE patients treated with intravenous cyclophosphamide in Saudi Arabia. Clin Rheumatol. 2014;33(12):1731–6.
16. Mok CC, Chan PT, To CH. Anti-Mullerian hormone and ovarian reserve in systemic lupus erythematosus. Arthritis Rheum. 2013;65(1):206–10.
17. Mok CC, Wong RW, Lau CS. Ovarian failure and flares of systemic lupus erythematosus. Arthritis Rheum. 1999;42(6):1274–80.
18. Henes M, Henes JC, Neunhoeffer E, Von Wolff M, Schmalzing M, Kotter I, et al. Fertility preservation methods in young women with systemic lupus erythematosus prior to cytotoxic therapy: experiences from the FertiPROTEKT network. Lupus. 2012;21(9):953–8.
19. Henes JC, Henes M, von Wolff M, Schmalzing M, Kotter I, Lawrenz B. Fertility preservation

in women with vasculitis: experiences from the FertiPROTEKT network. Clin Exp Rheumatol. 2012;30(1 Suppl 70):S53–6.

20. Condorelli M, Demeestere I. Challenges of fertility preservation in non-oncological diseases. Acta Obstet Gynecol Scand. 2019;98(5):638–6.

21. Elizur SE, Chian RC, Pineau CA, Son WY, Holzer HE, Huang JY, et al. Fertility preservation treatment for young women with autoimmune diseases facing treatment with gonadotoxic agents. Rheumatology (Oxford). 2008;47(10):1506–9.

22. Andreoli L, Bertsias GK, Agmon-Levin N, Brown S, Cervera R, Costedoat-Chalumeau N, et al. EULAR recommendations for women's health and the management of family planning, assisted reproduction, pregnancy and menopause in patients with systemic lupus erythematosus and/or antiphospholipid syndrome. Ann Rheum Dis. 2017;76(3):476–85.

23. Liebenthron JRJ, van der Ven H, Saenger N, Kruessel JS, von Wolff M. Serum anti-Mullerian hormone concentration and follicle density throughout reproductive life and in different diseases - implications in fertility preservation. Hum Reprod. 2019;34(12):2513–22.

24. Somers EC, Marder W, Christman GM, Ognenovski V, McCune WJ. Use of a gonadotropin-releasing hormone analog for protection against premature ovarian failure during cyclophosphamide therapy in women with severe lupus. Arthritis Rheum. 2005;52(9):2761–7.

25. Koga T, Umeda M, Endo Y, Ishida M, Fujita Y, Tsuji S, et al. Effect of a gonadotropin-releasing hormone analog for ovarian function preservation after intravenous cyclophosphamide therapy in systemic lupus erythematosus patients: a retrospective inception cohort study. Int J Rheum Dis. 2018;21(6):1287–92.

26. Marder W, McCune WJ, Wang L, Wing JJ, Fisseha S, McConnell DS, et al. Adjunctive GnRH-a treatment attenuates depletion of ovarian reserve associated with cyclophosphamide therapy in premenopausal SLE patients. Gynecol Endocrinol. 2012;28(8):624–7.

27. Brunner HI, Silva CA, Reiff A, Higgins GC, Imundo L, Williams CB, et al. Randomized, double-blind, dose-escalation trial of triptorelin for ovary protection in childhood-onset systemic lupus erythematosus. Arthritis Rheumatol. 2015;67(5):1377–85.

28. Guballa N, Sammaritano L, Schwartzman S, Buyon J, Lockshin MD. Ovulation induction and in vitro fertilization in systemic lupus erythematosus and antiphospholipid syndrome. Arthritis Rheum. 2000;43(3):550–6.

29. Chung WS, Lin CL, Chang SN, Lu CC, Kao CH. Systemic lupus erythematosus increases the risks of deep vein thrombosis and pulmonary embolism: a nationwide cohort study. J Thromb Haemost. 2014;12(4):452–8.

30. Mok CC, Tang SS, To CH, Petri M. Incidence and risk factors of thromboembolism in systemic lupus erythematosus: a comparison of three ethnic groups. Arthritis Rheum. 2005;52(9):2774–82.

31. Bazzan M, Vaccarino A, Marletto F. Systemic lupus erythematosus and thrombosis. Thromb J. 2015;13:16.

32. Reynaud Q, Lega JC, Mismetti P, Chapelle C, Wahl D, Cathebras P, et al. Risk of venous and arterial thrombosis according to type of antiphospholipid antibodies in adults without systemic lupus erythematosus: a systematic review and meta-analysis. Autoimmun Rev. 2014;13(6):595–608.

33. Ragab A, Barakat R, Ragheb M, State O, Badawy A. Subfertility treatment in women with systemic lupus erythematosus. J Obstet Gynaecol. 2012;32(6):569–71.

34. Ostensen M, Andreoli L, Brucato A, Cetin I, Chambers C, Clowse ME, et al. State of the art: reproduction and pregnancy in rheumatic diseases. Autoimmun Rev. 2015;14(5):376–86.

35. Van der Ven H, Liebenthron J, Beckmann M, Toth B, Korell M, Krussel J, et al. Ninety-five orthotopic transplantations in 74 women of ovarian tissue after cytotoxic treatment in a fertility preservation network: tissue activity, pregnancy and delivery rates. Hum Reprod. 2016;31(9):2031–41.

36. Chehab G, Krussel J, Fehm T, Fischer-Betz R, Schneider M, Germeyer A, et al. Successful conception in a 34-year-old lupus patient following spontaneous pregnancy after auto-transplantation of cryopreserved ovarian tissue. Lupus. 2019;28(5):675–80. https://doi.org/10.1177/0961203319839482.

第 16 章 子宫内膜异位症

Alexandra S. Kohl Schwartz Sara Imboden
Michael von Wolff

引言

育龄期女性子宫内膜异位症的发病率约为 10%,其中 30%~50% 合并不孕[1-2],随着疾病进展,因疾病病理生理学改变及手术治疗对卵巢产生的医源性损伤,其卵巢储备功能降低的风险增加。年轻女性妊娠前子宫内膜异位症复发率达 40%~50%[3-4]。

子宫内膜异位症女性的生育力保存原则不同于恶性肿瘤,因为恶性肿瘤性腺毒性治疗前实施生育力保存治疗的窗口期很短。

生育力保存包括详细评估适应证及相关外科干预措施,目的在于争取尽早妊娠。卵巢刺激和卵母细胞冷冻保存(详见第 19 章和第 20 章)仅适用于疾病进展导致生育力降低风险的年轻女性,以及目前尚无生育意愿或尚未实现生育意愿的年轻女性。

子宫内膜异位症分期

rASRM 分期

子宫内膜异位症根据病灶累及范围分期。临床应用最广泛的是美国生殖医学会(American Society for Reproductive Medicine, ASRM)制定的分期系统 rASRM(图 16.1)。根据评分分为四期。rASRM 分期评分与痛经、性交困难等症状存在与否和程度以及不孕的相关性较小[5-6]。

rASRM 将子宫内膜异位症分为以下四期:

- I 期(微型):1~5 分

美国生殖医学会子宫内膜异位症分期修订版

姓名_____   日期_____

Ⅰ期(微型): 1~5分   腹腔镜_____ 经腹手术_____ 影像学_____
Ⅱ期(轻型): 6~15分   腹腔镜治疗_____
Ⅲ期(中型): 16~40分
Ⅳ期(重型): >40分   预后_____
总分:_____

腹膜	子宫内膜异位症	<1cm	1~3cm	>3cm
	表浅	1	2	4
	深层	2	4	6
卵巢	右 表浅	1	2	4
	深层	4	16	20
	左 表浅	1	2	4
	深层	4	16	20

	直肠子宫陷凹封闭	部分	完全
		4	40

	粘连	<1/3包裹	1/3~2/3包裹	>2/3包裹
卵巢	右轻	1	2	4
	重	4	8	16
	左轻	1	2	4
	重	4	8	16
输卵管	右轻	1	2	4
	重	4•	8*	16
	左轻	1	2	4
	重	4•	8*	16

*若输卵管伞端完全闭锁, 评16分

其他部位子宫内膜异位症:_____   相关病理检查:_____
_____   _____
_____   _____

有正常输卵管卵巢   **无正常输卵管卵巢**

左   右   左   右

图16.1 子宫内膜异位症 rASRM 分期,描述子宫内膜异位症的累及范围[7]

- Ⅱ期(轻型):6~15分
- Ⅲ期(中型):16~40分
- Ⅳ期(重型):>40分

ENZIAN 分期

由于 rASRM 分期缺乏对深部浸润型子宫内膜异位症腹膜后病灶的描述,子宫内膜异位症引入了 ENZIAN 分期。深部浸润型子宫内膜异位症导致盆腔器官活动受限,通常与不孕有关。

ENZIAN 分期类似于肿瘤 TNM(肿瘤,淋巴结,远处转移)分期,为子宫内膜异位症的补充分期[8]。ENZIAN 分期将子宫内膜异位症从 3 个解剖学区域及平面进行描述,并根据累及范围判断严重程度。
- A 区包括直肠阴道隔,从直肠子宫陷凹向阴道延伸。
- B 区指子宫骶韧带的外侧空间,向盆壁延伸。
- C 区指自直肠阴道隔向直肠延伸的区域,包括直肠。

子宫内膜异位症相关不孕的病理生理学

中重型子宫内膜异位症可导致解剖结构改变,输卵管活动受限或管腔阻塞,从而影响拾取卵母细胞。

子宫内膜异位症诱发炎症反应,导致生育相关组织器官功能障碍。腹腔液[9]和卵泡液[10]中可检测到高浓度炎性细胞因子。

腹腔液炎性改变可能影响精子[11]和输卵管蠕动[12]。腹腔液中自由基影响子宫内膜功能[13-15]。子宫内膜的促炎性细胞因子浓度增加[16],降调节孕激素受体功能,继发孕激素抵抗[17],调低子宫内膜对孕激素反应,最终导致黄体功能不足[18-20]。

子宫内膜异位囊肿机械性压迫周围卵巢皮质,影响卵巢功能,还可导致卵泡液含铁量增加[21-22]。

总之,上述因素对妊娠和胚胎发育均有负面影响[12],因此子宫内膜异位症女性流产率较高[23]。

生育力保存措施

自然妊娠

子宫内膜异位症患者的首要目标是妊娠,尽可能自然妊娠,必要时借助辅助生殖技术。子宫内膜异位症生育指数（Endometriosis Fertility Index, EFI）[31]可预测自然妊娠率（图 16.2）。该评分系统在输卵管和卵巢功能基础上，进一步对患者年龄及不孕年限进行综合量化评估，从而预测妊娠成功率（图 16.3），其有效性已得到多个研究团队证实[32]。

手术治疗

手术切除病灶不仅可以减轻痛经及性交困难等症状，还可提高生育能力[33]。

然而，由于手术损伤卵巢及周围组织，卵巢储备功能下降[28,34]。2015 年

子宫内膜异位症生育指数评分(手术用)

手术中最低功能(LF)评分

评分　描述		左	右
4 = 正常	输卵管	□	□
3 = 轻度受损			
2= 中度受损	输卵管伞	□	□
1 = 重度受损			
0 = 无功能	卵巢	□	□
将双侧卵巢输卵管分别评分，左右两侧最低分相加等于于LF评分。若一侧卵巢缺如，则将对侧卵巢最低分的两倍作为LF评分	最低分	□ + □ = □
		左　　　　右　　　　LF评分	

子宫内膜异位症生育指数(EFI)评分

病史因素			手术因素		
因素　描述		评分	因素　描述		评分
年龄			最低功能评分		
	年龄≤35岁	2			
	年龄36～39岁	1		最低功能评分=7~8(高)	3
	年龄≥40岁	0		最低功能评分=4~6(中)	2
不孕年限				最低功能评分=1~3(低)	0
	不孕≤3年	2	AFS子宫内膜异位症评分		
	不孕>3年	0		AFS子宫内膜异位症评分＜16	1
既往妊娠情况				AFS子宫内膜异位症评分≥16	0
	有	1	AFS总分		
	无	0		若AFS评分＜71	1
				若AFS评分≥71	0
病史因素总分			**手术因素总分**		
EFI = 病史因素总分 + 手术因素总分			□ + □ = □		
			病史　　　手术　　　EFI评分		

图 16.2　子宫内膜异位症生育指数评分，评估子宫内膜异位症患者自然妊娠率[31]

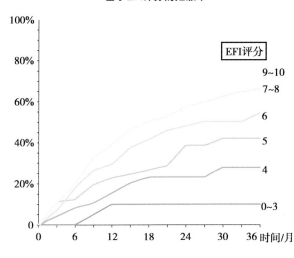

图 16.3　子宫内膜异位症生育指数(EFI)评分,基于 EFI 评分的妊娠率[31]

一项荟萃分析显示,卵巢子宫内膜异位病灶切除术后,IVF 获取的卵母细胞数量减少,无法行多周期卵巢刺激[30](表 16.1)。

表 16.1　卵巢子宫内膜异位症对妊娠的影响

卵巢子宫内膜异位症	卵巢功能	卵巢储备功能	IVF	妊娠率
卵巢子宫内膜异位囊肿	子宫内膜异位囊肿卵巢皮质机械性牵拉导致卵巢纤维化,卵泡密度下降55%[22],卵泡液中铁含量增加[21]	双侧子宫内膜异位囊肿导致卵巢储备功能下降 双侧病灶血清 AMH 较低:中位数为 1.3ng/mL,四分位间距为 0.5 ~ 2.5ng/mL 单侧囊肿血清 AMH:2.0ng/mL(1.1~3.6ng/mL)[24]	双侧子宫内膜异位症获取卵母细胞数量少,妊娠率同单侧[25-26]	子宫内膜异位症排卵次数少(31%,95% CI 为22%~43%)[27]
子宫内膜异位症相关卵巢手术		血清 AMH 降低。荟萃分析显示 AMH 下降 1.5ng/mL(95% CI 为1.04~2)[28]。双侧病变 AMH 下降更明显[29]	卵巢低反应风险高(<4 个卵母细胞)OR=2.1,95% CI 为 1.1~4[25-26]获取卵母细胞数量少;标准差:−2.37(−3.55 ~−1.70)[30]	较健康对照组 IVF 妊娠率降低,OR=0.53(95% CI 为 0.33 ~0.84)[30]

此外,子宫内膜异位病灶本身也会导致卵巢储备功能下降[21-22](表16.1),因此某些特定情况仍建议手术切除病灶。一些研究者和 ESHRE 指南[33]建议,子宫内膜异位囊肿直径≥3cm 建议行卵巢囊肿切除术,同时排除恶变可能。大部分手术适应证需个体化,重点考虑手术可能导致的损伤(卵巢储备功能下降)(表16.1)和获益(取卵时穿刺针更容易到达卵巢组织和卵泡)。手术适应证还需考虑患者的疼痛症状,如性交困难可显著降低妊娠率。

手术会损伤卵巢组织。为了减少复发及缓解疼痛,术中尽可能切除子宫内膜异位病灶。若难以切净,可选择激光汽化,尤其是对双侧卵巢受累或既往有卵巢手术史的患者,尽量避免使用双极电凝和卵巢切除术[35-36]。为防止粘连,手术全程微创操作,需要专业的外科手术技能。

卵母细胞冷冻保存

生育力保存指征:双侧卵巢病变均需手术治疗,或卵巢储备功能尚好但近期无生育计划者。

原则上,子宫内膜异位症患者建议行卵巢刺激成熟卵母细胞冷冻保存,而不建议直接卵巢组织冷冻保存。因为手术切除卵巢组织会进一步降低卵巢储备功能,子宫内膜异位症相关粘连也会进一步降低卵巢组织移植后自然妊娠率。

关于子宫内膜异位症患者卵母细胞冷冻保存的资料非常有限。近期文献报道了1例子宫内膜异位症患者冷冻保存21个卵母细胞[37]。一项病例队列研究显示49例子宫内膜异位症患者70个冷冻保存周期的数据。根据子宫内膜异位症表型将患者分为三个亚组:腹膜型、卵巢型和深部浸润型子宫内膜异位症。所有患者每周期平均冷冻保存卵母细胞(7.2±4.9)个。手术治疗后冷冻保存卵母细胞数明显减少,平均为(5.3±3.7)个[38]。

卵子捐献的相关数据表明卵母细胞可冷冻保存数年之久,冻存成功与否取决于获取卵母细胞数、取卵时女性年龄及医疗机构冷冻保存的实力[39]。非子宫内膜异位症女性冷冻保存卵母细胞的成功率取决于女性年龄和卵母细胞数量(详见第20章)。如前所述,子宫内膜异位症患者卵母细胞冷冻保存的成功率较低。

只有在未来妊娠成功率较高的女性,通过卵巢刺激进行生育力保存才有意义。因此,生育力保存适用于相对年轻且卵巢储备功能良好的女性,年龄≤35岁且 AMH≥1ng/mL(图16.4),上述标准主要基于临床经验,尚需科学研究证实。

考虑冷冻保存卵母细胞的适应证时,还需考虑相关风险。Seyhan 等人[40]研究显示卵巢刺激可能导致子宫内膜异位囊肿体积明显增大。对于一

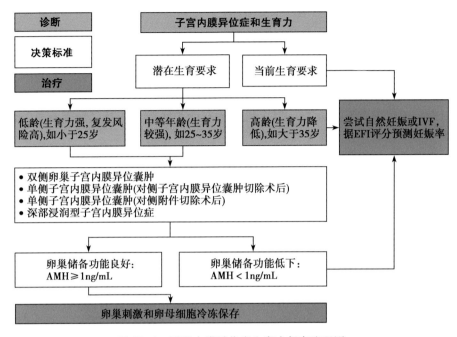

图 16.4　子宫内膜异位症生育力保存流程图

个刺激周期,80%的患者囊肿体积增大约 10%(22~25mL),体积大的子宫内膜异位囊肿更为明显。若与高雌激素水平有关,可在促性腺激素同时加用来曲唑(详见第 19 章)。Kim 等人[41]应用来曲唑后雌激素水平降低约 2/3,但不影响卵母细胞数量。目前尚未明确是否可将来曲唑用于子宫内膜异位囊肿患者,以避免卵巢刺激时囊肿增大。

　　此外,由于解剖结构的改变和子宫内膜异位病灶,取卵时出血及感染风险增加[42-44]。若发生误吸,不应同时行子宫内膜异位囊肿抽吸,应给予抗生素预防感染(如头孢呋辛 1.5mg,3 次/d,静脉注射,或 500mg/d,2 次/d,口服,共 4 天)。

临床操作流程

　　首先应明确治疗方案。是期待自然妊娠还是先行手术干预？冷冻保存卵母细胞能否保存生育力？若先行手术干预,手术导致卵巢储备功能降低的风险非常高,术前应行卵母细胞冷冻保存。

　　卵巢刺激方案与传统 IVF 相同。治疗子宫内膜异位症药物,如地诺孕素(2mg/d,口服)的半衰期仅 9 小时,故可在卵巢刺激周期前 2~3 天停用[45]。卵巢刺激周期内不建议延续孕激素治疗,否则类似在黄体期进行卵巢刺激,会降低获取卵母细胞的数量(详见第 19 章)。

长方案或超长方案需提前数周行垂体降调节,这对于子宫内膜异位症患者是否有益尚不明确[46]。尽管有些研究发现降调时间越长,活产率越高,但这并不适用于卵母细胞冷冻保存。长期降调可有效减少子宫内膜异位症相关的炎症反应,还可使严重子宫内膜异位症相关的子宫腺肌病病灶萎缩,目前上述作用尚不明确[47]。以上机制均有助于胚胎着床及早期发育,但对卵母细胞冷冻保存可能并无益处。

卵巢刺激应选择 GnRH 激动剂+拮抗剂联合方案(详见第 19 章),可降低卵巢过度刺激综合征的风险,也有利于避免雌激素下降相关的黄体过早萎缩。子宫内膜异位症手术时间应在取卵 2 周即黄体期结束后,此时雌孕激素下降、黄体萎缩,可降低术中出血风险。

至于卵巢刺激周期数,选择连续刺激,还是间断刺激+间隔期内分泌治疗,这取决于获取卵母细胞数、子宫内膜异位症相关疼痛及患者意愿,应进行个体化评估。因为重型子宫内膜异位症常合并黄体功能不足[18-20],所以卵母细胞复苏、受精并进行胚胎移植后须常规行黄体支持(图 16.4 和图 16.5)。

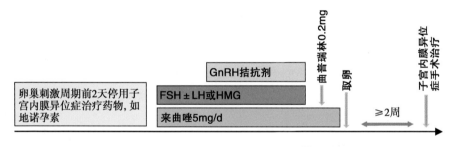

图 16.5　子宫内膜异位症卵母细胞冷冻保存的卵巢刺激方案

(王小菊　译　贺昕红　校)

参考文献

1. Viganò P, Parazzini F, Somigliana E, Vercellini P. Endometriosis: epidemiology and aetiological factors. Best Pract Res Clin Obstet Gynaecol. 2004;18:177–200.

2. de Ziegler D, Borghese B, Chapron C. Endometriosis and infertility: pathophysiology and management. Lancet. 2010;376:730–8.

3. Brosens I, Gordts S, Benagiano G. Endometriosis in adolescents is a hidden, progressive and severe disease that deserves attention, not just compassion. Hum Reprod. 2013;28:2026–31.

4. Benagiano G, Guo S-W, Puttemans P, Gordts S, Brosens I. Progress in the diagnosis and management of adolescent endometriosis: an opinion. Reprod Biomed Online. 2018;36:102–14.

5. Vercellini P, Trespidi L, De Giorgi O, Cortesi I, Parazzini F, Crosignani PG. Endometriosis and

pelvic pain: relation to disease stage and localization. Fertil Steril. 1996;65:299–304.

6. Guzick DS, Silliman NP, Adamson GD, Buttram VC, Canis M, Malinak LR, Schenken R. Prediction of pregnancy in infertile women based on the American Society for Reproductive Medicine's revised classification of endometriosis. Fertil Steril. 1997;67:822–9.

7. American Society for Reproductive. Revised American Society for Reproductive Medicine classification of endometriosis: 1996. Fertil Steril. 1997;67:817–21.

8. Haas D, Chvatal R, Habelsberger A, Wurm P, Schimetta W, Oppelt P. Comparison of revised American Fertility Society and ENZIAN staging: a critical evaluation of classifications of endometriosis on the basis of our patient population. Fertil Steril. 2011;95:1574–8.

9. Lebovic DI, Mueller MD, Taylor RN. Immunobiology of endometriosis. Fertil Steril. 2001;75:1–10.

10. Wu G, Bersinger NA, Mueller MD, von Wolff M. Intrafollicular inflammatory cytokines but not steroid hormone concentrations are increased in naturally matured follicles of women with proven endometriosis. J Assist Reprod Genet. 2017;34:357–64.

11. Oral E, Seli E, Bahtiyar MO, Olive DL, Arici A. Growth-regulated alpha expression in the peritoneal environment with endometriosis. Obstet Gynecol. 1996;88:1050–6.

12. Lyons RA, Djahanbakhch O, Saridogan E, Naftalin AA, Mahmood T, Weekes A, Chenoy R. Peritoneal fluid, endometriosis, and ciliary beat frequency in the human fallopian tube. Lancet. 2002;360:1221–2.

13. Ota H, Igarashi S, Sato N, Tanaka H, Tanaka T. Involvement of catalase in the endometrium of patients with endometriosis and adenomyosis. Fertil Steril. 2002;78:804–9.

14. Grandi G, Mueller MD, Bersinger NA, Facchinetti F, McKinnon BD. The association between progestins, nuclear receptors expression and inflammation in endometrial stromal cells from women with endometriosis. Gynecol Endocrinol. 2017;33:712–5.

15. McKinnon BD, Kocbek V, Nirgianakis K, Bersinger NA, Mueller MD. Kinase signalling pathways in endometriosis: potential targets for non-hormonal therapeutics. Hum Reprod Update. 2016;22:382–403.

16. Patel BG, Rudnicki M, Yu J, Shu Y, Taylor RN. Progesterone resistance in endometriosis: origins, consequences and interventions. Acta Obstet Gynecol Scand. 2017;96:623–32.

17. McKinnon B, Mueller M, Montgomery G. Progesterone resistance in endometriosis: an acquired property? Trends Endocrinol Metab. 2018;29:535–48.

18. Giudice LC. Endometriosis. N Engl J Med. 2010;362:2389–98.

19. Santamaria X, Massasa EE, Taylor HS. Migration of cells from experimental endometriosis to the uterine endometrium. Endocrinology. 2012;153:5566–74.

20. Vallvé-Juanico J, Houshdaran S, Giudice LC. The endometrial immune environment of women with endometriosis. Hum Reprod Update. 2019;25:565–92.

21. Sanchez AM, Papaleo E, Corti L, Santambrogio P, Levi S, Vigano P, Candiani M, Panina-Bordignon P. Iron availability is increased in individual human ovarian follicles in close proximity to an endometrioma compared with distal ones. Hum Reprod. 2014;29:577–83.

22. Kitajima M, Defrère S, Dolmans M-M, Colette S, Squifflet J, Van Langendonckt A, Donnez J. Endometriomas as a possible cause of reduced ovarian reserve in women with endometriosis. Fertil Steril. 2011;96:685–91.

23. Kohl Schwartz AS, Wölfler MM, Mitter V, Rauchfuss M, Haeberlin F, Eberhard M, von Orelli S, Imthurn B, Imesch P, Fink D, Leeners B. Endometriosis, especially mild disease: a risk factor for miscarriages. Fertil Steril. 2017;108:806–14.

24. Somigliana E, Marchese MA, Frattaruolo MP, Berlanda N, Fedele L, Vercellini P. Serum anti-mullerian hormone in reproductive aged women with benign ovarian cysts. Eur J Obstet Gynecol Reprod Biol. 2014;180:142–7.

25. Bourdon M, Raad J, Dahan Y, Marcellin L, Maignien C, Even M, Pocate-Cheriet K, Lamau M, Santulli P, Chapron C. Endometriosis and ART: A prior history of surgery for OMA is associated with a poor ovarian response to hyperstimulation. PLoS One. 2018;13:e0202399.

26. Benaglia L, Bermejo A, Somigliana E, Faulisi S, Ragni G, Fedele L, Garcia-Velasco J. In vitro fertilization outcome in women with unoperated bioateral endometriomas. Fertil Steril.

2013;99:1714–9.

27. Benaglia L, Somigliana E, Vercellini P, Abbiati A, Ragni G, Fedele L. Endometriotic ovarian cysts negatively affect the rate of spontaneous ovulation. Hum Reprod. 2009;24:2183–6.

28. Raffi F, Metwally M, Amer S. The impact of excision of ovarian endometrioma on ovarian reserve: a systematic review and meta-analysis. J Clin Endocrinol Metab. 2012;97:3146–54.

29. Hirokawa W, Iwase A, Goto M, Takikawa S, Nagatomo Y, Nakahara T, Bayasula B, Nakamura T, Manabe S, Kikkawa F. The post-operative decline in serum anti-Müllerian hormone correlates with the bilaterality and severity of endometriosis. Hum Reprod. 2011;26:904–10.

30. Hamdan M, Dunselman G, Li TC, Cheong Y. The impact of endometrioma on IVF/ICSI outcomes: a systematic review and meta-analysis. Hum Reprod Update. 2015;21:809–25.

31. Adamson GD, Pasta DJ. Endometriosis fertility index: the new, validated endometriosis staging system. Fertil Steril. 2010;94:1609–15.

32. Tomassetti C, Geysenbergh B, Meuleman C, Timmerman D, Fieuws S, D'Hooghe T. External validation of the endometriosis fertility index (EFI) staging system for predicting non-ART pregnancy after endometriosis surgery. Hum Reprod. 2013;28:1280–8.

33. Dunselman GA, Vermeulen N, Becker C, Calhaz-Jorge C, D'Hooghe T, De Bie B, Heikinheimo O, Horne AW, Kiesel L, Nap A, Prentice A, Saridogan E, Soriano D, Nelen W, European Society of Human Reproduction and Embryology. ESHRE guideline: management of women with endometriosis. Hum Reprod. 2014;29:400–12.

34. Muzii L, Di Tucci C, Di Feliciantonio M, Marchetti C, Perniola G, Panici PB. The effect of surgery for endometrioma on ovarian reserve evaluated by antral follicle count: a systematic review and meta-analysis. Hum Reprod. 2014;29:2190–8.

35. Ferrero S, Venturini PL, Gillott DJ, Remorgida V, Leone Roberti Maggiore U. Hemostasis by bipolar coagulation versus suture after surgical stripping of bilateral ovarian endometriomas: a randomized controlled trial. J Minim Invasive Gynecol. 2012;19:722–30.

36. Muzii L, Achilli C, Bergamini V, Candiani M, Garavaglia E, Lazzeri L, Lecce F, Maiorana A, Maneschi F, Marana R, Perandini A, Porpora M, Seracchioli R, Spangolo E, Vignali M, Benedetti PP. Comparison between the stripping technique and the combined excisional/ablative technique for the treatment of bilateral ovarian endometriomas: a multicentre RCT. Hum Reprod. 2016;31:339–44.

37. Elizur SE, Chian R-C, Holzer HEG, Gidoni Y, Tulandi T, Tan SL. Cryopreservation of oocytes in a young woman with severe and symptomatic endometriosis: a new indication for fertility preservation. Fertil Steril. 2009;91:293.e1–3.

38. Raad J, Sonigo C, Tran C, Sifer C, Cedrin Durnerin I, Grynberg M. Oocyte vitrification for preserving fertility in patients with endometriosis: first observational cohort study and many unresolved questions. Eur J Obstet Gynecol Reprod Biol. 2018;220:140–1.

39. Cobo A, García-Velasco JA. Why all women should freeze their eggs. Curr Opin Obstet Gynecol. 2016;28:206–10.

40. Seyhan A, Urman B, Turkgeldi E, Ata B. Do endometriomas grow during ovarian stimulation for assisted reproduction? A three-dimensional volume analysis before and after ovarian stimulation. Reprod Biomed Online. 2018;36:239–44.

41. Kim SJ, Choo CW, Kim SK, Lee JR, Jee BC, Suh CS, Lee W, Kim S. The effects of letrozole on women with endometriosis undergoing ovarian stimulation for *in vitro* fertilization. Gynecol Endocrinol. 2019;36:257–60.

42. Chen M-J, Yang J-H, Yang Y-S, Ho H-N. Increased occurrence of tubo-ovarian abscesses in women with stage III and IV endometriosis. Fertil Steril. 2004;82:498–9.

43. Yaron Y, Peyser MR, Samuel D, Amit A, Lessing JB. Infected endometriotic cysts secondary to oocyte aspiration for in-vitro fertilization. Hum Reprod. 1994;9:1759–60.

44. Benaglia L, Somigliana E, Iemmello R, Colpi E, Nicolosi AE, Ragni G. Endometrioma and oocyte retrieval–induced pelvic abscess: a clinical concern or an exceptional complication? Fertil Steril. 2008;89:1263–6.

45. von Wolff M, Stute P. Hormonelle Substanzklassen. Gynäkologische Endokrinologie und Reproduktionsmedizin. Schattauer 1. Ausgabe, 2013:5-18.

46. Xue Cao, Hong-yang Chang, Jun-yan Xu, Yi Zheng, Yun-gai Xiang, Bing Xiao, Xu-jing Geng, Li-li Ni, Xi-ying Chu, Shi-bo Tao, Yan He, Gen-hong Mao. The effectiveness of different down-regulating protocols on in vitro fertilization-embryo transfer in endometriosis: a meta-analysis. Reprod Biol and Endocrinol. 2020;18:1.
47. Niu Z, Chen Q, Sun Y, Feng Y. Long-term pituitary downregulation before frozen embryo transfer could improve pregnancy outcomes in women with adenomyosis. Gynecol Endocrinol. 2013;29:1026–30.

第 17 章　特纳综合征

Andreas Schüring　Frank Nawroth　Michael von Wolff

定义和症状

特纳综合征(Turner syndrome,TS)是由 X 单体(核型 45,X0;约占 1/3)、X 染色体嵌合(约占 1/3)或 X 染色体结构异常(约占 1/3)导致的一系列症状的综合征[1],活产女婴发病率约 1/2 500[2],由儿科医师 Ullrich 和妇科医师 Turner 首先报告。

X 单体的临床症状较 X 染色体嵌合和结构异常更为严重。

本文重点讨论卵泡储备功能降低和早发性卵巢功能不全(POI)为内分泌特征的性腺发育不全。X 单体的卵巢储备不同于 X 染色体嵌合和 X 染色体结构异常,下文将分别讨论。

特纳综合征:X 单体

临床症状包括侏儒症、翼状胬肉、肾脏异常和内分泌疾病。心血管畸形导致主动脉夹层和破裂风险增加,并显著增加发病率和病死率。由于卵巢储备功能低下或功能衰竭,X 单体女性通常无法生育。

特纳综合征:嵌合型和结构异常

大于 50% 的 TS 表现为 X 染色体嵌合或结构异常,表型通常不明显,与 X 单体相比,对生育力和妊娠风险的影响较小[3]。

TS 各种诊断方法的敏感性不同,外周血淋巴细胞或口腔黏膜与其他组织检测结果也可能不同[6],因此 X 染色体嵌合型和结构异常患者基因型和表型的相关性尚不明确[4-5]。诊断为单体 45,X0 的 TS 患者卵巢中可能存在正常细胞系,因此仍可出现青春期发育[7-8]。TS 患者卵泡中卵母细胞可能基因型正常,但颗粒细胞为 X 单体[9]。据推测,受宫内遗传影响,X 单体 TS 患者存在隐蔽"拯救系"细胞系,以确保自身妊娠延续[10]。此外,TS 受表观遗传效应的调控,但无法通过染色体核型诊断[11]。

因基因型和表型相关性不大,在基因型诊断明确后,临床表现和卵巢储备功能对于衡量实施生育力保存可行性也至关重要。

妊娠风险

TS 患者采取生育力保存措施时,需考虑妊娠会增加母儿并发症的发病率和死亡率(表 17.1)。即使是卵子捐赠,心血管意外和高血压并发症对母儿结局的影响也显著增加[12-13]。因此,建议采取生育力保存时告知相关风险,以便患者能作出明智选择。必要时由多学科专家团队进行危险因素筛查及妊娠期严密监测。

表 17.1　特纳综合征患者妊娠期母儿风险

母体风险
- 主动脉夹层和破裂,妊娠结束后风险仍增加
- 高血压
- 子痫前期、子痫、溶血肝功能异常血小板减少综合征
- 妊娠糖尿病
- 甲状腺功能减退症
- 剖宫产

胎儿风险
- 流产
- 染色体异常
- 母体因素导致早产(见上文)

关于不同基因型的相关风险,目前研究数据有限。基因型与 TS 严重程度相关[1],当然也可认为 TS 严重程度与妊娠风险相关。美国生殖医学会(ASRM)根据妊娠结局将 TS 归类为妊娠相对禁忌证,并未对 TS 嵌合体和单体进行区分,认为所有 TS 患者均存在风险[14-17]。

主动脉夹层和主动脉破裂

妊娠期容量负荷变化,TS 常见的心血管异常使主动脉夹层或破裂的风险显著增加,死亡风险约 2%[12,16],是正常孕产妇的 150 倍[18]。多胎妊娠患者主动脉夹层风险增加 5 倍[15]。

主动脉夹层或破裂及其发生时间无法预测。除高血压外,常见诱因包括心脏异常,尤其是主动脉扩张、主动脉缩窄及二叶主动脉瓣[19]。TS 心脏异常患病率为 25% ~ 50%[5]。心脏 MRI 显示主动脉内径指数>2.0cm/m^3

(体表面积),相关风险显著增加[20]。妊娠后心血管损伤持续存在,因此风险增加也可能持续存在[21]。TS染色体核型与心血管异常无显著相关性,无论遗传表型如何,都建议筛查[5,14]。

高血压并发症和其他风险

妊娠期间,TS患者高血压及其相关母儿并发症风险显著增加。高血压发病率高达67%,其中50%以上表现为子痫前期、子痫和溶血肝功能异常血小板减少综合征(简称"HELLP综合征")等严重疾病[13]。妊娠糖尿病和甲状腺功能减退症的风险也会增加[22]。由于体型、心血管和高血压疾病及常见的胎儿生长受限,TS患者剖宫产率增加[13,15]。

筛查、风险咨询和多学科监测

每个计划妊娠的TS女性必须充分了解相关风险,可通过以下途径获取相关信息:心脏病医师(先天性心脏病专家)、三级中心的产前诊断医师/产科医师以及人类遗传学专家(计划使用自身卵母细胞患者)。

作出妊娠决定前,应评估患者的其他危险因素和相关疾病(表17.2)。妊娠期间,需由三级中心的多学科团队进行密切监测[14]。

表17.2　特纳综合征患者的孕前筛查[18]

- 心脏病评估(遗传性心脏病专家)
- 超声心动图
- 心电图(ECG)
- 心脏磁共振成像(MRI)
- 血压
- 甲状腺功能:TSH、FT_4、血清甲状腺抗体
- 葡萄糖代谢:空腹血糖、糖化血红蛋白、口服葡萄糖耐量试验
- 肝功能:血清γGT、GOT、GPT;肝脏超声(必要时)
- 肾脏超声
- 超声异常或高血压患者行肾功能检查
- 经阴道超声检查、宫腔镜检查(必要时)
- 宫颈液基薄层细胞学检查

胎儿染色体异常和流产

X单体女性通常不育,因此胎儿染色体异常和流产的数据主要来源于卵巢Turner X染色体嵌合或X染色体结构异常患者。

流产或染色体异常风险通常会增加[17,23]。此外,流产和畸形不仅发生在自然妊娠的患者中,卵子捐献辅助生殖妊娠的 TS 患者中也有相应报道[24]。

一项综述报告了 74 例 TS 患者 160 次妊娠,其中 29% 发生流产,20% 先天性畸形,7% 围产儿死亡[23]。另有文献报道 410 名细胞遗传学诊断的 TS 患者,24%(6/25)的儿童存在染色体异常[25]。

TS 患者流产率升高的可能原因包括染色体异常[26-27]、子宫畸形和子宫发育不良[28]、子宫供血不足[26,29]、子宫内膜细胞间紧密连接缺失[30]和 21-羟化酶缺乏致子宫内膜容受性降低[31]。

TS 胎儿染色体异常率较高,应告知 TS 患者行产前诊断或胚胎植入前遗传学检测(preimplantation genetic testing,PGT)[18]。由于卵巢储备功能降低,TS 患者可用于 PGT 的胚胎较少,因此妊娠率较低。在之前行卵母细胞冻存的患者,用于 PGT 的胚胎数量可能会进一步减少。

生育力

TS 严重影响生育力,这是患者面临的主要问题[26,32]。现有数据显示 TS 嵌合和结构异常是 TS 患者生育力的主要预测因素。TS 嵌合或结构异常患者的生育力显著下降。仅约 30%TS 患者出现自发青春期发育迹象,她们几乎全部是 X 染色体嵌合或结构异常的患者,10%~20% 自发月经初潮。38 例 X 染色体嵌合 TS 患者的纵向队列研究发现,子宫和卵巢发育延迟不及 X 单体患者明显[33]。自然妊娠或辅助生殖助孕成功的 TS 女性 90% 以上存在 TS 嵌合现象[15,17,34]。约 90% 的 TS 女性青春期结束前丢失了大部分或全部生殖细胞,从而永久不孕。

生育力保存措施

基于上述 TS 患者生育力的研究,目前主要针对 X 染色体嵌合或结构异常的患者采取生育力保存措施。因此,染色体核型对于选择适应证至关重要。因为卵巢遗传表型可能与外周血淋巴细胞或口腔黏膜的结果不同[7],决策时还需参考临床预测因素(表 17.3)。

表 17.3　**特纳综合征患者卵泡存在的预测因素**[36-37]

- X 染色体嵌合体/结构异常
- 自发青春期
- 自发月经初潮
- FSH 正常
- AMH 正常
- 窦卵泡数(AFC)正常

年龄能更有效地评估个体预后,是 TS 患者决定生育力保存的另一重要标准。目前数据支持积极治疗,尤其是 14~16 岁的患者。这个年龄之前,通常不采取积极措施。儿童时期可考虑卵巢组织冻存[38-39]。然而,儿童期 TS 症状的后期发展和相关妊娠风险尚不明确,且缺乏妊娠率的数据,这种策略备受争议,目前处于实验阶段。

对于年龄>14~16 岁的 TS 患者,可参照 AMH、月经周期及其他预测因素,采取多种生育力保存措施,如卵母细胞或卵巢组织冻存(表 17.3)(流程图见图 17.1)。

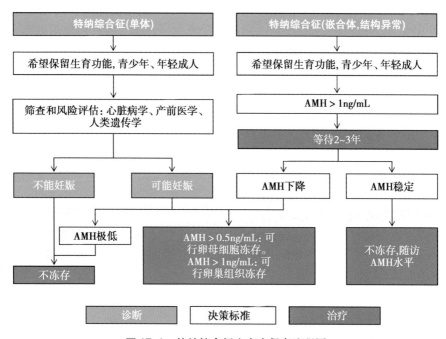

图 17.1   特纳综合征生育力保存流程图

已有 150 名 TS 儿童和青少年通过实验性卵母细胞或卵巢组织冻存进行生育力保存[40]。然而,目前尚无新生儿出生,因此无法评估这些策略对生育力的有效性。

卵巢储备功能评估

若妊娠本身合理,且卵巢有内分泌活性,则 TS 患者生育力保存措施的选择取决于个体卵巢储备功能(图 17.1)。

Lunding 等[35]纳入 120 例 TS 患者,探讨 AMH 对青春期前女孩自发青春期及青少年和成人早发性卵巢功能不全(POI)的预测价值,结果发现大多数嵌合体 TS 患者在年轻成人期有卵巢功能。AMH<4pmol/L 可预测青少年 TS 无自发青春期或成人 TS 发生 POI 的风险。

瑞典研究团队通过对 74 例 TS 女孩进行腹腔镜检查,确定了识别卵泡存在的预测因素,有助于决策是否采取生育力保存措施[36](表 17.3)。TS 基因型和表型的相关性可发生变化,除遗传表型外,评估卵巢储备功能的临床标记物也非常重要。

因此,只有 AMH 值远高于检测上限,同时其他因素也预测卵泡存在,方可采取自身生殖细胞冻存的生育力保存措施(如卵母细胞或卵巢组织冻存)。

卵母细胞冻存

卵母细胞冻存可行性(详见第 20 章)已得到证实[37,39,41]。然而,大多数女性年轻,必须满足要求(经阴道超声检查)方可实施卵母细胞冻存。

目前无法预测获取的卵母细胞数量。除了 TS 嵌合或 X 染色体结构异常外,AMH、窦卵泡数(AFC)和自发性月经初潮成为重要的预测因素[37,39,41]。

一项纳入 3 名轻度表型 TS 患者的病例报道显示,1 例为 X 单体,AFC、AMH 和 FSH 可预测卵巢反应[39],与基因型无关。但 Talaulikar 等[41]发现 AMH 与获取卵母细胞数量无相关性。

关于非 TS 患者的研究表明,根据年龄,生育力保存至少需要冻存 8 ~ 10 个第二次减数分裂中期卵母细胞,才可能完成生育[42]。TS 患者很难达到这个数量,可能需多个卵巢刺激周期。此外,TS 患者卵母细胞质量较差,为保留生育力需获得较健康人群更多的卵母细胞,由此可见,TS 生育力保存非常困难。

卵巢组织冻存

卵细胞的数量和质量对后期卵巢组织冻存的成功率非常重要(详见第 22 章)[27,36]。关于儿童侵入性操作的伦理问题,手术导致医源性卵巢储备功能下降,甚至加速卵巢功能不全的问题均须考虑。实施卵巢组织冻存无需月经初潮。

若已经自发性月经初潮,建议青少年 TS 立即行生育力保存咨询,因卵巢储备随时间逐渐丧失[39],应尽量争取时间。

在一项青少年 TS 患者的研究中,卵巢活检 60% 可见卵泡,78% 病例卵泡密度处于对照组 95% CI 内,但卵泡形态异常的比例较高[43]。

若卵母细胞冻存和卵巢组织冻存均可行,首选卵母细胞冻存。关于低卵巢储备情况下卵巢组织移植(详见第 23 章)有效性的数据非常有限。因此,卵巢组织冻存对于卵巢储备功能的要求高于卵母细胞冻存(图17.1)。

卵子捐赠

　　卵子捐赠是 TS 患者规避胎儿染色体风险的一种方法。然而,患者妊娠仍存在产科风险(包括显著的心血管风险)。若患者更愿意妊娠至足月,须由心脏病医师和产前诊断医师共同行筛查和风险咨询。但是,某些国家(如德国和瑞士),法律禁止卵子捐赠。

生育力保存的风险

　　尽管有多种方法可保存生育力,但从生殖医学角度来讲,TS 患者生育力保存非常困难。TS 嵌合体或 X 染色体结构异常的患者更应选择冻存自身卵母细胞,可根据临床预测因素选择适应证。

　　TS 还与孕妇的高发病率和死亡率有关。对患者进行全面教育,针对复杂情况提供个体化指导是非常重要的。由于上述因素,ASRM 已将 TS 归类为妊娠相对禁忌证[14]。纵观可行的生育力保存措施,显然简单方法并不能完全消除 TS 相关风险。TS 患者行卵母细胞或卵巢组织冻存、卵子捐献均有较大风险。只有更复杂的策略,才能规避相关风险(表17.4)。因此,和患者及家属讨论放弃生育力保存或领养是必要的。

表 17.4　特纳综合征患者不同生育力保存措施的风险

生育力保存措施	特纳综合征相关风险	
	母儿产科风险	胎儿染色体异常风险
卵巢组织冷冻	有风险	有风险
卵母细胞冷冻	有风险	有风险
卵母细胞捐赠	有风险	无风险
卵母细胞冷冻,胚胎植入前遗传学检测(PGT)	无风险	无风险
卵巢组织冷冻,PGT	无风险	无风险
领养	无风险	无风险

临床操作流程

　　实施生育力保存时,许多因素妨碍标准方法的实施,如基因型、TS 症状、妊娠风险、卵巢储备功能及患者大多低龄等。须视具体情况进行个体化讨论,必要时与未成年患者的父母一起讨论。

因此,只能大致概述操作流程(图 17.1),包括以下要点:①只有健康状况允许妊娠时,生育力保存才有意义。②TS 单体、TS 嵌合体或 X 染色体结构异常是首要预后相关因素。若临床预测因素表明卵巢储备功能良好(独立预测因素),实施生育力保存措施有意义。由于标记物不能准确预测卵巢储备功能,可在冷冻保存前行卵巢刺激实验或卵巢活检及组织学检测。③若卵巢储备功能稳定,年轻女性卵巢储备可维持数年[35],可监测 AMH 并期待治疗。④处女膜完整的女性首选卵巢组织冻存。若需卵母细胞冻存,全身麻醉下使用小型阴道探针进行卵泡穿刺抽吸。⑤关于卵巢刺激,考虑到预期卵巢储备功能极差,若有可能获取自身卵母细胞,大剂量促性腺激素卵巢刺激是最有意义的标准方案[37]。对卵巢低反应患者,可低剂量卵巢刺激或自然周期取卵。⑥目前尚无 TS 患者卵母细胞或卵巢组织冻存后妊娠的报道,这尚处于实验阶段[40,44]。使用自身卵母细胞有子代染色体异常风险,应行产前诊断;若为体外受精,行 PGT。⑦多胎妊娠导致心血管并发症(主动脉夹层)风险增加 5 倍[15],因此首选单胚胎移植。此外还要考虑 TS 患者身材短小和多胎妊娠带来的产科问题。

(王亚冰 译　袁明霞 校)

参考文献

1. Zheng J, Liu Z, Xia P, Lai Y, Wei Y, Liu Y, Chen J, Qin L, Xie L, Wang H. Clinical manifestation and cytogenetic analysis of 607 patients with Turner syndrome. Zhonghua Yi Xue Yi Chuan Xue Za Zhi. 2017;34:61–4.
2. Sybert VP, McCauley E. Turner's syndrome. N Engl J Med. 2004;351:1227–38.
3. Jacobs P, Dalton P, James R, Mosse K, Power M, Robinson D, Skuse D. Turner syndrome: a cytogenetic and molecular study. Ann Hum Genet. 1997;61:471–83.
4. Miguel-Neto J, Carvalho AB, Marques-de-Faria AP, Guerra-Júnior G, Maciel-Guerra AT. New approach to phenotypic variability and karyotype-phenotype correlation in Turner syndrome. J Pediatr Endocrinol Metab. 2016;29:475–9.
5. Noordman I, Duijnhouwer A, Kapusta L, Kempers M, Roeleveld N, Schokking M, Smeets D, Freriks K, Timmers H, van Alfen-van der Velden J. Phenotype in girls and women with Turner syndrome: Association between dysmorphic features, karyotype and cardio-aortic malformations. Eur J Med Genet. 2018;61:301–6.
6. Yang S. Diagnostic and therapeutic considerations in Turner syndrome. Ann Pediatr Endocrinol Metab. 2017;22:226–30.
7. Balen AH, Harris SE, Chambers EL, Picton HM. Conservation of fertility and oocyte genetics in a young woman with mosaic Turner syndrome. BJOG. 2010;117:238–42.
8. Grynberg M, Bidet M, Benard J, Poulain M, Sonigo C, Cédrin-Durnerin I, Polak M. Fertility preservation in Turner syndrome. Fertil Steril. 2016;105:13–9.
9. Peek R, Schleedoorn M, Smeets D, van de Zande G, Groenman F, Braat D, van der Velden J, Fleischer K. Ovarian follicles of young patients with Turner's syndrome contain normal oocytes but monosomic 45,X granulosa cells. Hum Reprod. 2019;34:1686–96.
10. Hook EB, Warburton D. Turner syndrome revisited: review of new data supports the hypoth-

esis that all viable 45,X cases are cryptic mosaics with a rescue cell line, implying an origin by mitotic loss. Hum Genet. 2014;133:417–24.

11. Álvarez-Nava F, Lanes R. Epigenetics in Turner syndrome. Clin Epigenetics. 2018;10:45.

12. Karnis MF, Zimon AE, Lalwani SI, Timmreck LS, Klipstein S, Reindollar RH. Risk of death in pregnancy achieved through oocyte donation in patients with Turner syndrome: a national survey. Fertil Steril. 2003;80:498–501.

13. Bodri D, Vernaeve V, Figueras F, Vidal R, Guillén JJ, Coll O. Oocyte donation in patients with Turner's syndrome: a successful technique but with an accompanying high risk of hypertensive disorders during pregnancy. Hum Reprod. 2006;21:829–32.

14. Practice Committee of American Society for Reproductive Medicine. Increased maternal cardiovascular mortality associated with pregnancy in women with Turner syndrome. Fertil Steril. 2012;97:282–4.

15. Hadnott TN, Gould HN, Gharib AM, Bondy CA. Outcomes of spontaneous and assisted pregnancies in Turner syndrome: the U.S. National Institutes of Health experience. Fertil Steril. 2011;95:2251–6.

16. Chevalier N, Letur H, Lelannou D, Ohl J, Cornet D, Chalas-Boissonnas C, Frydman R, Catteau-Jonard S, Greck-Chassain T, Papaxanthos-Roche A, Dulucq MC, Couet ML, Cédrin-Durnerin I, Pouly JL, Fénichel P, French Study Group for Oocyte Donation. Materno-fetal cardiovascular complications in Turner syndrome after oocyte donation: insufficient prepregnancy screening and pregnancy follow-up are associated with poor outcome. J Clin Endocrinol Metab. 2011;96:E260–7.

17. Bryman I, Sylvén L, Berntorp K, Innala E, Bergström I, Hanson C, Oxholm M, Landin-Wilhelmsen K. Pregnancy rate and outcome in Swedish women with Turner syndrome. Fertil Steril. 2011;95:2507–10.

18. Karnis MF. Fertility, pregnancy, and medical management of Turner syndrome in the reproductive years. Fertil Steril. 2012;98:787–91.

19. Carlson M, Silberbach M. Dissection of the aorta in Turner syndrome: two cases and review of 85 cases in the literature. J Med Genet. 2007;44:745–9.

20. Matura LA, Ho VB, Rosing DR, Bondy CA. Aortic dilatation and dissection in Turner syndrome. Circulation. 2007;116:1663–70.

21. Gravholt CH, Landin-Wilhelmsen K, Stochholm K, Hjerrild BE, Ledet T, Djurhuus CB, Sylvén L, Baandrup U, Kristensen BØ, Christiansen JS. Clinical and epidemiological description of aortic dissection in Turner's syndrome. Cardiol Young. 2006;16:430–6.

22. Bondy CA, Turner Syndrome Study Group. Care of girls and women with Turner syndrome: a guideline of the Turner Syndrome Study Group. J Clin Endocrinol Metab. 2007;92:10–25.

23. Tarani L, Lampariello S, Raguso G, Colloridi F, Pucarelli I, Pasquino AM, Bruni LA. Pregnancy in patients with Turner's syndrome: six new cases and review of literature. Gynecol Endocrinol. 1998;12:83–7.

24. Foudila T, Söderström-Anttila V, Hovatta O. Turner's syndrome and pregnancies after oocyte donation. Hum Reprod. 1999;14:532–5.

25. Birkebaek NH, Crüger D, Hansen J, Nielsen J, Bruun-Petersen G. Fertility and pregnancy outcome in Danish women with Turner syndrome. Clin Genet. 2002;61:35–9.

26. Abir R, Fisch B, Nahum R, Orvieto R, Nitke S, Ben RZ. Turner's syndrome and fertility: current status and possible putative prospects. Hum Reprod Update. 2001;7:603–10.

27. Hreinsson JG, Otala M, Fridström M, Borgström B, Rasmussen C, Lundqvist M, Tuuri T, Simberg N, Mikkola M, Dunkel L, Hovatta O. Follicles are found in the ovaries of adolescent girls with Turner's syndrome. J Clin Endocrinol Metab. 2002;87:3618–23.

28. Yaron Y, Ochshorn Y, Amit A, Yovel I, Kogosowki A, Lessing JB. Patients with Turner's syndrome may have an inherent endometrial abnormality affecting receptivity in oocyte donation. Fertil Steril. 1996;65:1249–52.

29. Hovatta O. Pregnancies in women with Turner's syndrome. Ann Med. 1999;31:106–10.

30. Rogers PA, Murphy CR, Leeton J, Hoise MJ, Beaton L. Turner's syndrome patients lack tight junctions between uterine epithelial cells. Hum Reprod. 1992;7:883–5.

31. Cohen MA, Sauer MV, Lindheim SR. 21-Hydroxylase deficiency and Turner's syndrome: a

reason for diminished endometrial receptivity. Fertil Steril. 1999;72:937–9.

32. Sutton EJ, McInerney-Leo A, Bondy CA, Gollust SE, King D, Biesecker B. Turner syndrome: four challenges across the lifespan. Am J Med Genet. 2005;139:57–66.

33. Mazzanti L, Cacciari E, Bergamaschi R, Tassinari D, Magnani C, Perri A, Scarano E, Pluchinotta V. Pelvic ultrasonography in patients with Turner syndrome: age-related findings in different karyotypes. J Pediatr. 1997;131(1 Pt 1):135–40.

34. Baudier MM, Chihal HJ, Dickey RP. Pregnancy and reproductive function in a patient with non-mosaic Turner syndrome. Obstet Gynecol. 1985;65(3 Suppl):60S–4S.

35. Lunding SA, Aksglaede L, Anderson RA, Main KM, Juul A, Hagen CP, Pedersen AT. AMH as predictor of premature ovarian insufficiency: a longitudinal study of 120 Turner syndrome patients. J Clin Endocrinol Metab. 2015;100:E1030–8.

36. Borgström B, Hreinsson J, Rasmussen C, Sheikhi M, Fried G, Keros V, Fridström M, Hovatta O. Fertility preservation in girls with Turner syndrome: prognostic signs of the presence of ovarian follicles. J Clin Endocrinol Metab. 2009;94:74–80.

37. Oktay K, Bedoschi G. Oocyte cryopreservation for fertility preservation in postpubertal female children at risk for premature ovarian failure due to accelerated follicle loss in Turner syndrome or cancer treatments. J Pediatr Adolesc Gynecol. 2014;27:342–6.

38. Oktay K, Bedoschi G, Berkowitz K, Bronson R, Kashani B, McGovern P, Pal L, Quinn G, Rubin K. Fertility preservation in women with Turner syndrome: a comprehensive review and practical guidelines. J Pediatr Adolesc Gynecol. 2016;29:409–16.

39. Vergier J, Bottin P, Saias J, Reynaud R, Guillemain C, Courbiere B. Fertility preservation in Turner syndrome: Karyotype does not predict ovarian response to stimulation. Clin Endocrinol (Oxf). 2019;91:646–51.

40. Schleedorn MJ, van der Velden AAEM, Braat DDM, Peek R, Fleischer K. To freeze or not to freeze? An update on fertility preservation in females with Turner syndrome. Pediatr Endocrinol Rev. 2019:369–82.

41. Talaulikar VS, Conway GS, Pimblett A, Davies MC. Outcome of ovarian stimulation for oocyte cryopreservation in women with Turner syndrome. Fertil Steril. 2019;111:505–9.

42. Cobo A, García-Velasco JA, Coello A, Domingo J, Pellicer A, Remohí J. Oocyte vitrification as an efficient option for elective fertility preservation. Fertil Steril. 2016;105:755–64.e8.

43. Mamsen LS, Charkiewicz K, Anderson RA, Telfer EE, McLaughlin M, Kelsey TW, Kristensen SG, Gook DA, Ernst E, Andersen CY. Characterization of follicles in girls and young women with Turner syndrome who underwent ovarian tissue cryopreservation. Fertil Steril. 2019;111:1217–25.e3.

44. Oktay K, Bedoschi G. Fertility preservation in girls with Turner syndrome: limitations, current success and future prospects. Fertil Steril. 2019:1124–6.

第18章　性别不一致

Kenny A. Rodriguez-Wallberg

引言

由于自我性别认同与出生性别不一致,变性人或不认同出生性别的人内心会受到困扰[1]。性别不一致经历的痛苦称为性别烦躁,多数患者会选择接受治疗来减轻痛苦[2-3]。这些治疗旨在通过性别确认激素药物治疗(gender-affirming hormone treatment,GAHT)和变性手术(sex reassignment surgery,SRS)抑制特定性别特征。相关术语和定义见表 18.1。

表 18.1　变性医学领域常用术语及定义

出生性别[a]	主要性别特征
顺性别者[a]	性别认同与出生性别相符;非变性人
顺性别群体[a]	在个体或群体中,假设每个人都是顺性别者(无变性人)
性别烦躁[a]	性别不一致导致的痛苦
性别认同	个体认同性别,如男性、女性或其他性别,与出生性别无关
性别不一致	性别认同和/或表现与出生性别不一致
过渡期[b]	个体从出生性别转变为不同性别的阶段。大多数个体需学习如何以另一种性别角色生活,少数个体需找到一种最合适的性别角色和表达方式。过渡期可包含或不包含通过激素或其他医学途径使身体女性化或男性化。过渡期性质和持续时间因人而异
变性人[b]	指超越文化定义的性别的不同群体。变性人的性别认同与出生性别有不同程度差异
变性男性	
女性变男性(FtM)	出生时为女性,正在改变或已将身体和/或性别变为男性化身体或角色

续表

出生性别[a]	主要性别特征
变性女性	
男性变女性(MtF)	出生时为男性,正在改变或已将身体和/或性别变为女性化身体或角色
变性[c]	易性症 F64.0,医学诊断(ICD-10):期望作为异性被人们接受和生活,常伴有对自己解剖学性别的不适感或不恰当感,并希望通过手术或激素治疗使自己的身体尽可能和所偏爱的性别一致[c]。多国需要 ICD-10 诊断以得到性别认同的医疗保健。一些国家称之为性别认同障碍[DSM-Ⅳ或性别烦躁(DSM-5)]。ICD-11 拟修订诊断,建议采用新名词"性别不一致"
过渡期[b]	个体从出生性别转变为不同性别阶段。转变性质和持续时间因人而异

[a] 定义源自 James-Abra 等 2015[15]。
[b] 定义源自 WPATH 规范化管理[1]。
[c] 定义源自 ICD-10,F64.0(世界卫生组织,2016)。

　　世界变性人健康专业委员会(World Professional Association for Transgender Health,WPATH)已为变性、变性人和性别不认同者制定了规范化管理流程[1]。WPATH 指导方针建议所有变性人接受适当咨询,了解 GAHT 和 SRS 对未来生育力的潜在负面影响,以及生育力保存咨询[1,4],这些建议得到了 ASRM 以及 ESHRE 等大型生殖医学学会的支持[5-6]。目前仅有少数国家将变性人生育力保存纳入医疗保险范围,因此手术花费成为阻碍年轻变性人接受生育力保存的主要障碍[7-8]。

生育力

　　变性人治疗非常复杂,需要多学科团队合作。针对成年人或青少年的诊断及后续治疗,世界上多家中心均提供包括内分泌学、精神病学、心理学、整形外科学及其他学科在内的多学科专家团队的支持。

　　变性人或性别不认同者具体患病率很难确定。美国的研究报告显示变性人占总人口 0.6%,转诊和接受 GAHT 的人也在增加[9]。

　　对于年轻时开始接受 GAHT 治疗的患者,其未来生育潜力值得关注。据估计,约 50% 变性人在未来有生育愿望。然而在过渡期,表达生育愿望的患者不到 25%[10]。许多患者认为他们的生育愿望在未来可能会改变,可能会因未考虑保留生育功能而后悔[11]。

GAHT 对生育潜能的影响

多项研究报道了 GAHT 对生育力的长期影响。最新一个荟萃分析纳入 9 项研究评估 GAHT 对不同时期接受雌激素治疗变性女性精液参数的影响，结果发现已开始 GAHT 的患者少精子症、畸形精子症和弱精子症等精子异常比例很高[7]。无论是否同时接受抗雄激素治疗，雌激素治疗 5~8 年后，睾丸切除标本发现精子生成异常、精子成熟停滞、无精子生成及组织纤维化等异常，治疗时间越长，异常越明显[7]。雌激素及 GnRHa 联用，或雌激素及抗雄激素联用对精子生成的抑制程度远高于单用雌激素[7]。

GAHT 对变性男性卵巢功能影响的研究表明，GnRHa 治疗后 AMH 水平降低，雄激素治疗后进一步降低[12]。Baram 等[7]的荟萃分析纳入 4 项研究，结果发现卵巢组织学结果各不相同，一部分卵巢组织形态正常，一部分卵巢组织形态出现异常，如大量卵泡闭锁、卵巢皮质增厚、胶原蛋白增生、卵巢间质增生和间质黄素化[13]。

变性人妊娠和活产的数据有限，正如 Baram 等[7]所述，仅有个案和少数系列病例报道。有研究报道变性女性冻存精子可用于性伴侣体外受精/卵胞质内单精子注射（IVF/ICSI）。同样，也有变性男性停用 GAHT 后尝试妊娠并自然受孕的报道。在一项 41 名变性男性研究中，68% 因为妊娠停止治疗，20% 在睾酮激素治疗的闭经期间妊娠[14]。

生育力保存咨询

尽管近年来变性人的生育需求得到了更多认可，世界上许多中心都设立了生育力保存项目，但研究表明向变性人提供生育咨询差异仍然很大，在可提供多学科团队或有生育治疗经验内分泌医师的中心咨询率较高，其他则咨询率较低[15]。

为变性人提供生育咨询和生育力保存的中心需具备变性医学领域相关处理的能力。研究发现变性人在咨询生育力保存时内心非常脆弱[8]。考虑到变性人的性别烦躁，提供咨询时应耐心细致。变性人更关注未来用于妊娠的生殖细胞相关信息，即卵母细胞或精子，而不愿将"卵母细胞"与女性或"精子"与男性联系起来。生殖中心常规用语中包括的性别特异性词汇，如女人、女性、阴道、子宫，及男人、男性、睾丸、阴茎在正常性别者易于接受，但在变性人则可能被认为具有一定的攻击性。

需慎重考虑后使用恰当的个称代词。应询问患者倾向的首选代词（他，他的;她,她的),并将其记录在病历中,确保中心所有人员都使用该代词,让患者感到认可和尊重[8]。患者、人、个人等这些非性别的中性术语可被多数患者接受,应优先使用。

　　澳大利亚一项大样本研究建议医务人员为患者提供咨询,帮助其制定未来生育相关决策,而不应以任何方式含蓄地拒绝他们[16]。专业人员应提供生育力保存相关的全面信息和支持,确保变性人有获得生育力保存的机会。

生育力保存

　　希望行生育力保存的患者可能已经开始了 GAHT。若患者有意愿冷冻精子或卵母细胞,则需暂停 GAHT 治疗。变性女性停止雌激素治疗后可能需要几个月才能恢复自然精子生成,变性男性情况类似,停止睾酮去势治疗后才能恢复月经。在开始 GAHT 之前,应计划进行恰当的咨询以保留生育力。

卵母细胞冻存

　　应向变性男性提供生育力保存的临床或实验方法的相关信息。一般需要向他们解释卵母细胞的位置,为何需要行卵巢刺激获取成熟卵母细胞,以及经阴道穿刺取卵的可行性。目前用于向正常性别患者解释的医学图片可能不适合变性患者,因为他们可能对女性身体的图片产生消极反应[8]。性别烦躁患者以前可能未接受过阴道检查或经阴道超声检查,须向其明确阴道检查的必要性。部分患者首诊时可能难以接受阴道检查,需反复尝试才能完成,部分患者可能从未接受过阴道检查。

　　年轻患者通常卵巢储备功能良好,使用外源性促性腺激素可获得多个卵泡,而年龄较大的患者可能需要加大促性腺激素剂量。AMH 水平可用于评估卵巢储备功能,从而进一步评估获取冻存卵母细胞的概率。计划治疗前行经阴道超声检查,旨在评估卵巢刺激行卵母细胞冷冻的可行性。

　　瑞典于 2013 年立法取消了之前的绝育要求,开始启动变性人生育力保存计划。斯德哥尔摩卡罗林斯卡大学医院(Karolinska University Hospital)中心采用芳香化酶抑制剂(来曲唑)联合促性腺激素行卵巢刺激冻存卵母细胞,保存变性男性的生育力。该方案最初应用于保留生育功能的雌激素依赖型乳腺癌患者,可显著降低卵巢刺激期间雌二醇水平,同时降低雌激素副作用[17]。关于变性男性使用来曲唑进行卵巢刺激已有相关报道,患者依从性良好[18]。

精子冻存

有精子冻存意向的变性女性,可选择冻存青春期后形成的成熟精子。应鼓励变性女性开始 GAHT 前尽快将精子保存至精子库,后续使用冷冻复苏精子成功生育的概率很高。多数尚未启动 GAHT 的变性女性都能勃起和射精,大部分可获取几百万个精子,因此若患者可提供精子,保存生育力的机会非常高。

变性女性的 GAHT 主要包括雌激素,通常与抗雄激素联合使用进一步抑制睾酮产生。上述治疗对患者生育力有已知的负面影响,睾丸萎缩及血清睾酮水平下降导致精子生成停止[19-20]。已经接受雌激素治疗的变性女性,若有意愿冻存精子,可能需暂停治疗数月等待恢复精子生成。

选择精子冻存的变性女性,精子转运流程便捷。患者通过自慰获得精液样本转送至生殖实验室。因多数中心患者众多,变性女性送精应提前预约以避开顺性别男性患者送精时间。

生育力保存的相关数据

目前已有一些变性人生育力保存的研究发表,但大部分数据是对患者病史的定性研究。

比利时 50 名变性男性队列研究显示,一半患者有生育需求,若过渡期有选择机会,38% 的患者会考虑采取生育力保存措施[21]。

关于变性女性精子冻存的案例已有报道[22],但变性男性通过卵巢刺激卵母细胞冻存保存生育力的案例仍较少[18,23]。

一项关于变性男性卵母细胞冻存的研究发现,冻存期间的操作,如阴道检查和卵巢刺激,导致相关的性别烦躁增加[8]。患者可采取某些措施来应对,如将注意力集中于生育力保存的原因。加拿大一项关于 9 名变性人接受辅助生殖治疗的研究显示,患者需面临传统观念冲击和拒绝提供服务等经历,总体就医感受较差[15]。澳大利亚一项针对 409 名变性人和非双性恋成人的大型研究发现,生育力保存中有积极经历者多认为医务人员"专业、知识丰富,并提供了积极和关怀的服务",而消极经历则与负责启动生育力保存的医务人员有关[16]。因此,医务人员可能会推动或阻碍生育力保存的进程。澳大利亚的该项研究指出,尽管 2011 年发布的 WPATH 规范化管理[24]涉及生育力保存,但内容过于简单,不够具体。

瑞典中心的经验[8]表明,医护人员应持续接受教育培训,从而更好地为新的患者群体服务。中心为变性人群体服务的医护人员也认为该工作具有挑战性[25]。优质管理的关键在于良好沟通,及时转变陈旧观念,调整以往应用的顺性别者生育力保存的策略[26]。

对于变性男性,卵巢刺激和阴道检查可能会增加患者的痛苦和性别烦躁,检查前应将相关风险知情告知[8]。医务人员应尽可能使用非性别化词汇,如用"出血"或"盆腔检查"代替"月经"或"妇科检查",并使用患者个人偏好的代词[8]。针对变性患者修改信息手册,明确解释所需程序和预期结果。

表 18.2 列举了变性男性生育力保存过程的应对策略[8]。在生育力保存过程中,应引导患者专注于目标,争取朋友或亲属的支持,或在检查中使用分散注意力的方法缓解痛苦;医务工作者具有良好的共情能力,知晓变性人生育力保存的难言之隐。在此基础上,医务人员可以通过医疗行为帮助变性人缓解痛苦。

表 18.2 瑞典变性人卵巢刺激和卵母细胞冻存保存生育力的经验,
在与患者深入高效沟通后确定主要类别和子类别[8]

生育力保存经历	对生育力保存的反应	应对策略
转诊、评估、诊断	停用睾酮,恢复月经	目标导向
焦急等待	月经恢复	寻求亲属支持
	激素治疗	转移注意力
	盆腔检查时暴露隐私部位	认知方法
顾虑和期待	真实感受较负面预期好	

临床操作流程

- 医护人员具有良好的共情能力,应由具备变性医学和生育力保存等专业知识的医护人员向变性人提供相关咨询。
- 根据患者年龄提供准确信息,包括目前各种生育力保存方法的不足,让患者知晓现有方法都不能确保解冻复苏后细胞或组织获得妊娠和活产。

（石铭俊 译 田野 校）

参考文献

1. Coleman E, Bockting W, Botzer M, Cohen-Kettenis P, De Cuypere G, Feldman J, Fraser L, Green J, Knudson G, Meyer WJ, Monstrey S, Adler RK, Brown GR, Devor AH, Ehrbar R, Ettner R, Eyler E, Garofalo R, Karasic DH, Lev AI, Mayer G, Meyer-Bahlburg H, Hall BP, Pfaefflin F, Rachlin K, Robinson B, Schechter LS, Tangpricha V, van Trotsenburg M, Vitale A, Winter S, Whittle S, Wylie KR, Zucker K. Standards of care for the health of transsexual,

transgender, and gender-nonconforming people, version 7. Int J Transgend. 2012;13:165–232.

2. Meriggiola MC, Gava G. Endocrine care of transpeople part I. a review of cross-sex hormonal treatments, outcomes and adverse effects in transmen. Clin Endocrinol. 2015;83:597–606.

3. T'Sjoen G, Arcelus J, Gooren L, Klink DT, Tangpricha V. Endocrinology of transgender medicine. Endocr Rev. 2019;40:97–117.

4. Hembree WC, Cohen-Kettenis PT, Gooren L, Hannema SE, Meyer WJ, Murad MH, Rosenthal SM, Safer JD, Tangpricha V, T'Sjoen GG. Endocrine treatment of gender-dysphoric/gender-incongruent persons: an Endocrine Society clinical practice guideline. J Clin Endocrinol Metab. 2017;102:3869–903.

5. Ethics Committee of the American Society for Reproductive Medicine. Access to fertility services by transgender persons: an ethics committee opinion. Fertil Steril. 2015;104:1111–5.

6. De Wert G, Dondorp W, Shenfield F, Barri P, Devroey P, Diedrich K, Tarlatzis B, Provost V, Pennings G. ESHRE task force on ethics and law 23: medically assisted reproduction in singles, lesbian and gay couples, and transsexual peopledagger. Hum Reprod. 2014;29:1859–65.

7. Baram S, Myers SA, Yee S, Librach CL. Fertility preservation for transgender adolescents and young adults: a systematic review. Hum Reprod Update. 2019;25:694–716.

8. Armuand G, Dhejne C, Olofsson JI, Rodriguez-Wallberg KA. Transgender men's experiences of fertility preservation: a qualitative study. Hum Reprod. 2017;32:383–90.

9. Crissman HP, Berger MB, Graham LF, Dalton VK. Transgender demographics: a household probability sample of US adults, 2014. Am J Public Health. 2017;107:213–5.

10. Auer MK, Fuss J, Nieder TO, Briken P, Biedermann SV, Stalla GK, Beckmann MW, Hildebrandt T. Desire to have children among transgender people in Germany: a cross-sectional multicenter study. J Sex Med. 2018;15:757–67.

11. Strang JF, Jarin J, Call D, Clark B, Wallace GL, Anthony LG, Kenworthy L, Gomez-Lobo V. Transgender youth fertility attitudes questionnaire: measure development in nonautistic and autistic transgender youth and their parents. J Adolesc Health. 2018;62:128–35.

12. Caanen MR, Soleman RS, Kuijper EA, Kreukels BP, De Roo C, Tilleman K, De Sutter P, van Trotsenburg MA, Broekmans FJ, Lambalk CB. Antimüllerian hormone levels decrease in female-to-male transsexuals using testosterone as cross-sex therapy. Fertil Steril. 2015;103:1340–5.

13. De Roo C, Lierman S, Tilleman K, Peynshaert K, Braeckmans K, Caanen M, Lambalk CB, Weyers S, T'Sjoen G, Cornelissen R, De Sutter P. Ovarian tissue cryopreservation in female-to-male transgender people: insights into ovarian histology and physiology after prolonged androgen treatment. Reprod Biomed Online. 2017;34:557–66.

14. Light A, Wang LF, Zeymo A, Gomez-Lobo V. Family planning and contraception use in transgender men. Contraception. 2018;98:266–9.

15. James-Abra S, Tarasoff LA, Green D, Epstein R, Anderson S, Marvel S, Steele LS, Ross LE. Trans people's experiences with assisted reproduction services: a qualitative study. Hum Reprod. 2015;30:1365–74.

16. Bartholomaeus C, Riggs DW. Transgender and non-binary Australians' experiences with healthcare professionals in relation to fertility preservation. Cult Health Sex. 2019;18:1–17.

17. Oktay K, Turkcuoglu I, Rodriguez-Wallberg KA. GnRH agonist trigger for women with breast cancer undergoing fertility preservation by aromatase inhibitor/FSH stimulation. Reprod Biomed Online. 2010;20:783–8.

18. Rodriguez-Wallberg KA, Dhejne C, Stefenson M, Degerblad M, Olofsson JI. Preserving eggs for men's fertility. A pilot experience with fertility preservation for female-to-male transsexuals in Sweden. Fertil Steril. 2014;102:E160–1.

19. Sapino A, Pagani A, Godano A, Bussolati G. Effects of estrogens on the testis of transsexuals: a pathological and immunocytochemical study. Virchows Arch A Pathol Anat Histopathol. 1987;411:409–14.

20. Jindarak S, Nilprapha K, Atikankul T, Angspatt A, Pungrasmi P, Iamphongsai S, Promniyom P, Suwajo P, Selvaggi G, Tiewtranon P. Spermatogenesis abnormalities following hormonal therapy in transwomen. Biomed Res Int. 2018;2018:7919481.

21. Wierckx K, Van Caenegem E, Pennings G, Elaut E, Dedecker D, Van de Peer F, Weyers S, De

Sutter P, T'Sjoen G. Reproductive wish in transsexual men. Hum Reprod. 2012;27:483–7.

22. Wierckx K, Stuyver I, Weyers S, Hamada A, Agarwal A, De Sutter P, T'Sjoen G. Sperm freezing in transsexual women. Arch Sex Behav. 2012;41:1069–71.

23. Wallace SA, Blough KL, Kondapalli LA. Fertility preservation in the transgender patient: expanding oncofertility care beyond cancer. Gynecol Endocrinol. 2014;30:868–71.

24. World Professional Association for Transgender Health (WPATH). Standards of care for the health of transsexual, transgender, and gender nonconforming people, 2011; version 7. https://www.wpath.org/media/cms/Documents/SOC%20v7/Standards%20of%20Care_V7%20Full%20Book_English.pdf.

25. Armuand G, Falck F, Dhejne C, Rodriguez-Wallberg KA. Learning the needs of a new patient group: Health care professionals experiences of caring for transgender men undergoing fertility preservation by cryopreservation of oocytes. In European Professional Association of Transgender Health, EPATH 2019, Inside matters, abstract book 2019: 306. https://epath.eu/wp-content/uploads/2019/04/Boof-of-abstracts-EPATH2019.pdf.

26. Erbenius T, Gunnarsson PJ. Unlearning cisnormativity in the clinic: enacting transgender reproductive rights in everyday patient encounters. J Int Women Stud. 2018;20:27–39.

第三部分
生育力保存技术

第 19 章　超促排卵

Ariane Germeyer　Michael von Wolff

引言

卵巢刺激的目的在于获取成熟卵母细胞,以未受精卵母细胞或受精卵状态作为生育储备。*Ferti*PROTEKT 协作网生育力保存的患者中,约 40% 选择卵巢刺激获取卵母细胞行未受精卵母细胞或受精卵的冷冻保存[1]。

这种生育力保存的特殊性在于,一方面应尽快启动卵巢刺激以免延误原发疾病的治疗,而另一方面,机会仅此一次,在降低卵巢过度刺激风险的前提下,应获取尽可能多的成熟卵母细胞。

受精卵移植给女性前,必须征得夫妻双方同意。由于其移植前可冷冻保存数年之久,期间有发生夫妻离异可能,即意味着女方不再有移植受精卵的权利。为了规避上述风险,即使夫妻关系稳定,也建议所有卵母细胞均以未受精卵母细胞形式保存,或将其分开保存(50% 未受精卵母细胞,50% 受精卵),以保证女方的权利。

卵巢刺激通常于月经期启动,期间采取措施尽可能减少卵巢过度刺激综合征的发生风险(表 19.1)。

表 19.1　**卵巢刺激的获益与不足**

获益	不足
流程明确	耗时近 2 周
妊娠率取决于女性年龄和卵巢储备功能	成功率取决于卵巢储备功能(窦卵泡计数、抗米勒管激素)
卵巢储备差者可实施	激素暴露(禁忌:激素依赖性肿瘤)
肿瘤卵巢转移者可实施	花费高
	经阴道超声检查和经阴道取卵

月经后期(如黄体期)启动卵巢刺激,将卵巢刺激时间限制在 2 周内,这已得到多项临床研究验证[2-4]。关于双重刺激方案[5-7]及卵巢刺激联合卵巢组织冻存已有多项相关研究[8-9]。

获益

获卵数取决于患者年龄和个体卵巢储备功能,原发疾病对获卵数影响很小[10-11],*Ferti*PROTEKT 协作网 809 例女性平均获卵数见表 19.2。

表 19.2　*Ferti*PROTEKT 协作网 809 例女性平均获卵数[1]

年龄/岁	平均获卵数
≤30	11.7
31~35	12.8
36~40	8.4
>40	4.6

卵巢刺激前行外科手术(详见第 9 章)或霍奇金淋巴瘤(详见第 7 章)患者除外[1]。此外,*BRCA* 基因突变的女性卵巢刺激后获卵数较少,可能与其卵巢储备低有关(详见第 6 章)。

卵母细胞玻璃化冷冻后存活率和受精率良好。大量研究证实,冻存未受精卵母细胞及受精卵与未冻存卵子的妊娠率并无差异[12-14]。

卵母细胞玻璃化冷冻的有效性在肿瘤患者中也已得到证实。11 名平均年龄 35.6 岁(30~41 岁)的女性促排卵收集卵母细胞,疾病好转后行卵母细胞复苏及受精,卵母细胞存活率为 92%,受精率为 77%,胚胎种植率为 64%,11 例女性中有 7 例妊娠,4 例分娩(36%)[15]。

*Ferti*PROTEKT 协作网根据细胞毒性治疗前获卵数及卵母细胞受精率,计算不同年龄女性 125 次卵泡穿刺的理论出生率(表 19.3)。

表 19.3　基于 125 次卵巢穿刺取卵数据,计算不同年龄
女性单次卵巢刺激的理论出生率[15]

年龄/岁	平均获卵数	平均受精数	理论出生率/%
<26	13.5	8.6	40
26~30	11.3	7.3	35
31~35	11.0	6.1	30
36~40	8.3	5.1	20

因此,卵巢刺激后冷冻保存未受精卵母细胞或受精卵,可根据表 19.2 中的获卵数推算出理论出生率。

风险

卵巢刺激有药物副作用,同时卵泡穿刺取卵过程也可能出现一些并发症。患者可出现一过性体重增加,情绪波动,以及卵巢增大导致腹部压迫感。临床上卵泡穿刺相关出血及感染较罕见。据 *FertiPROTEKT* 协作网统计,708 次卵泡穿刺仅发生 1 例严重卵巢过度刺激综合征[4]。目前,促排后患者化疗时间仅推迟 1 天即可。

此外,Del Pup & Peccatori[16] 研究显示与未行卵巢刺激组相比,来曲唑卵巢刺激并未影响激素受体阳性乳腺癌患者的预后。

临床操作流程

一般方案

卵巢刺激标准方案为 GnRHa(曲普瑞林 0.2mg,皮下注射)联合 GnRH 拮抗剂(GnRHant)方案,可最大程度降低卵巢过度刺激综合征风险[17]。实际上,为增加获卵数,每日促性腺激素应用剂量比鲜胚移植周期约增加 50IU。

随机刺激方案

卵巢刺激可在月经周期的任何时段开始,目的在于获取卵母细胞(非鲜胚移植),各方案获卵数和受精率相似[1-3](随机刺激方案)。黄体期刺激方案妊娠率与标准刺激方案相似[18],畸形率也无差异[19],卵子捐献相关研究也得出相同结论。目前,随机刺激方案未见明显劣势[20]。既往研究表明,黄体期开始卵巢刺激较卵泡早期卵巢刺激需多花费 1~2 天时间。

根据启动时间不同,卵巢刺激方案分类如下(图 19.1)。

- 卵泡早期和卵泡中期启动:常规 FSH(或 FSH/LH)+GnRHant 促排方案,若优势卵泡直径>13mm,则添加 GnRHant;若 3 个卵泡直径≥17mm,使用 GnRHa 扳机(曲普瑞林 0.2mg,皮下注射),促性腺激素应用剂量比鲜胚移植周期约增加 50IU。
- 卵泡晚期启动(优势卵泡直径≥13mm):曲普瑞林 0.2mg 皮下注射诱导

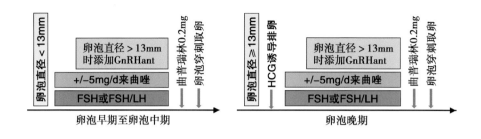

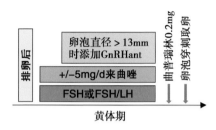

图 19.1　不同月经周期启动的卵巢刺激方案

排卵,排卵后进行黄体期促排卵。

- 黄体期启动:常规 FSH(或 FSH/LH)+拮抗剂促排方案,使用 GnRHa 扳机(曲普瑞林 0.2mg,皮下注射)。促性腺激素应用剂量比卵泡早期刺激后鲜胚移植的患者高 75IU。优势卵泡直径>13mm 时添加 GnRHant。

高孕激素状态下促排卵方案

高孕激素状态下促排卵方案(progesterone-primed ovarian stimulation,PPOS)是在卵泡早期应用黄体酮抑制 LH,是黄体期促排卵方案的延伸。生育力保存中无须考虑子宫内膜功能(全胚冷冻策略),因此孕激素对子宫内膜的负面影响并不会影响生育力保存结局[21]。4mg 和 10mg 甲羟孕酮,10mg 和 20mg 地屈孕酮,100mg 和 200mg 微粒化黄体酮,均可有效抑制排卵,获卵数、受精率、种植率以及妊娠率相当,并且副作用小。

近期 Begueria 等[22]一项卵子捐赠的研究发现,卵泡期应用 10mg 甲羟孕酮的效果不及 GnRHant 方案。此外,目前已发表的研究(>2 600 例女性)显示 PPOS 并未增加儿童畸形率。PPOS 方案在月经第 3 天启动,促性腺激素促排同时加用孕激素(图 19.2)。若要获得与黄体期刺激方案相同的卵母细胞数,PPOS 方案促性腺激素剂量需增加约 25IU,且用药时间多 1 天。甲羟孕酮和地屈孕酮可增加血清孕酮水平,而口服微粒化黄体酮则不会。原则上,“随机刺激”方案中也可用孕激素抑制排卵,但效果尚未得到证实。

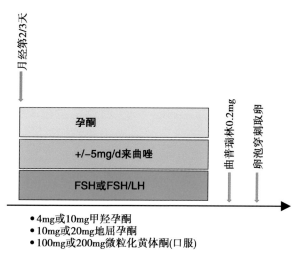

图 19.2　高孕激素状态下促排卵

双重刺激方案

　　双重刺激方案持续时间约 4 周,可增加获卵数[5,7,23](图 19.3)。双重刺激方案多应用于卵巢低反应女性,偶尔也用于生育力保护。相似的刺激方案均会获得更多成熟卵母细胞,其中第二次刺激获取的卵母细胞发育良好[6,18]。

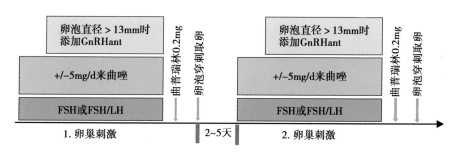

图 19.3　双重刺激方案

　　具体操作:经典拮抗剂方案,GnRHa 扳机后卵泡穿刺取卵,首次卵巢刺激可在月经周期的任意时段启动(随机刺激)。第二次刺激于取卵后第 2~5 天启动,具体操作同黄体期刺激方案[23],前提是卵巢中无过多残存大卵泡(关于取卵后使用 2 天 GnRHant 能否加速黄体溶解,目前尚不明确)。为预防小卵泡排卵,优势卵泡直径>13mm 时立即添加 GnRHant[7](图 19.3)。双重刺激方案耗时约 30 天。

降低激素受体阳性肿瘤患者的雌激素浓度

激素受体阳性肿瘤(尤其是激素受体阳性的乳腺癌)患者较为特别。理论上超过生理水平的雌激素可加速肿瘤进展。

为降低卵巢刺激过程中升高的雌激素浓度,建议激素受体阳性肿瘤患者添加芳香化酶抑制剂,例如来曲唑 5mg(卵巢刺激第 1 天开始,早晚各2.5mg)[14]。由于来曲唑用于卵巢刺激尚未获批,该方案并不属于标准用药规范。迄今为止,研究未发现应用来曲唑增加儿童畸形率[24-25],也不影响获卵数[26]和妊娠率[14,27]。最近一项研究通过分析颗粒细胞基因表达和卵泡液雌激素浓度,发现来曲唑促排及 GnRHa 扳机后获取的卵母细胞质量良好[28]。Oktay 等[29]建议卵泡直径达到 20mm 是诱导排卵时机。

激素受体阳性肿瘤患者卵巢刺激前需与其主管肿瘤科医师进行沟通。

卵巢刺激联合卵巢组织冻存

卵巢刺激联合卵巢组织冻存,可增加高性腺毒性治疗患者生育力保存的成功率[7-8](图 19.4)。腹腔镜下切除 50% 卵巢组织冻存,术后第 2 天即可启动卵巢刺激。此外,取卵日注射 GnRHa 缓释制剂可用于生育力保存。目前研究显示卵巢刺激联合卵巢组织冻存并未增加并发症风险,切除卵巢组织后获卵数未减少,治疗时间约 2.5 周。

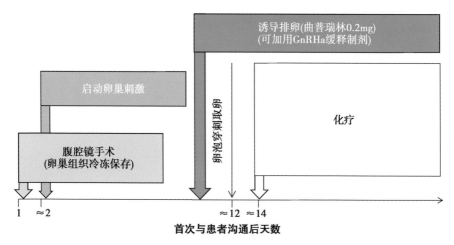

图 19.4　卵巢刺激联合卵巢组织冻存及应用 GnRHa

(李天杰 译　刘芸 校)

参考文献

1. von Wolff M, Dittrich R, Liebenthron J, Nawroth F, Schüring AN, Bruckner T, Germeyer A. Fertility-preservation counselling and treatment for medical reasons: data from a multinational network of over 5.000 women. Reprod Biomed Online. 2015;31:605–12.
2. von Wolff M, Thaler CJ, Frambach T, Zeeb C, Lawrenz B, Popovici RM, Strowitzki T. Ovarian stimulation to cryopreserve fertilized oocytes in cancer patients can be started in the luteal phase. Fertil Steril. 2009;92:1360–5.
3. Cakmak H, Katz A, Cedars MI, Rosen MP. Effective method for emergency fertility preservation: random-start controlled ovarian stimulation. Fertil Steril. 2013;100:1673–80.
4. von Wolff M, Capp E, Jauckus J, Strowitzki T, Germeyer A. Timing of ovarian stimulation in patients prior to gonadotoxic therapy – an analysis of 684 stimulations. Eur J Obstet Gynecol Reprod Biol. 2016;199:146–9.
5. Moffat R, Pirtea P, Gayet V, Wolf JP, Chapron C, de Ziegler D. Dual ovarian stimulation is a new viable option for enhancing the oocyte yield when the time for assisted reproductive technology is limited. Reprod Biomed Online. 2014;29:659–61.
6. Zhang J. Luteal phase ovarian stimulation following oocyte retrieval: is it helpful for poor responders? Reprod Biol Endocrinol. 2015;13:76.
7. Turan V, Bedoschi G, Moy F, Oktay K. Safety and feasibility of performing two consecutive ovarian stimulation cycles with the use of letrozole-gonadotropin protocol for fertility preservation in breast cancer patients. Fertil Steril. 2013;100:1681–5.
8. Huober-Zeeb C, Lawrenz B, Popovici RM, Strowitzki T, Germeyer A, Stute P, von Wolff M. Improving fertility preservation in cancer: ovarian tissue cryobanking followed by ovarian stimulation can be efficiently combined. Fertil Steril. 2011;95:342–4.
9. Dolmans MM, Marotta ML, Pirard C, Donnez J, Donnez O. Ovarian tissue cryopreservation followed by controlled ovarian stimulation and pick-up of mature oocytes does not impair the number or quality of retrieved oocytes. J Ovarian Res. 2014;7:80.
10. Turan V, Quinn MM, Dayioglu N, Rosen MP, Oktay K. The impact of malignancy on response to ovarian stimulation for fertility preservation: a meta-analysis. Fertil Steril. 2018;110:1347–55.
11. von Wolff M, Bruckner T, Strowitzki T, Germeyer A. Fertility preservation: ovarian response to freeze oocytes is not affected by different malignant diseases - an analysis of 992 stimulations. J Assist Reprod Genet. 2018;35:1713–9.
12. Rienzi L, Romano S, Albricci L, Maggiulli R, Capalbo A, Baroni E, Colamaria S, Sapienza F, Ubaldi F. Embryo development of fresh 'versus' vitrified metaphase II oocytes after ICSI: a prospective randomized sibling-oocyte study. Hum Reprod. 2010;25:66–73.
13. Martinez M, Rabadan S, Domingo J, Cobo A, Pellicer A, Garcia-Velasco JA. Obstetric outcome after oocyte vitrification and warming for fertility preservation in women with cancer. Reprod Biomed Online. 2014;29:722–8.
14. Oktay K, Turan V, Bedoschi G, Pacheco FS, Moy F. Fertility preservation success subsequent to concurrent aromatase inhibitor treatment and ovarian stimu- lation in women with breast cancer. J Clin Oncol. 2015;33:2424–9.
15. Lawrenz B, Jauckus J, Kupka M, Strowitzki T, von Wolff M. Efficacy and safety of ovarian stimulation before chemotherapy in 205 cases. Fertil Steril. 2010;94:2871–3.
16. Del Pup L, Peccatori FA. Is ovulation induction with letrozole in breast cancer patients still safe even if it could increase progesterone levels? Eur Rev Med Pharmacol Sci. 2018;22:246–9.
17. Youssef MA, Abdelmoty HI, Ahmed MA, Elmohamady M. GnRH agonist for final oocyte maturation in GnRH antagonist co-treated IVF/ICSI treatment cycles: systematic review and meta-analysis. J Adv Res. 2015;6:341–9.
18. Kuang Y, Hong Q, Chen Q, Lyu Q, Ai A, Fu Y, Shoham Z. Luteal-phase ovarian stimulation is feasible for producing competent oocytes in women undergoing in vitro fertilization/intracytoplasmic sperm injection treatment, with optimal pregnancy outcomes in frozen-thawed

embryo transfer cycles. Fertil Steril. 2014;101:105–11.

19. Chen H, Wang Y, Lyu Q, Ai A, Fu Y, Tian H, Cai R, Hong Q, Chen Q, Shoham Z, Kuang Y. Comparison of live-birth defects after luteal-phase ovarian stimulation vs. conventional ovarian stimulation for in vitro fertilization and vitrified embryo transfer cycles. Fertil Steril. 2015;103:1194–201.

20. Martínez F, Clua E, Devesa M, Rodríguez I, Arroyo G, González C, Solé M, Tur R, Coroleu B, Barri PN. Comparison of starting ovarian stimulation on day 2 versus day 15 of the menstrual cycle in the same oocyte donor and pregnancy rates among the corresponding recipients of vitrified oocytes. Fertil Steril. 2014;102:1307–11.

21. La Marca A, Capuzzo M. Use of progestins to inhibit spontaneous ovulation during ovarian stimulation: the beginning of a new era? Reprod Biomed Online. 2019;39:321–31.

22. Begueria R, Garcia D, Vassena R, Rodriguez A. Medroxyprogesterone acetate versus ganirelix in oocyte donation: a randomized controlled trial. Hum Reprod. 2019;34:872–80.

23. Sighinolfi G, Sunkara SK, La Marca A. New strategies of ovarian stimulation based on the concept of ovarian follicular waves: from conventional to random and double stimulation. Reprod Biomed Online. 2018;37:489–97.

24. Sharma S, Ghosh S, Singh S, Chakravarty A, Ganesh A, Rajani S, Chakravarty BN. Congenital malformations among babies born following letrozole or clomiphene for infertility treatment. PLoS One. 2014;9:e108219.

25. Kim J, Turan V, Oktay K. Long-term safety of letrozole and gonadotropin stimulation for fertility preservation in women with breast cancer. J Clin Endocrinol Metab. 2016;101:1364–71.

26. Pereira N, Hancock K, Cordeiro CN, Lekovich JP, Schattman GL, Rosenwaks Z. Comparison of ovarian stimulation response in patients with breast cancer undergoing ovarian stimulation with letrozole and gonadotropins to patients undergoing ovarian stimulation with gonadotropins alone for elective cryopreservation of oocytes. Gynecol Endocrinol. 2016;32:823–6.

27. Haas J, Bassil R, Meriano J, Samara N, Barzilay E, Gonen N, Casper RF. Does daily co-administration of letrozole and gonadotropins during ovarian stimulation improve IVF outcome? Reprod Biol Endocrinol. 2017;15:70.

28. Goldrat O, Van Den Steen G, Gonzalez-Merino E, Dechène J, Gervy C, Delbaere A, Devreker F, De Maertelaer V, Demeestere I. Letrozole-associated controlled ovarian hyperstimulation in breast cancer patients versus conventional controlled ovarian hyperstimulation in infertile patients: assessment of oocyte quality related biomarkers. Reprod Biol Endocrinol. 2019;17:3.

29. Oktay K, Hourvitz A, Sahin G, Oktem O, Safro B, Cil A, Bang H. Letrozole reduces estrogen and gonadotropin exposure in women with breast cancer undergoing ovarian stimulation before chemotherapy. J Clin Endocrinol Metab. 2006;91:3885–90.

第 20 章　未受精卵母细胞和受精卵的冷冻保存

Jana Liebenthron　Jens Hirchenhain

引言

　　未受精卵母细胞或体外受精(IVF)和/或卵胞质内单精子注射(ICSI)后受精卵(原核期或胚胎期)的冷冻保存是一项已建立的标准化生殖医学技术,适用于将接受损害生育力治疗的患者[1-2]。对激素刺激预期反应良好的青春期后患者,治疗前约有 2 周的窗口期(详见第 19 章)。

超快速冷冻(玻璃化冷冻)

　　将卵母细胞从液态转变为无定形的玻璃态,可避免形成细胞内冰晶。为实现卵母细胞玻璃态,尽可能减少毒性和渗透损伤,必须采用冷却速度极高、高浓度冷冻保护剂(渗透性和非渗透性冷冻保护剂混合后可降低各自的特有毒性),并将其控制在最小使用量(精确至 nL)[3]。

　　玻璃化冷冻载体分为两种:开放性载体和封闭性载体。开放性载体让细胞与液氮直接接触,降温速度快。与开放性载体相比,封闭性载体降温速度慢,成功率较低,但理论上可避免生殖细胞的污染。

取卵

　　若要冻存足够数量的卵母细胞,需进行卵巢刺激,目前最新的刺激方案可在月经周期的任何时段开始("随机启动刺激")[2,4-6](详见第 19章)。细胞毒性治疗之前,每名患者平均可获得 13 个卵母细胞[4]。然而,>35 岁女性获卵数明显下降。有关卵巢刺激方案及有效性、风险和成本详见第 19 章。

未受精卵母细胞的冷冻保存

女性生殖细胞中未受精卵母细胞对低温极其敏感,因此冻存难度很大。原因在于其细胞膜通透性低、体积小(130μm)、水分含量高(若操作不当易形成细胞内冰晶),且减数分裂未完成,仍存在完整的纺锤体[7]。美国临床肿瘤学会(American Society of Clinical Oncology,ASCO)指南[8],ESHRE/ASRM[9],国内和国际建议[1,10]以及德国、奥地利和瑞士妇产科学会关于肿瘤生育力保存的 AWMF-S2k 指南[11]一致认为,玻璃化冷冻是未受精卵母细胞冷冻保存的标准方法。慢速冷冻未受精卵母细胞复苏后受精能力差,存活率低;玻璃化冷冻保存未受精卵母细胞才可有效保存其生育力[7]。德国、奥地利和瑞士 AWMF 指南[11]中玻璃化冷冻保存后成功率见表 20.1[12-13]。

表 20.1　未受精卵母细胞玻璃化冷冻后成功率[11]

冷冻或复苏后未受精卵母细胞存活率	80%~90%
冷冻或复苏后未受精卵母细胞受精率	76%~83%
临床妊娠率	44.9%
畸形率	1.3%

Cobo 等[14-15]的最新研究结果显示,玻璃化冷冻保存/复苏后卵母细胞存活率高达 80%~95%,ICSI 周期单次胚胎移植临床妊娠率平均为 30%(10%~59%),累计活产率平均为 33%(6%~62%)。成功率(尤其是单个卵母细胞活产率)与患者取卵/玻璃化冷冻时年龄、获卵数及成熟卵母细胞数量密切相关[14-16]。≤36 岁女性结局优于年长者[14-19],随着年龄增长,不只是卵子质量下降,卵巢储备功能也下降,导致获卵数和成熟卵母细胞数量减少。

最近 Cobo 等[15]对肿瘤治疗前行生育力保存的患者进行了一项最大规模的玻璃化冷冻保存卵母细胞相关研究。通过比较 IVF 数据、卵母细胞存活率、临床妊娠结局和活产率,重点关注生育力保存适应证对结局的影响(表 20.2)。

该研究中多数为乳腺癌(64.6%),其次是霍奇金淋巴瘤(11.6%)或非霍奇金淋巴瘤(5.2%)。72.8% 的患者卵巢刺激采取 GnRHant+来曲唑方案。

表 20.2 不同年龄患者肿瘤治疗前玻璃化冷冻卵母细胞的结局[15]

	年龄组	
	≤35 岁	>35 岁
病例数	42	38
玻璃化冷冻/复苏周期数	42	39
平均年龄±标准差/岁	31.6±2.1	38.0±2.1
卵母细胞存活率/%	81.2	82.7
临床妊娠数/复苏周期数	18/42(42.8%)	15/39(38.5%)
持续妊娠数/复苏周期数	15/42(35.7%)	10/39(25.6%)
活产数/病例数	16/38(42.1%)	9/33(29.0%)

多项回顾性研究发现活产率取决于成熟卵母细胞数量和女性年龄[16,20]。此外,Doyle 等[16]利用不孕女性新鲜和冻存卵母细胞数据估算了适用于临床实践的图表,使患者和医务人员一目了然。该图表详细展示了不同年龄女性卵母细胞复苏周期活产率的变化,<30 岁女性为 8.7%,43~44 岁则降至 1.1%(表 20.3),总体为 6.7%。

表 20.3 不同年龄单个卵母细胞复苏周期活产率[16]

年龄/岁	单个复苏周期活产率/%	年龄/岁	单个复苏周期活产率/%
<30	8.67	38~40	4.47
30~34	8.20	41~42	2.49
35~37	7.33	43~44	1.06

因此,40 岁以后尝试保存生育力的成功率极低。健康人群在 30~35 岁时生育力相对稳定,适宜进行卵母细胞冷冻保存[16]。

成功率与操作人员密切相关,即玻璃化冷冻后高成功率有赖于熟练和安全的冻存操作技术[12,19]。冷冻和/或复苏过程中操作不当,或使用高浓度冷冻保护剂培养过程中未严格遵循时间要求,导致生殖细胞不可逆的损伤,将明显影响卵母细胞存活、受精、胚胎发育、临床妊娠率及活产率。未来可控环境下标准化自动化的玻璃化冷冻可稳定维持高成功率。

尽管大规模长期随访资料有限,现有研究表明,与新鲜卵母细胞周期[7]相比卵母细胞冻存复苏并未增加产科及围产期并发症。

考虑卵母细胞冻存时,需权衡潜在获益、风险及成本。若患者预后不良和/或化疗毒性微弱,仅为心理因素,则不应实施卵巢刺激、取卵和卵母细胞冻存。既往研究表明上述情况下后期卵母细胞使用率极低(表 20.4)。

表 20.4   性腺毒性治疗前冷冻保存卵母细胞的复苏率及妊娠结局[15,21]

	Cobo et al. 2018[15]	Diaz-Garcia et al. 2018[21]
冻存卵母细胞病例数	1 073	1 024
复苏冻存卵母细胞病例数	80/1 073(7.4%)	49/1 024(4.8%)
移植周期数/复苏病例数	58/80(72.5%)	无数据
移植胚胎数/周期	1.4	1.4
胚胎种植率/%	32.5	无数据
临床妊娠/移植周期	24/58(41.4%)	20/49(40.8%)
持续妊娠/移植周期	18/58(31.0%)	16/49(32.6%)
活产数	18/58(31.0%)	16/49(32.6%)

受精卵的冷冻保存

原核期受精卵的冷冻保存

与未受精卵母细胞冷冻保存相比,双原核受精卵(原核期)冷冻保存开展时间长,安全性高,是辅助生殖技术的重要组成部分。

D. I. R(德国体外受精注册机构)2019 年度报告[22]显示,两个原核期受精卵复苏移植后临床妊娠率平均为 28%。减数分裂完成,纺锤体消失,实验室处理卵母细胞难度降低[23]。冷冻保存可采用玻璃化冷冻或慢速冷冻。目前玻璃化冷冻为标准方法。冷冻受精卵适用于婚姻状态稳定的患者。为保护女性患者的独立性,即使婚姻状况稳定,也建议将卵子一分为二(50%冻存受精卵,50%冻存未受精卵母细胞),必要时全部冻存未受精卵母细胞。

胚胎的冷冻保存

胚胎冷冻保存最好选择囊胚期,也应玻璃化冷冻,多数国家已经实施。囊胚复苏存活率约为 97%。单个复苏周期临床妊娠率约为 35%~41%[24],为原核期受精卵的 2 倍,仅约 50%的原核期受精卵可发育至囊胚期,原核期至囊胚期中间阶段的胚胎(卵裂期)冻存效果难以判断。最终选择冻存哪个阶段(卵母细胞,原核期或胚胎期)不仅取决于国家的法律要求,还要尊重患者个人意愿。

结论

随着卵巢刺激方案的更新和玻璃化冷冻技术的发展，2 周内即可获得卵母细胞并进行未受精卵母细胞冻存，也可行原核期受精卵及囊胚冻存。

基于共识，德国、奥地利和瑞士 AWMF 指南[11]发布了关于冻存未受精卵母细胞和/或受精卵用于生育力保存的建议，强度均为+++。如下所述。

- 性腺毒性治疗前行冷冻保存受精卵和未受精卵母细胞是一种切实可行的生殖医学技术。
- 与受精卵冷冻保存相比，未受精卵母细胞冷冻保存并未增加儿童畸形或发育缺陷的发生率。
- 即使患者已婚，也应提供未受精卵母细胞的冷冻保存。

（王珊 译　刘芸 校）

参考文献

1. Lambertini M, Del Mastro L, Pescio MC, Andersen CY, Azim HA Jr, Peccatori FA, et al. Cancer and fertility preservation: international recommendations from an expert meeting. BMC Med. 2016;14:1. https://doi.org/10.1186/s12916-015-0545-7.
2. von Wolff M, Dittrich R, Liebenthron J, Nawroth F, Schüring A, Bruckner T, et al. Fertility-preservation counselling and treatment for medical reasons: data from a multinational network of over 5000 women. Reprod Biomed Online. 2015;31(5):605–12. https://doi.org/10.1016/j.rbmo.2015.07.013. Epub 2015 Aug 11
3. Nawroth F. Aktuell diskutiert: Reproduktionsmedizin. Vitrifikation Geburtshilfe Frauenheilkd. 2015;75(09):883–6. https://doi.org/10.1055/s-0035-1557814.
4. Polat M, Bozdag G, Yarali H. Best protocol for controlled ovarian hyperstimulation in assisted reproductive technologies: fact or opinion? Semin Reprod Med. 2014;32(4):262–71. https://doi.org/10.1055/s-0034-1375178. Epub 2014 Jun 11
5. von Wolff M, Thaler CJ, Frambach T, Zeeb C, Lawrenz B, Popovici RM, et al. Ovarian stimulation to cryopreserve fertilized oocytes in cancer patients can be started in the luteal phase. Fertil Steril. 2009;92(4):1360–5. https://doi.org/10.1016/j.fertnstert.2008.08.011. Epub 2008 Oct 18
6. Cakmak H, Katz A, Cedars MI, Rosen MP. Effective method for emergency fertility preservation: random-start controlled ovarian stimulation. Fertil Steril. 2013;100(6):1673–80. https://doi.org/10.1016/j.fertnstert.2013.07.1992. Epub 2013 Aug 26
7. Iussig B, Maggiulli R, Fabozzi G, Bertelle S, Vaiarelli A, Cimadomo D, et al. A brief history of oocyte cryopreservation: arguments and facts. Acta Obstet Gynecol Scand. 2019;98(5):550–8. https://doi.org/10.1111/aogs.13569. Epub 2019 Mar 25
8. Oktay K, Harvey BE, Partridge AH, Quinn GP, Reinecke J, Taylor HS, et al. Fertility preservation in patients with cancer: ASCO clinical practice guideline update. J Clin Oncol. 2018;36(19):1994–2001. https://doi.org/10.1200/JCO.2018.78.1914. Epub 2018 Apr 5
9. Martinez F, International Society for Fertility Preservation Working Group. Update on fertility preservation from the Barcelona International Society for Fertility Preservation-ESHRE-ASRM 2015 expert meeting: indications, results and future perspectives. Fertil Steril. 2017;108(3):407–415.e11. https://doi.org/10.1016/j.fertnstert.2017.05.024. Epub 2017 Jul 21

10. von Wolff M, Germeyer A, Liebenthron J, Korell M, Nawroth F. Practical recommendations for fertility preservation in women by the FertiPROTEKT network. Part II: fertility preservation techniques. Arch Gynecol Obstet. 2018;297(1):257–67. https://doi.org/10.1007/s00404-017-4595-2. Epub 2017 Nov 27

11. Deutsche Gesellschaft für Gynäkologie und Geburtshilfe (DGGG), Deutsche Gesellschaft für Reproduktionsmedizin (DGRM), Deutsche Gesellschaft für Urologie (DGU). Leitlinie: Fertilitätserhaltung bei onkologischen Therapien. Level S2k, AWMF Register Nr. 015/082, November 2017. http://www.awmf.org/leitlinien/detail/ll/015-082.html.

12. LPE S, Porcu E, Patrizio P, Vigiliano V, de Luca R, d'Aloja P, Spoletini R, Scaravelli G. Human oocyte cryopreservation with slow freezing versus vitrification. Results from the National Italian Registry data, 2007–2011. Fertil Steril. 2014;102(1):90–95.e2. https://doi.org/10.1016/j.fertnstert.2014.03.052. Epub 2014 Apr 29

13. Glujovsky D, Riestra B, Sueldo C, Fiszbajn G, Repping S, Nodar F, et al. Vitrification versus slow freezing for women undergoing oocyte cryopreservation. Cochrane Database Syst Rev. 2014;9:CD010047. https://doi.org/10.1002/14651858.CD010047.pub2.

14. Cobo A, García-Velasco JA, Coello A, Domingo J, Pellicer A, Remohí J. Oocyte vitrification as an efficient option for elective fertility preservation. Fertil Steril. 2016;105:755–64.e8. https://doi.org/10.1016/j.fertnstert.2015.11.027. Epub 2015 Dec 10

15. Cobo A, García-Velasco JA, Domingo J, Pellicer A, Remohí J. Elective and onco-fertility preservation: factors related to IVF outcomes. Hum Reprod. 2018;33(12):2222–31. https://doi.org/10.1093/humrep/dey321.

16. Doyle JO, Richter KS, Lim J, Stillman RJ, Graham JR, Tucker MJ. Successful elective and medically indicated oocyte vitrification and warming for autologous in vitro fertilization, with predicted birth probabilities for fertility preservation according to number of cryopreserved oocytes and age at retrieval. Fertil Steril. 2016;105(2):459–66.e2. https://doi.org/10.1016/j.fertnstert.2015.10.026. Epub 2015 Nov 18

17. Coello A, Pellicer A, Cobo A. Vitrification of human oocytes. Minerva Ginecol. 2018;70(4):415–23. https://doi.org/10.23736/S0026-4784.18.04218-1. Epub 2018 Mar 8. Review

18. Cil AP, Bang H, Oktay K. Age-specific probability of live birth with oocyte cryopreservation: an individual patient data meta-analysis. Fertil Steril. 2013;100:492–9.e3. https://doi.org/10.1016/j.fertnstert.2013.04.023. Epub 2013 May 24

19. Solé M, Santaló J, Boada M, Clua E, Rodríguez I, Martínez F, et al. How does vitrification affect oocyte viability in oocyte donation cycles? A prospective study to compare outcomes achieved with fresh versus vitrified sibling oocytes. Hum Reprod. 2013;28(8):2087–92. https://doi.org/10.1093/humrep/det242. Epub 2013 Jun 5

20. Goldman RH, Racowsky C, Farland LV, Munné S, Ribustello L, Fox JH. Predicting the likelihood of live birth for elective oocyte cryopreservation: a counseling tool for physicians and patients. Hum Reprod. 2017;32(4):853–9. https://doi.org/10.1093/humrep/dex008.

21. Diaz-Garcia C, Domingo J, Garcia-Velasco JA, Herraiz S, Mirabet V, Iniesta I, et al. Oocyte vitrification versus ovarian cortex transplantation in fertility preservation for adult women undergoing gonadotoxic treatments: a prospective cohort study. Fertil Steril. 2018;109(3):478–485.e2. https://doi.org/10.1016/j.fertnstert.2017.11.018. Epub 2018 Feb 7

22. Jahrbuch 2017 des Deutschen IVF-Registers. J Reproduktionsmed Endokrinol 2019;16: modifizierter Nachdruck aus Nummer 6: 279-315// ISSN 1810-2107, Sonderheft 1 2019. https://www.deutsches-ivf-register.de/perch/resources/dir-jahrbuch-2018-deutsch-4.pdf.

23. Nawroth F. Social freezing. Berlin: Springer Verlag; 2015ISBN 978-3-658-09892-6. https://doi.org/10.1007/978-3-658-09892-6.

24. Cobo A, de los Santos MJ, Castelló D, Gámiz P, Campos P, Remohí J. Outcomes of vitrified early cleavage-stage and blastocyst-stage embryos in a cryopreservation program: evaluation of 3,150 warming cycles. Fertil Steril. 2012;98(5):1138–46.e1. https://doi.org/10.1016/j.fertnstert.2012.07.1107. Epub 2012 Aug 3

第 21 章　卵巢组织取材

Michael von Wolff　Jana Liebenthron

引言

卵巢组织的取材、冻存与移植是一项成熟的标准化生殖医学技术,适用于医源性早发性卵巢功能不全且有生育需求的青春期后患者。目前借助此技术出生的人数已超过 170 人,仅在 2017 年全球出生的婴儿数就超过了 130 人[1]。该技术是生育力保存的重要手段,在卓有成效之余也有不足之处(表 21.1)。卵巢组织移植能暂时恢复内源性激素的分泌,可获得自然妊娠,也会减轻围绝经期症状。该技术的主要优势在于短时间内即可取材,患者无需准备,且不受月经时间限制。

表 21.1　**卵巢组织取材及冻存的优势与不足**

优势	不足
手术及恢复需 0.5~1 周,月经周期任何时段均可实施	全身麻醉下侵入性手术增加免疫抑制和凝血功能障碍患者的风险
流程明确	成功率取决于卵巢储备功能,年龄上限约 35~38 岁
费用低于卵巢刺激/卵母细胞冻存	卵巢组织可能携带肿瘤细胞,有复发风险
无需阴道超声	血液系统恶性肿瘤和卵巢转移高风险疾病中尚处于试验阶段
适用于儿童	儿童卵巢较小,需切除整个卵巢
极具发展潜力	

青春期前和年轻女性均可获益。据文献报道,<20 岁女性卵巢组织冻存出生婴儿数已有 10 例[2],也有卵巢组织移植用于诱导青春期发育的个案报道[3]。

卵巢组织取材应遵循以下原则:需多则多,需少则少。即使少量组织也可获得妊娠,且不降低自然妊娠率(未移植),因此多数中心只切除和冻存半个卵巢组织。

卵巢组织移植引入肿瘤细胞的风险

理论上,冻存卵巢组织有可能携带肿瘤细胞,卵巢组织移植则存在引入肿瘤细胞的风险。因此需取小块组织行组织病理学检查以排除卵巢转移。

无论组织学及后续检查结果如何,均应告知患者取材的卵巢组织携带肿瘤细胞的风险。

因肿瘤生物学行为不同,根据既往文献将卵巢转移风险进行了分类。德国-奥地利-瑞士 AWMF-S2k 指南[4] 和 Dolmann & Masciangelo 2018[5] 风险分类见表 21.2。

表 21.2　不同肿瘤卵巢转移风险[4-5]

高风险	中风险	低风险
白血病	乳腺癌Ⅳ期,尤其是小叶型乳腺癌	乳腺癌Ⅰ~Ⅲ期,尤其是导管型乳腺癌
神经母细胞瘤	尤其是晚期结直肠癌	宫颈鳞状细胞癌
伯基特淋巴瘤	胃癌	霍奇金淋巴瘤
卵巢癌	宫颈腺癌 非霍奇金淋巴瘤 尤因肉瘤 卵巢交界性肿瘤	横纹肌肉瘤 软组织肉瘤

血液系统恶性疾病的卵巢组织冻存

血液系统恶性疾病(白血病等)行生育力保存的难度较大,由于促性腺激素释放激素激动剂(GnRHa)在干细胞移植中效果欠佳,且窗口期太短,无法行卵巢刺激,因此除出血高风险患者可采用 GnRHa 外,还可尝试实验性卵巢组织冻存。

卵巢组织取材可在化疗前进行,也可在诱导化疗和清髓化疗间的时间窗内进行。化疗前取材更适用于年轻女性,期待随着时间的推移新技术的出现,可将患者卵巢移植风险降低为零(详见第 27 章)。小剂量化疗不会显著降低卵巢功能,因此可在诱导化疗后取材(详见"化疗后卵巢组织冻存"一节）。然而诱导化疗后卵巢组织仍有携带肿瘤细胞的风险。

　　Shapira 等[6]首次报道了白血病患者卵巢组织移植后的分娩,经过详尽的分子生物学检测,卵巢组织中携带肿瘤细胞的可能性极小,移植后白血病并未复发。

　　然而,Gook 等[7]在小鼠实验中发现:①白血病卵巢组织中几乎均携带肿瘤细胞;②活检结果不适用于待移植组织;③肿瘤细胞植入可导致白血病复发。

　　目前不推荐卵巢组织移植应用于白血病和其他血液系统恶性疾病的患者。仅在治疗后评估卵巢携带肿瘤细胞风险极低时,才可实施卵巢组织冻存;或对于非常年轻的患者,估计需要卵巢组织移植时,避免移植导致肿瘤细胞扩散的新技术已经成熟,方可选择卵巢组织冻存。

化疗后卵巢组织冻存

　　有些疾病需紧急化疗,因此化疗前无法行生育力保存;还有些患者改变意愿,化疗后才决定采取生育力保存措施;或小剂量化疗后希望行卵母细胞或卵巢组织冻存。

　　上述情况不适宜卵母细胞冻存,尤其是使用烷化剂者。初级卵泡发育至成熟期三级卵泡需 3 个月,因此卵母细胞冻存最早于化疗结束后 3 个月实施。未受损原始卵泡可在组织移植后发育成熟,因此卵巢组织冻存是可行的。

　　Poirot 等[8]的研究中 22 名女性(多为淋巴瘤)化疗后行卵巢组织取材,其中 20 名接受了烷化剂治疗,化疗后(如 ABVD 方案)卵巢组织冻存,再行干细胞移植。与冻存前未行化疗的患者相比,化疗后行冻存卵巢组织移植,组织活性持续时间缩短,但其他指标(包括妊娠率)并无差异。

　　Meirow 等[9]发表的一项研究中,10 名女性小剂量初始化疗后行卵巢组织取材,之后进行移植,结果显示妊娠率与未化疗组无差异。

　　上述数据表明轻度性腺毒性化疗后可行卵巢组织冻存。

获益和风险

　　卵巢组织取材简单、快速且有效,卵巢组织取材和冻存技术已经成熟。

　　卵巢组织取材风险较低,在某些肿瘤(如白血病),因感染和出血高风险而取材风险相应增加。

　　FertiPROTEKT 资料显示,每 500 例腹腔镜卵巢组织取材可能出现 1 例因并发症重返手术室再次手术[10]。手术风险高、合并免疫功能低下及凝血功能

障碍的儿童及女性行卵巢取材的比例相对较低[11]，因此难以评估群体风险。

卵巢组织取材和冻存需权衡潜在获益、风险及成本。不应对预后不良和/或受心理因素影响（无或仅轻度性腺毒性化疗，但顾虑影响生育力）的患者实施卵巢组织取材。

获益主要体现在卵巢组织移植后续应用中。以往研究发现冻存组织利用率极低（表 21.3），也许将来利用率会有所提高。由于组织通常保存数年后才会复苏，低利用率表明需严格掌握卵母细胞及卵巢组织取材和冻存适应证（详见第 5 章和第 20 章）。

表 21.3　单份冻存组织的复苏率和移植率

研究	冻存总例数	移植患者总例数	移植患者例数/冻存总例数	分娩≥1 次患者例数/冻存总例数
Van der Ven et al. 2016 (*FertiPROTEKT*)[12]	2 500	49	49/2 500（1.9%）	15/2 500（0.6%）
Jadoul et al. 2017[13]	545	21	21/545（3.9%）	7/545（1.3%）
Diaz-Garcia et al. 2018[14]	800	44	44/800（5.5%）	8/800（1.0%）
总计	3 845	114	114/3 845（2.9%）	30/3 845（0.8%）

卵巢组织冻存与卵母细胞冻存

多数女性均可行卵巢组织冻存及卵巢刺激后卵母细胞冻存，具体方案应根据就诊中心的技术和综合能力决定。当然，具体到个例，可首选某项技术或仅行某项技术（表 21.4）。

表 21.4　选择卵巢组织或卵母细胞冻存的决定因素

因素	首选卵巢组织冻存	首选卵母细胞冻存
年龄	青春期前/围青春期	>35 岁
健康状况	卵巢刺激风险大	气管插管麻醉风险大
时间窗	<2 周	≥2 周
卵巢转移风险	卵巢携带肿瘤细胞风险低	卵巢携带肿瘤细胞风险高
化疗	已开始化疗	
放疗		盆腔放疗（子宫未暴露）
阴道状况	处女膜完整	

因为冻存卵巢组织移植需腹腔镜手术,所以以妊娠为目标的患者更愿意接受卵母细胞冷冻(详见第 20 章)(表 21.3)。

若患者需要高性腺毒性治疗,可卵巢刺激/卵母细胞冻存与卵巢组织取材/冻存相结合。两种方式可相继进行,推荐先行卵巢组织取材/冻存,再行卵巢刺激。因为行刺激卵巢后组织质量降低,而先行卵巢组织取材不影响卵母细胞质量。通常先取单侧卵巢组织的 50% 冻存,之后(即 2~3 天后)开始卵巢刺激(详见第 19 章)。

临床操作流程

取材前

卵巢组织取材前,超声测量窦卵泡计数(AFC),最好同时测量血清抗米勒管激素(AMH)评估卵巢储备功能。若卵巢储备功能有限,应避免卵巢组织冻存。术前检查明确是否有成熟卵泡并定位,确定是否有黄体或病理性改变。存在黄体或病理性改变的一侧卵巢最好不要取材,因其出血风险较大,而且卵巢组织质量可能更低。

取材前排除乙型肝炎/丙型肝炎或 HIV 感染,德国还要求排除梅毒螺旋体感染。

取材

因亚甲蓝对卵泡和卵母细胞的影响尚未明确,术中检查输卵管通畅度首选生理盐水。若单侧输卵管阻塞,应行患侧卵巢取材。不应在输卵管通畅侧取材以免降低自然受孕率。

取材可切除整个卵巢或 50% 卵巢组织。若患者健康状况良好,通常可采用门诊腹腔镜手术。单侧卵巢切除仅适用于卵巢体积小而无法行部分切除的儿童,或高性腺毒性治疗导致卵巢功能完全丧失风险极高的患者。*Fer-tiPROTEKT* 资料显示,2018 年仅 3% 的女性接受单侧卵巢切除术[15]。

卵巢切除时应结扎或使用血管夹夹闭卵巢血管,而不使用电凝(图 21.1)[16]。

切除 50% 卵巢时,抓钳钳夹卵巢腹侧,沿卵巢长轴平整切除组织(减少出血),经 12mm 穿刺套管取出,并立即置入准备好的转移液(4~8℃)中。

若创面中心出血,应警惕止血损伤卵巢髓质血管导致剩余卵巢坏死的风险,因此创面无需凝血及缝合。卵巢周围粘连可能会导致生育力下降,所以应避免切除双侧卵巢组织。

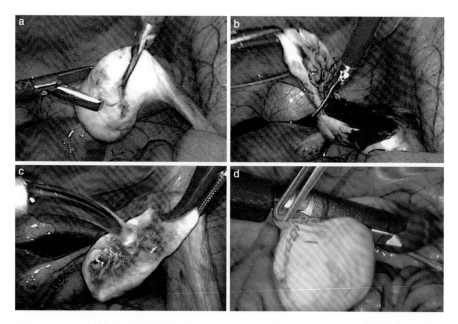

图 21.1 a~c:腹腔镜部分卵巢切除术。抓钳一次钳夹到位,固定卵巢组织(a),尖头剪刀切除 50% 卵巢,创面整齐干净,必要时再次钳夹固定卵巢(b),出血点双极电凝并反复冲洗(c),创面不缝合(University Women's Hospital Bern)。d:EndoGIA 吻合器处理创面[16](with permission of Catherine Poirot and Anne Fortin, Paris)

(程姣姣 译　阮祥燕 校)

参考文献

1. Donnez J, Dolmans MM. Fertility preservation in women. N Engl J Med. 2017;377:1657–65.
2. Corkum KS, Rhee DS, Wafford QE, Demeestere I, Dasgupta R, Baertschiger R, et al. Fertility and hormone preservation and restoration for female children and adolescents receiving gonadotoxic cancer treatments: a systematic review. J Pediatr Surg. 2019;54:2200–9.
3. von Wolff M, Stute P, Flück C. Autologous transplantation of cryopreserved ovarian tissue to induce puberty-the endocrinologists' view. Eur J Pediatr. 2016;175:2007–10.
4. Deutsche Gesellschaft für Gynäkologie und Geburtshilfe (DGGG), Deutsche Gesellschaft für Reproduktionsmedizin (DGRM), Deutsche Gesellschaft für Urologie (DGU). Leitlinie: Fertilitätserhaltung bei onkologischen Therapien. Level S2k, AWMF Register Nr. 015/082, November 2017. http://www.awmf.org/leitlinien/detail/ll/015-082.html.
5. Dolmans MM, Masciangelo R. Risk of transplanting malignant cells in cryopreserved ovarian tissue. Minerva Ginecol. 2018;70:436–43.
6. Shapira M, Raanani H, Barshack I, Amariglio N, Derech-Haim S, Marciano MN, et al. First delivery in a leukemia survivor after transplantation of cryopreserved ovarian tissue, evaluated for leukemia cells contamination. Fertil Steril. 2018;109:48–53.
7. Gook D, Westerman D, McBean M, Hughes V, Stern K. Potential leukaemic contamination in cryopreserved ovarian tissue. Hum Reprod. 2018;33(Suppl 1):i38–9.
8. Poirot C, Fortin A, Lacorte JM, Akakpo JP, Genestie C, Vernant JP, CAROLéLISA Cooperative

Group, et al. Impact of cancer chemotherapy before ovarian cortex cryopreservation on ovarian tissue transplantation. Hum Reprod. 2019;34:1083–94.

9. Meirow D, Ra'anani H, Shapira M, Brenghausen M, Derech Chaim S, Aviel-Ronen S, et al. Transplantations of frozen-thawed ovarian tissue demonstrate high reproductive performance and the need to revise restrictive criteria. Fertil Steril. 2016;106:467–74.

10. Lawrenz B, Jauckus J, Kupka MS, Strowitzki T, von Wolff M. Fertility preservation in >1,000 patients: patient's characteristics, spectrum, efficacy and risks of applied preservation techniques. Arch Gynecol Obstet. 2011;283:651–6.

11. von Wolff M, Dittrich R, Liebenthron J, Nawroth F, Schüring AN, Bruckner T, et al. Fertility-preservation counselling and treatment for medical reasons: data from a multinational network of over 5000 women. Reprod Biomed Online. 2015;31:605–12.

12. Van der Ven H, Liebenthron J, Beckmann M, Toth B, Korell M, Krüssel J, et al. FertiPROTEKT network. Ninety-five orthotopic transplantations in 74 women of ovarian tissue after cytotoxic treatment in a fertility preservation network: tissue activity, pregnancy and delivery rates. Hum Reprod. 2016;31:2031–41.

13. Jadoul P, Guilmain A, Squifflet J, Luyckx M, Votino R, Wyns C, et al. Efficacy of ovarian tissue cryopreservation for fertility preservation: lessons learned from 545 cases. Hum Reprod. 2017;32:1046–54.

14. Diaz-Garcia C, Domingo J, Garcia-Velasco JA, Herraiz S, Mirabet V, Iniesta I, et al. Oocyte vitrification versus ovarian cortex transplantation in fertility preservation for adult women undergoing gonadotoxic treatments: a prospective cohort study. Fertil Steril. 2018;109:478–85.e2.

15. Germeyer A, Dittrich R, Liebenthron J, Nawroth F, Sänger N, Suerdieck M, von Wolff M. D.I.R. annual report 2018. J Reprod Med Endocrinol. 2019;16:41–4.

16. Fortin A, Azaïs H, Uzan C, Lefebvre G, Canlorbe G, Poirot C. Laparoscopic ovarian tissue harvesting and orthotopic ovarian cortex grafting for fertility preservation: less is more. Fertil Steril. 2019;111:408–10.

第 22 章　卵巢组织的转运、冷冻与保存

Jana Liebenthron

引言

目前所知,自动植冰的卵巢组织慢速冷冻,有利于控制冰晶形成、维持细胞内液与低浓度冷冻保护剂中未结晶液体间的平衡。经过慢速、精确调控的降温,细胞逐步脱水,因此可防止细胞内冰晶形成,避免细胞的不可逆损伤。达到平衡的时间与众多因素相关,包括组织中单个细胞体积、组织表面积与体积比、细胞膜通透性等,它们共同决定了组织特定的降温速率。卵巢组织冻存是为了使细胞代谢可逆性停留在−196℃水平,保存卵泡中生殖细胞结构与遗传信息完整性,并在冻存复苏后获得较高的存活率,并确保操作可重复性强。

离体卵巢组织冻存前保存与转运

卵巢组织离体后,立即置入无菌、合格的转移液中(如 Custodiol®, Dr. Franz Köhler Chemie GmbH, Bensheim, Germany),4~8℃转运至卵巢组织冻存中心,交由技术熟练的专业人员进行高质量标准化处理、冷冻及保存。据目前技术要求,中心应配备相应设施确保各项操作的顺利进行,包括标签打印、冷冻、保存及活性检测等(详见"卵巢组织冻存库关于组织处理、冷冻与保存的要求"一节)。

若取材医院未开展卵巢组织处理、冷冻及保存,FertiPROTEKT 协作网可提供专业对外合作的卵巢组织冻存中心。

取材后,立即采用特殊转运箱进行离体卵巢组织转运,确保冷链不间断(图 22.1)。研究表明,24 小时内低温转运卵巢组织(必要时连夜转运)不影响卵泡活性与移植成功率[1-3]。此外,温度监测仪需持续记录转运箱内温度。这种运输系统的优势是转运箱牢固且易于搬运,缺点是需根据冻存中心情况,优化各取材医院的组织流程。近期研究显示[2],若蓄冷板处理及存

储不当导致转运箱内无法 4~8℃恒温,则标本转运条件无法达到最佳。若正确使用该方法转运,卵巢组织活性检测结果良好且移植后妊娠率较高,这充分表明该转运系统运作良好。此外,不间断冷链转运无明确限制条件[2]。

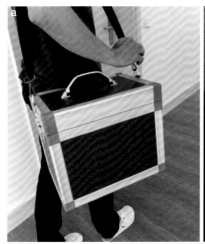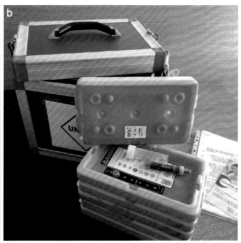

图 22.1　a:不间断冷链转运箱。b:箱内含有三对蓄冷板(2~8℃中预冷),温度监测仪,装有转移液的卵巢组织转运瓶,检测抗米勒管激素血样及说明书

　　国际上其他冻存中心也会采用不同的转运方法,如丹麦将离体卵巢组织置于密封容器中0℃冰上转运,空运或陆运 4~5 小时内到达冻存中心[4]。该方法优势在于冰面温度稳定,技术差错导致运输温度过高的可能性小。在丹麦,该方法转运的卵巢组织冻存移植后也获得了较高妊娠率[5],可见该运输方法也不会导致相关的组织损伤[1]。

　　以上两种转运方法的妊娠率及活产率与国际其他中心相似。

卵巢组织的处理

　　卵巢组织处理必须在无菌 II 级超净工作台中进行。超净工作台洁净室的洁净度工作时应达到“ISO 等级 7/GMP B 级”,静止时达到 C 级。理想情况下,卵巢组织处理应在独立的实验室进行,出入口设置气闸室,实验室内无污染,且该室仅用于卵巢组织冷却处理(如使用恒温冷却板,UKH602,FRYKA Kältetechnik GmbH,Esslingen,Germany)。

　　卵巢组织处理过程中,应用解剖刀与无齿镊小心去除大部分卵巢髓质,保留皮质(图 22.2),保留一层较薄的髓质来为卵巢组织复苏移植后血管形成提供框架[6]。然后,将卵巢皮质处理为每片约 4mm×8mm×1mm 的长方体,在冻存液中冷却、缓冲、转移至含有相同冻存液的冻存管内[2,7-9]。

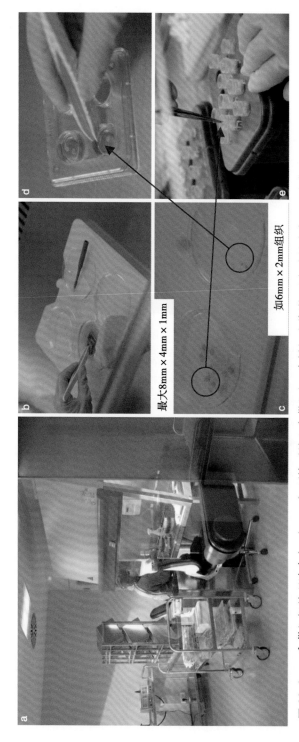

图22.2 a:卵巢组织处理洁净室。b:2~4℃环境下处理卵巢组织,降低细胞代谢,避免冷链中断。c:卵巢组织处理。d:取标准大小样本便于质控。e:将卵巢组织移至冻存管内,进行慢速冷冻

卵巢组织的冷冻与保存

采用 Gosden 团队[10]改良的电脑自动化慢速冷冻程序（如 IceCube 14S-A,SY-LAB, Neupurkersdorf, Austria）进行卵巢组织冷冻,最后可持久置于 -196℃气相液氮罐中保存。

选择冻存液非常重要,可显著影响低温冷冻技术的实施效果。经评估冻存复苏后卵巢组织中生殖细胞的存活率、组织形态与细胞结构,目前最佳冻存液为含 DMSO、基础培养液及添加蛋白质的冻存液[2,7-9]。

质量控制

冻存前后卵巢皮质功能评估

肿瘤治疗前卵巢取材的卵巢皮质内卵泡储备越多,生育力保存成功率越高,卵巢组织移植后妊娠率及活产率越高。卵巢储备可通过超声窦卵泡数(AFC)、卵巢体积、AMH 水平、患者年龄、卵巢组织中原始卵泡与初始卵泡密度等指标进行评估。

因此,卵巢组织处理过程中需从皮质片的不同部位留取标准大小样本用于检测（如 6mm×2mm×1mm 样本)[11],将其平均分为两份（每份 3mm×2mm×1mm),分别用于新鲜组织检测及冻存,冻存复苏后标本进行活性检测,如钙黄绿素-乙酰氧基甲酯染色剂[11]（图 22.3)[2,8-9]。

通过新鲜样本与复苏后样本的活性检测结果,结合患者冻存时年龄、AMH 水平及 AFC 数量等,确定移植的皮质片数。一般情况下,每次移植组织量约占单个卵巢的 15%~20%（单侧卵巢为 100%)。例如,1 例患者取材单侧卵巢的 50%,处理为 10 片 4mm×8mm×1mm 的皮质片进行冻存,首次移植时一般复苏移植 3 片。若患者卵泡密度较低,且患者冻存时年龄较大（如>30 岁),则增加移植片数至 4~5 片,约为单侧卵巢的 20%~25%（单侧卵巢为 100%)[11]。

活性检测还用于评估卵巢组织在取材手术、转运、处理及冻存过程中是否受到相关损伤（卵泡与卵母细胞丢失)[2,8]。

此外,还可行体外检测评估卵巢组织整体功能,只有完整的卵巢皮质才能供应并支持卵泡生长,如冻存前后进行标准皮质样本的体外葡萄糖摄取试验。还可测定皮质样本培养上清液中雌二醇和孕酮水平[12]。

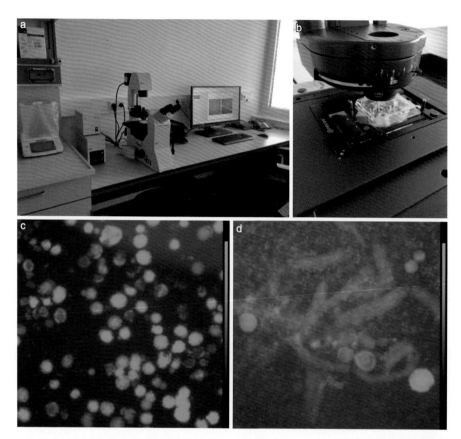

图 22.3　a:卵巢组织冻存前后采用倒置荧光显微镜评估标准大小卵巢皮质样本的卵泡储备情况。b:胶原酶消化每个孔内 3mm×2mm 样本,行钙黄绿素-乙酰氧基甲酯染色。c:1 例青春期前患者原始卵泡与初级卵泡的活性荧光染色。d:黄体皮质内血管及少量卵泡

卵巢组织冻存设备的质量检验

定期对仪器设备进行质检,确保冻存中心的卵巢组织处理、冷冻及复苏等操作始终保持稳定的高水平运转。

*Ferti*PROTEKT 协作网建议,冻存中心在临床开展该技术之前,应通过卵巢组织冻存复苏后裸鼠异种移植实验进行技术验证,以证实冻存复苏后组织中卵泡仍具备良好的发育潜能。

卵巢组织冻存库关于组织处理、冷冻与保存的要求

- 冻存库须根据当前科学技术要求配备相应仪器设备,确保卵巢组织冻存相关操作得以开展,包括标签打印、组织处理、冷冻、保存及活性检测等。

- 卵巢组织处理须在无菌 Ⅱ 级超净工作台中进行[7-8]。超净工作台洁净室的洁净度工作时应达到"ISO 等级 7/GMP B 级",静止时达到 C 级[13]。理想情况下,卵巢组织处理应在独立的实验室进行,出入口设置气闸室,实验室内无污染,且该室仅用于卵巢组织冷却处理。
- 按照 GMP (Good Manufacturing Practice) 标准,须在冻存前确定患者的感染状况为阴性(排除乙型肝炎、丙型肝炎、HIV 感染,在德国还需要排除梅毒螺旋体感染)。
- 冻存前测定患者的血清 AMH 水平、超声 AFC,并结合患者年龄、卵巢组织中原始卵泡与初级卵泡密度,评估卵巢储备功能,为将来卵巢组织移植方案作准备(详见"冻存前后卵巢皮质功能评估"一节)[7-8]。
- 建立检测卵巢组织中原始卵泡与初级卵泡密度的方法,确保取材手术、转运、处理及冻存未导致卵泡与卵母细胞的相关损伤[9]。
- 卵巢组织相关材料需书面质量评估通过后方可使用。卵巢组织取材时,必须取少量标本进行组织病理学检查,以排除组织中携带肿瘤细胞或转移[7-8]。
- 符合验证标准的质量管理体系应满足以上要求。

（杜娟 译　阮祥燕 校）

参考文献

1. Schmidt KL, Ernst E, Byskov AG, Nyboe AA, Yding AC. Survival of primordial follicles following prolonged transportation of ovarian tissue prior to cryopreservation. Hum Reprod. 2003;18(12):2654–9. https://doi.org/10.1093/humrep/deg500.
2. Liebenthron J, Montag M, Reinsberg J, Köster M, Isachenko V, van der Ven K, et al. Overnight ovarian tissue transportation for centralized cryobanking: a feasible option. Reprod Biomed Online. 2019;38(5):740–9. https://doi.org/10.1016/j.rbmo.2019.01.006. Epub 2019 Jan 19
3. von Wolff M, Andersen CY, Woodruff TK, Nawroth F. *Ferti*PROTEKT, Oncofertility consortium and the Danish fertility-preservation networks - what can we learn from their experiences? Clin Med Insights Reprod Health. 2019;13:1179558119845865. https://doi.org/10.1177/1179558119845865. eCollection 2019
4. Rosendahl M, Schmidt KT, Ernst E, Rasmussen PE, Loft A, Byskov AG, et al. Cryopreservation of ovarian tissue for a decade in Denmark: a view of the technique. Reprod Biomed Online. 2011;22(2):162–71. https://doi.org/10.1016/j.rbmo.2010.10.015. Epub 2010 Nov 16
5. Gellert SE, Pors SE, Kristensen SG, Bay-Bjørn AM, Ernst E, Yding AC. Transplantation of frozen-thawed ovarian tissue: an update on worldwide activity published in peer-reviewed papers and on the Danish cohort. J Assist Reprod Genet. 2018;35(4):561–70. https://doi.org/10.1007/s10815-018-1144-2. Epub 2018 Mar 1
6. Donnez J, Dolmans MM. Ovarian tissue freezing: current status. Curr Opin Obstet Gynecol. 2015;27(3):222–30. https://doi.org/10.1097/GCO.0000000000000171. Review
7. Bastings L, Liebenthron J, Westphal JR, Beerendonk CC, van der Ven H, Meinecke B, et al. Efficacy of ovarian tissue cryopreservation in a major European center. J Assist Reprod Genet. 2014;31(8):1003–12. https://doi.org/10.1007/s10815-014-0239-7. Epub 2014 Jun 14
8. Beckmann MW, Lotz L, Toth B, Baston-Büst DM, Fehm T, Frambach T, et al. Concept

paper on the technique of cryopreservation, removal and transplantation of ovarian tissue for fertility preservation. Geburtshilfe Frauenheilkd. 2019;79(1):53–62. https://doi.org/10.1055/a-0664-8619. Epub 2018 Oct 9

9. Deutsche Gesellschaft für Gynäkologie und Geburtshilfe (DGGG), Deutsche Gesellschaft für Reproduktionsmedizin (DGRM), Deutsche Gesellschaft für Urologie (DGU). Leitlinie: Fertilitätserhaltung bei onkologischen Therapien. Level S2k, AWMF Register Nr. 015/082, November 2017. http://www.awmf.org/leitlinien/detail/ll/015-082.html.

10. Gosden RG, Baird DT, Wade JC, Webb R. Restoration of fertility to oophorectomized sheep by ovarian autografts stored at −196°C. Hum Reprod. 1994;9:597–603. https://doi.org/10.1093/oxfordjournals.humrep.a138556.

11. Liebenthron J, Reinsberg J, van der Ven H, Saenger N, Kruessel JS, von Wolff M. Serum anti-Mullerian hormone concentration and follicle density throughout reproductive life and in different diseases - implications in fertility preservation. Hum Reprod. 2019;34(12):2513–22. https://doi.org/10.1093/humrep/dez215.

12. Isachenko E, Isachenko V, Nawroth F, Rahimi G, Weiss JM. Effect of long-term exposure at suprazero temperatures on activity and viability of human ovarian cortex. Fertil Steril. 2009;91(4 Suppl):1556–9. https://doi.org/10.1016/j.fertnstert.2008.09.068. Epub 2008 Nov 20

13. Mortimer D, Cohen J, Mortimer ST, Fawzy M, McCulloh DH, Morbeck DE, et al. Cairo consensus on the IVF laboratory environment and air quality: report of an expert meeting. Reprod Biomed Online. 2018;36(6):658–74. https://doi.org/10.1016/j.rbmo.2018.02.005. Epub 2018 Mar 2

第23章　卵巢组织移植

Michael von Wolff

引言

冷冻保存的卵巢组织可移植,在体内或体外环境下生成卵母细胞,亦可利用卵巢组织产生的激素诱导青春期发育或行短期激素替代治疗。

原始卵泡体外培养生成卵母细胞的操作仍处于实验阶段,在第27章中有描述。卵巢组织移植诱导青春期发育或作为短期激素替代治疗一经提出就因其更符合生理而引起业界重视。然而,该技术尚有许多不足之处,存在争议(详见"移植取代激素替代治疗"一节)。

卵巢组织腹腔内移植、移植后自然妊娠或IVF辅助妊娠在很多国家得到认可。由于腹腔内的压力和温度最利于卵泡发育,因此首选将卵巢组织移植至腹腔。最理想者为原位移植,即移植至盆腔,这有利于自然妊娠(表23.1)。

表 23.1　**卵巢组织移植的优缺点**

移植的优点	移植的缺点
自然妊娠	因资料有限,移植后妊娠率尚缺乏精确数据
重复移植	卵巢组织移植临床流程尚未标准化,如移植位置选择、手术操作技巧和移植卵巢组织量

获益和风险

获益

关于评估卵巢组织移植效果的数据有限。迄今为止公布的病例数据显示移植成功率相似,据此可推测移植后分娩率。2016年以来发表的大型研究(表23.2)显示25%的女性在卵巢组织移植后生育一个孩子。

表 23.2　卵巢组织移植后妊娠率及分娩率

研究	移植病例数	移植成功病例数	总妊娠次数	至少一次妊娠病例数	至少一次自然妊娠病例数	至少一次活产病例数
Van der Veen et al. 2016(Germany, Fer-tiPROTEKT)[1]	49	33(67.3%)	21	16(32.7%)	13	15(30.3%)
Meirow et al. 2016(Israel)[2]	20	19(95%)	16	10(50%)	3	6(30%)
Jadoul et al. 2017(Belgium)[3]	21	无数据	无数据	7(33.3%)	无数据	7(33.3%)
Diaz-Garcia et al. 2018(Spain,IVI)[4]	44	20(45.4%)	15	12(27.3%)	7	8(18.2%)
Gellert et al. 2018(Denmark)[5]	89	无数据	33	23(25.4%)	无数据	16(18%)
Fortin et al. 2019(France)[6]	34	30(88.2%)	15	10(29.4%)	9	10(29.4%)
总计	257	102/147(69.4%)		72/257(28%)	32/48(66.7%)	62/257(24.1%)

卵巢组织移植后妊娠多为自然妊娠,这与卵巢组织移植于卵巢窝或卵巢原位有关。表 23.2 中的研究显示自然妊娠率可达 66.7%。Gellert 等[5] 的全球移植中心的调查显示自然妊娠率为 46%。当然,该数据不能完全排除部分与卵巢组织移植无关的妊娠。

移植后鼓励自然妊娠而非 IVF,原因如下:自然周期(Natural cycle,NC)IVF 治疗的数据[7] 显示,35 岁以下女性每次 NC-IVF 的妊娠率约为 30%。但是每两个周期才能治疗一次,所以每个周期妊娠率在 15% 左右,仅为自然妊娠率的一半。因此,无 IVF 指征的单卵泡 IVF 妊娠率低于自然妊娠。此外,多数高促性腺激素女性卵巢组织移植后 IVF 的成功率低于正常促性腺激素女性[2,8]。因此,若患者月经周期规律、输卵管通畅且男方精液正常,应首先尝试自然妊娠。

2016 年 Vander Ven 等[1] 认为卵巢组织移植成功率取决于冻存时女性的年龄。数据显示移植成功率的年龄依赖性很强,35 岁以上者成功率显著下降,<35 岁女性为 37.8%,而≥35 岁仅为 15.4%。

如 FertiPROTEKT 协作网[22] 中登记的卵巢组织移植(表 23.3)所示,移植应根据疾病种类,在不同条件下采用不同技术进行。

关于成功率与移植组织量、卵泡密度的相关性尚未明确[9]。

通过优化卵巢组织移植技术、35 岁之前冻存卵巢组织并重复移植,每个移植女性的分娩率能够达到 50%,但这仍需进一步研究证实。

风险

卵巢组织移植可通过腹腔镜或者经腹手术完成,腹腔镜手术更常用。腹腔镜或机器人手术都可将冷冻卵巢组织移植至盆腔腹膜(图 23.1)或卵巢原位(图 23.4)[10],但这需要高超的外科手术技巧。进行卵巢组织移植的女性健康状况通常良好,所以手术风险并不比其他腹腔镜手术高。经腹手术风险稍高,恢复期较长,并且不及腹腔镜美观。

关于肿瘤细胞传播的风险见第 21 章。

表23.3　*Ferti*PROTEKT 协作网登记的14例早发性卵巢功能不全（POI）患者，隔夜转运卵巢组织冷冻保存，移植后至少有一次分娩[22]

编号	诊断	冻存年龄/岁	移植年龄/岁	冻存前 AMH 水平/(ng·mL⁻¹)	化疗	移植部位	妊娠次数	分娩次数
1	乳腺癌	33	38	0.54	是	腹膜袋	1	妊娠中
2	SLE	26	32	1.31	是	腹膜袋	1	1（双胎）
3	霍奇金淋巴瘤	27	32	无数据	是	腹膜袋	1	1
4	霍奇金淋巴瘤	35	37	0.96	是	腹膜袋	1	1
5	霍奇金淋巴瘤	21	27	2.25	是	腹膜袋	1	1
6	乳腺癌	34	38	0.54	是	腹膜袋	2	1（1 次流产）
7	霍奇金淋巴瘤	33	37	0.83	是	腹膜袋	2	2
8	囊腺纤维瘤	20	27	无数据	是	腹膜袋	2（1 次 IVF）	2（1 次 IVF，1 次双胎自然妊娠）
9	乳腺癌	36	37	3.61	是	腹膜袋	1	1
10	霍奇金淋巴瘤	30	32	2.43	是	卵巢、腹膜袋	1	1
11	卵巢交界性肿瘤	21	28	无数据	是	腹膜袋	1（IVF）	1（IVF）
12	尤因肉瘤	26	29	8.02	是	腹膜袋	1	1
13	乳腺癌	36	39	1.06	是	腹膜袋	1	1
14	乳腺癌	33	36	5.53	是	腹膜袋	1	1

技术升级改善移植效果

卵巢组织的转运和冷冻保存(详见第 22 章)没有造成原始卵泡密度的降低。移植后组织因最初的缺血缺氧,会造成大量原始卵泡丢失。为了尽可能减少原始卵泡丢失,采取了各种措施(表 23.4),然而,这些措施仍处于实验阶段,有待进一步研究证实。

表 23.4　动物实验中改善移植效果的方法

移植处理方法	机制	效果
血管内皮生长因子(VEGF)[11]	促进血管生成	原始卵泡存活率↑ 移植组织血管密度↑
促性腺激素(HMG)[12]	促进卵泡发育	存活卵泡数↑ 血管形成↑ VEGF 表达↑
抗米勒管激素(AMH)[13]	减少卵泡募集	原始卵泡比例↑
凋亡抑制剂,如 1-磷酸鞘氨醇(S1P)[14]	减少凋亡	凋亡卵泡数↓ 血管密度↑
干细胞联合移植[15]	促进血管生成	存活卵泡数↑ 血管形成↑
使用抗氧化剂(如褪黑素)治疗的患者[16]	减少氧化活性	卵泡存活率↑

移植取代激素替代治疗

移植的卵巢组织活性可以持续数年[17],卵泡发育会周期性产生雌二醇,因此有可能将卵巢组织用作"组织激素替代治疗"(tissue hormone replacement therapy,TRT)[18],从而取代传统的"激素替代治疗"(hormone replacement therapy,HRT)。然而,内分泌学家[18]对此持批评态度,原因如下:①移植需要进行手术操作;②对于无子宫女性,卵巢组织产生的孕酮是无用的,且不利于身体健康;③激素水平不可控;④要阻止激素分泌只能通过手术;⑤较药物激素替代方法,该方法花费更高;⑥需考虑肿瘤细胞传播的风险。

卵巢组织移植诱导青春期也是如此[19]。因此,这些方法应为实验方法,也只有在研究中使用。

临床操作流程

介绍

　　卵巢组织移植有不同的手术方式和方法。侵入性操作包括腹腔镜手术（使用或不使用机器人）、腹部小切口手术和经腹手术。

　　通常选择保证移植有效性且侵入性最小的方法。

　　卵巢组织移植部位不同，依逐渐接近卵巢原位的顺序如下：异位移植到腹壁腹膜下，原位移植到子宫阔韧带，原位移植到侧盆壁腹膜，原位移植到卵巢部位，原位移植到去皮质的卵巢表面。

　　然而，移植至原位并非最佳。例如，移植到灌注良好的盆腔腹膜可能比移植到萎缩的卵巢局部更好。

　　目前关于首选的移植方法和位置尚无定论。外科手术在很大程度上依赖于移植中心的外科专业水平和技术设备。

　　因此，这里只介绍几种可行的外科技术。在网站上搜索"同行评审发布"可以获得更多技术和指导视频[6,10]。

移植前

　　冻存卵巢组织需由生物学专业人员在移植前限定时间内解冻。目前对于移植卵巢组织数量尚不明确。根据 *FertiPROTEKT* 协作网[1]移植后妊娠成功的资料，若冷冻保存一侧卵巢的50%，通常需移植保存组织的 1/3~1/2（若设定一侧卵巢为100%，移植大约15%~20%的卵巢）。相对而言，冻存全部卵巢的女性在其他中心会移植更多组织。

　　移植时应检查输卵管的通畅度，必要时进行宫腔镜检查。

移植到盆腔腹膜（图23.1和图23.2）

　　沿卵巢侧面打开壁腹膜，长度约0.5~1cm。钝性分离腹膜下组织，形成腹膜袋，插入卵巢组织块，使卵巢皮质面向子宫。组织块不要堆叠，应并排平铺开。通常单针缝合（如PDS 5-0）关闭腹膜切口。若腹膜袋足够深，则无需缝合。

移植到卵巢内部（图23.3）

　　最好将组织移植到较大卵巢的内部，因此通常移植到性腺毒性治疗前未被切除的卵巢组织中。切开卵巢形成皮质下囊腔，若不可行也可从卵巢中心切开。将组织块平铺放置在囊腔中，使皮质表面朝向卵巢外表面。通常单针缝合关闭创面。

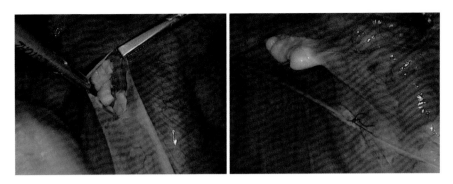

图 23.1　卵巢组织移植到腹壁腹膜下（University Women's hospital Bern, Switzerland）

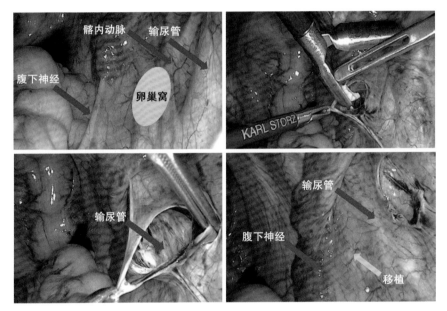

图 23.2　卵巢组织移植到腹壁腹膜下的详细图解（University Women's hospital Bern, Switzerland）

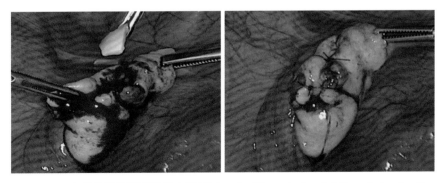

图 23.3　卵巢组织移植到卵巢内部（University Women's hospital Bern, Switzerland）

移植到卵巢表面(图23.4)

如果移植到卵巢表面,则组织块需要足够大以便于固定。根据文献所述,固定组织块之前,需去除原有卵巢表面的皮质[20]。然而,腹腔镜下操作难以完成。而且一旦切除原有皮质,则有失去相当数量有活性皮质的风险。因此,可以用剪刀在卵巢表面打开一个足够宽的创面,将组织块单针缝合固定(如用 PDS 5-0)。也有文献报道在卵巢表面涂纤维蛋白胶黏合组织块并用 Interceed® 覆盖[21]。

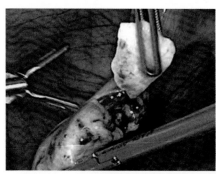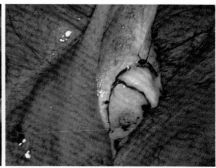

图23.4   卵巢组织移植到卵巢表面(University Women's hospital Bern,Switzerland)

随访

卵巢组织活性一般在移植后 2~3 个月显现,也可能延迟至术后 6 个月。图23.5 显示了移植到腹膜下的异位卵巢和移植到卵巢表面的卵巢组织。

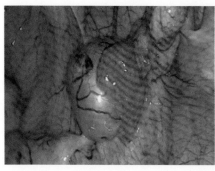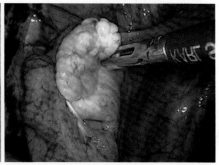

图23.5   移植后的卵巢组织(左图:移植到腹壁腹膜下形成的卵泡;右图:移植到卵巢表面后)(University Women's Hospital,Bern,Schweiz)

如果输卵管通畅且无其他不孕因素,可尝试自然妊娠。可用人绒毛膜促性腺激素(human chorionic gonadotropin,HCG)诱导排卵,并进行周期监测及指导同房。许多自然妊娠成功者认为尝试自然妊娠应至少持续 6 个月。如果未受孕或有其他不孕因素,可行 IVF,也可以联合使用 ICSI。可尝试促性腺激素刺激产生多个卵泡,但由于卵巢储备功能低下,通常不会导致多卵泡发育。或者进行改良的"NC-IVF"[7]。有关移植后随访的更多细节,请参阅第 29 章。

(蔡晓辉 译 刘芸 校)

参考文献

1. Van der Ven H, Liebenthron J, Beckmann M, Toth B, Korell M, Krüssel J, et al. *Ferti*PROTEKT network. Ninety-five orthotopic transplantations in 74 women of ovarian tissue after cytotoxic treatment in a fertility preservation network: tissue activity, pregnancy and delivery rates. Hum Reprod. 2016;31:2031–41.

2. Meirow D, Ra'anani H, Shapira M, Brenghausen M, Derech Chaim S, Aviel-Ronen S, et al. Transplantations of frozen-thawed ovarian tissue demonstrate high reproductive performance and the need to revise restrictive criteria. Fertil Steril. 2016;106:467–74.

3. Jadoul P, Guilmain A, Squifflet J, Luyckx M, Votino R, Wyns C, et al. Efficacy of ovarian tissue cryopreservation for fertility preservation: lessons learned from 545 cases. Hum Reprod. 2017;32:1046–54.

4. Diaz-Garcia C, Domingo J, Garcia-Velasco JA, Herraiz S, Mirabet V, Iniesta I, et al. Oocyte vitrification versus ovarian cortex transplantation in fertility preservation for adult women undergoing gonadotoxic treatments: a prospective cohort study. Fertil Steril. 2018;109:478–85.e2.

5. Gellert SE, Pors SE, Kristensen SG, Bay-Bjørn AM, Ernst E, Yding AC. Transplantation of frozen-thawed ovarian tissue: an update on worldwide activity published in peer-reviewed papers and on the Danish cohort. J Assist Reprod Genet. 2018;35:561–70.

6. Fortin A, Azaïs H, Uzan C, Lefebvre G, Canlorbe G, Poirot C. Laparoscopic ovarian tissue harvesting and orthotopic ovarian cortex grafting for fertility preservation: less is more. Fertil Steril. 2019;111:408–10.

7. von Wolff M. The role of Natural Cycle IVF in assisted reproduction. Best Pract Res Clin Endocrinol Metab. 2019;33:35–45.

8. Gook D, Hale L, Polyokov A, Stern K. Outcomes from heterotopic and orthotopic grafting of human cryopreserved ovarian tissue. Hum Reprod. 2019;34(Suppl 1):i60–1.

9. Jensen AK, Kristensen SG, Macklon KT, Jeppesen JV, Fedder J, Ernst E, et al. Outcomes of transplantations of cryopreserved ovarian tissue to 41 women in Denmark. Hum Reprod. 2015;30:2838–45.

10. Oktay K, Taylan E, Kawahara T, Cillo GM. Robot-assisted orthotopic and heterotopic ovarian tissue transplantation techniques: surgical advances since our first success in 2000. Fertil Steril. 2019;111:604–6.

11. Shikanov A, Zhang Z, Xu M, Smith RM, Rajan A, Woodruff TK, et al. Fibrin encapsulation and vascular endothelial growth factor delivery promotes ovarian graft survival in mice. Tissue Eng Part A. 2011;17:3095–104.

12. Wang Y, Chang Q, Sun J, Dang L, Ma W, Hei C, Shen X, et al. Effects of HMG on revascularization and follicular survival in heterotopic autotransplants of mouse ovarian tissue. Reprod Biomed Online. 2012;24:646–53.

13. Man L, Park L, Bodine R, Ginsberg M, Zaninovic N, Man OA, et al. Engineered endothelium provides angiogenic and paracrine stimulus to grafted human ovarian tissue. Sci Rep. 2017;7:8203.

14. Soleimani R, Heytens E, Oktay K. Enhancement of neoangiogenesis and follicle survival by sphingosine-1-phosphate in human ovarian tissue xenotransplants. PLoS One. 2011;6:e19475.

15. Zhang Y, Xia X, Yan J, Yan L, Lu C, Zhu X, et al. Mesenchymal stem cell-derived angiogenin promotes primodial follicle survival and angiogenesis in transplanted human ovarian tissue. Reprod Biol Endocrinol. 2017;15:18.
16. Sapmaz E, Ayar A, Celik H, Sapmaz T, Kilic N, Yasar MA. Effects of melatonin and oxytetracycline in autologous intraperitoneal ovary transplantation in rats. Neuro Endocrinol Lett. 2003;24:350–4.
17. Donnez J, Squifflet J, Van Eyck AS, Demylle D, Jadoul P, Van Langendonckt A, et al. Restoration of ovarian function in orthotopically transplanted cryopreserved ovarian tissue: a pilot experience. Reprod Biomed Online. 2008;16:694–704.
18. von Wolff M, Stute P. Cryopreservation and transplantation of ovarian tissue exclusively to postpone menopause: technically possible but endocrinologically doubtful. Reprod Biomed Online. 2015;31:718–21.
19. von Wolff M, Stute P, Flück C. Autologous transplantation of cryopreserved ovarian tissue to induce puberty - the endocrinologists' view. Eur J Pediatr. 2016;175:2007–10.
20. Dolmans MM, Luyckx V, Donnez J, Andersen CY, Greve T. Risk of transferring malignant cells with transplanted frozen-thawed ovarian tissue. Fertil Steril. 2013;99:1514–22.
21. Donnez J, Dolmans MM. Transplantation of ovarian tissue. Best Pract Res Clin Obstet Gynaecol. 2014;28:1188–97.
22. Liebenthron J, Montag M, Reinsberg J, Köster M, Isachenko V, van der Ven K, van der Ven H, Krüssel JS, von Wolff M. Overnight ovarian tissue transportation for centralized cryobanking: a feasible option. Reprod Biomed Online. 2019;38:740–9.

第 24 章 促性腺激素释放激素激动剂

Frank Nawroth

引言

促性腺激素释放激素激动剂（GnRHa）可下调垂体及卵巢功能，降低卵巢对细胞毒性药物的敏感性，故可用于生育力保存。

原始卵泡的活化为非促性腺激素依赖性[1]，而且许多化疗药物不仅作用于分裂活跃的细胞，对低代谢性或非代谢性细胞同样有效，因此 GnRHa 保护生育力的上述机制受到质疑。

目前 GnRHa 保护生育力的具体分子机制尚未明确[2]。

GnRHa 可肌内注射（每天一次或每月一次，持续 3 个月）、皮下注射（每天一次）或鼻腔内给药（每天两到三次）。GnRHa 与特异性脑垂体受体结合后 5~7 天内导致"点火效应"，使促性腺激素分泌短期内显著增加，垂体储备 FSH/LH 耗竭，血清促性腺激素浓度降低，诱导卵巢进入休眠。

GnRHa 和促性腺激素释放激素拮抗剂（GnRHant）对垂体 GnRH 受体的作用不同，后者阻断 GnRH 受体，8 小时内使垂体释放 FSH 和 LH。

GnRHa 及 GnRHant 联合使用虽不能完全阻止但可明显减少多数患者的点火效应[3]。

获益

近年来发表的研究结果可作为荟萃分析的基础。但部分研究仍有缺陷，如在治疗前及治疗后的长期随访中，使用不同的标本和次选评价指标（闭经率或 FSH 值）替代了最佳评价指标——血清 AMH。长期以来，人们担心使用 GnRHa 可能会影响激素受体阳性的肿瘤细胞对化疗的反应性，但这尚无相关资料证实[4]。

2014 年以来，多项研究表明不同癌症类型（乳腺癌、卵巢癌及淋巴瘤)[5]和乳腺癌女性中[6-8],化疗同时使用 GnRHa 可显著降低早发性卵巢功能不全(POI)的发生率。一项纳入乳腺癌、卵巢癌和淋巴瘤患者的荟萃分析显示,GnRHa 可降低 POI 风险,但差异无统计学意义[9]。

另外两项荟萃分析显示 GnRHa 对乳腺癌患者临床和实验室指标并无影响[10-11]。

两项前瞻性随机研究[7,12]和两项荟萃分析[6,8]显示,GnRHa 不仅降低POI 发生率,还显著提高妊娠率(表 24.1;图 24.1 和图 24.2)。

表 24.1　2014—2018 年相关研究

研究	研究类型	GnRHa 相关结果
Del Mastro et al. 2014[5]	荟萃分析(乳腺癌、卵巢癌、淋巴瘤)	POI 显著降低:比值比(OR)0.43 (0.22~0.84)
Vitek et al. 2014[11]	荟萃分析(乳腺癌)	月经复潮无明显差异: OR 1.47 (0.60~3.62)
Moore et al. 2015[7]	前瞻性随机研究(乳腺癌)	POI 显著降低: OR 0.30(0.09~0.97) 妊娠率显著升高(21% vs. 11%) 无病生存期改善($P=0.04$)和总生存率提高($P=0.05$)
Elgindy et al. 2015[10]	荟萃分析(乳腺癌)	月经复潮无显著差异:相对危险度(RR)1.12(0.99~1.27) FSH、AMH 和 AFC 无显著差异
Munhoz et al. 2016[8]	荟萃分析(乳腺癌)	化疗后 6 月及 12 月月经正常率明显升高: OR 2.41(1.40~4.15)和1.85(1.33~2.59) 妊娠率明显升高: OR 1.85(1.02~3.36)
Lambertini et al. 2018[6]	荟萃分析(乳腺癌)	POI 显著降低: OR 0.38(0.26~0.57) 妊娠率显著升高: OR 1.83(1.06~3.15)
Hickman et al. 2018[9]	荟萃分析(乳腺癌、卵巢癌、淋巴瘤)	未使用 GnRHa 的 POI 发生率更高: OR 1.83(1.34~2.49)
Moore et al. 2019[12]	前瞻性随机研究(随访时间长于参考文献[7])(乳腺癌)	妊娠率显著提高(23.1% vs. 12.2%) 无病生存期($P=0.09$)和总生存率($P=0.06$)无显著差异

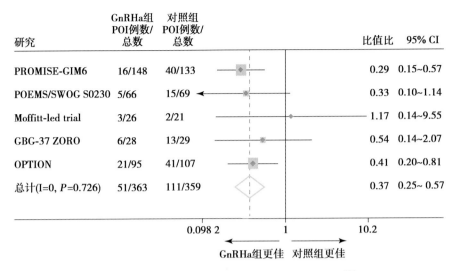

图 24.1　GnRHa 对乳腺癌患者 POI 风险的影响[6]

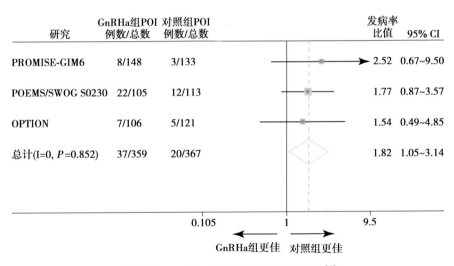

图 24.2　GnRHa 对乳腺癌妊娠率的影响[6]

　　因此,2020 年德国妇科肿瘤学会(AGO e. V.)乳腺委员会提出不论激素受体如何,推荐 GnRHa 用于生育力保存[13]。

　　Cochrane 研究涵盖了乳腺癌、卵巢癌和霍奇金淋巴瘤,显示 GnRHa 对卵巢功能有保护作用,但对生育力的影响仍需进一步研究[14]。

长期生育力保存

对上述研究的质疑源于随访时间过短,由此提出了一个问题:几年时间就可以评价 GnRHa 对生育力的保护作用吗?

Demeestere 等[15]纳入 67 例淋巴瘤患者(26.2 岁±0.6 岁),平均随访5.3 年(GnRHa 组)或 5.6 年(对照组),结果发现两组间 POI 发生率或血清AMH 及 FSH 值无显著差异。

而 Lambertini 等[16]研究纳入的乳腺癌患者随访时间中位数为 7.3 年(6.3~8.2 年),其中 GnRHa 组 5 年累计月经维持率为 72.6%(95% CI 为65.7% ~ 80.3%),对照组为 64.0%(95% CI 为 56.2% ~ 72.8%)。校正年龄因素后,两组之间差异显著(风险比 1.48,95% CI 为 1.12 ~1.95,$P = 0.006$),显示 GnRHa 对乳腺癌患者的卵巢功能具有长期保护作用。

GnRHa 保护作用的持久性还需进一步研究证实。

风险(包括复发率)

GnRHa 会引起围绝经期症状。化疗也会抑制卵巢功能,若使用 GnRHa则多数患者的卵巢功能抑制会早于未使用者数日出现。

GnRHa 使用超过 6 个月会引起不可逆性骨质丢失,但化疗很少超过 6个月,因此骨质丢失和使用 GnRHa 无关。

理论上,GnRHa 会影响激素受体阳性肿瘤化疗效果[4],但目前尚未证实这一点。Regan 等[17]对乳腺癌患者化疗后随访长达 5 年,结果显示 GnRHa不影响无病生存期。

流程

若生育咨询后迅速开始化疗,可以将第一次 GnRHa 与 GnRHant 联合使用几天以缩短垂体及卵巢功能下调的时间。

如前所述,既然原始卵泡活化为非促性腺激素依赖性,那么等待或防止"点火效应"意义不大。根据目前的专家意见,化疗可在 GnRHa 后尽早开始。

GnRHa 需多次注射,维持作用到末次化疗结束后 1~2 周。

临床操作流程

临床操作流程见图 24. 3。

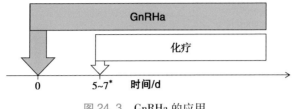

图 24. 3　GnRHa 的应用
* 根据专家建议尽早化疗。

（蔡晓辉　译　刘芸　校）

参考文献

1. Xu M, Pavone ME, Woodruff T. Fruitful progress to fertility: preserving oocytes from che-modestruction. Nat Med. 2011;17:1562–3. https://doi.org/10.1038/nm.2595.
2. Lambertini M, Horicks F, Del Mastro L, Partridge AH, Demeestere I. Ovarian protection with gonadotropin-releasing hormone agonists during chemotherapy in cancer patients: from biological evidence to clinical application. Cancer Treat Rev. 2019;72:65–77. https://doi.org/10.1016/j.ctrv.2018.
3. von Wolff M, Kämmerer U, Kollmann Z, Santi A, Dietl J, Frambach T. Combination of gonadotropin-releasing hormone (GnRH) agonists with GnRH antagonists before chemo-therapy reduce but does not completely prevent a follicle-stimulating hormone flare-up. Fertil Steril. 2011;95:452–4. https://doi.org/10.1016/j.fertnstert.2010.08.053.
4. Pagani O, Regan MM, Walley BA, Fleming GF, Colleoni M, Láng I, Gomez HL, Tondini C, Burstein HJ, Perez EA, Ciruelos E, Stearns V, Bonnefoi HR, Martino S, Geyer CE Jr, Pinotti G, Puglisi F, Crivellari D, Ruhstaller T, Winer EP, Rabaglio-Poretti M, Maibach R, Ruepp B, Giobbie-Hurder A, Price KN, Bernhard J, Luo W, Ribi K, Viale G, Coates AS, Gelber RD, Goldhirsch A, Francis PA, TEXT and SOFT Investigators; International Breast Cancer Study Group. Adjuvant exemestane with ovarian suppression in premenopausal breast cancer. N Engl J Med. 2014;371:107–18. https://doi.org/10.1056/NEJMoa1404037.
5. Del Mastro L, Ceppi M, Poggio F, Bighin C, Peccatori F, Demeestere I, Levaggi A, Giraudi S, Lambertini M, D'Alonzo A, Canavese G, Pronzato P, Bruzzi P. Gonadotropin-releasing hormone analogues for the prevention of chemotherapy-induced premature ovarian failure in cancer women: systematic review and meta-analysis of randomized trials. Cancer Treat Rev. 2014;40:675–83. https://doi.org/10.1016/j.ctrv.2013.12.001.
6. Lambertini M, Moore HCF, Leonard RCF, Loibl S, Munster P, Bruzzone M, Boni L, Unger JM, Anderson RA, Mehta K, Minton S, Poggio F, Albain KS, Adamson DJA, Gerber B, Cripps A, Bertelli G, Seiler S, Ceppi M, Partridge AH, Del Mastro L. Gonadotropin-releasing hormone agonists during chemotherapy for preservation of ovarian function and fertility in premeno-pausal patients with early breast cancer: a systematic review and meta-analysis of individual patient-level data. J Clin Oncol. 2018;36:1981–90. https://doi.org/10.1200/JCO.2018.78.0858.
7. Moore HC, Unger JM, Phillips KA, Boyle F, Hitre E, Porter D, Francis PA, Goldstein LJ,

Gomez HL, Vallejos CS, Partridge AH, Dakhil SR, Garcia AA, Gralow J, Lombard JM, Forbes JF, Martino S, Barlow WE, Fabian CJ, Minasian L, Meyskens FL Jr, Gelber RD, Hortobagyi GN, Albain KS, POEMS/S0230 Investigators. Goserelin for ovarian protection during breast-cancer adjuvant chemotherapy. N Engl J Med. 2015;372:923–32. https://doi.org/10.1056/NEJMoa1413204.

8. Munhoz RR, Pereira AA, Sasse AD, Hoff PM, Traina TA, Hudis CA, Marques RJ. Gonadotropin-releasing hormone agonists for ovarian function preservation in premenopausal women undergoing chemotherapy for early-stage breast cancer: a systematic review and meta-analysis. JAMA Oncol. 2016;2:65–73. https://doi.org/10.1001/jamaoncol.2015.3251.

9. Hickman LC, Llarena NC, Valentine LN, Liu X, Falcone T. Preservation of gonadal function in women undergoing chemotherapy: a systematic review and meta-analysis of the potential role for gonadotropin-releasing hormone agonists. J Assist Reprod Genet. 2018;35:571–81. https://doi.org/10.1007/s10815-018-1128-2.

10. Elgindy E, Sibai H, Abdelghani A, Mostafa M. Protecting ovaries during chemotherapy through gonad suppression: a systematic review and meta-analysis. Obstet Gynecol. 2015;126:187–95. https://doi.org/10.1097/AOG.0000000000000905.

11. Vitek WS, Shayne M, Hoeger K, Han Y, Messing S, Fung C. Gonadotropin-releasing hormone agonists for the preservation of ovarian function among women with breast cancer who did not use tamoxifen after chemotherapy: a systematic review and meta-analysis. Fertil Steril. 2014;102:808–15.e1. https://doi.org/10.1016/j.fertnstert.2014.06.003.

12. Moore HCF, Unger JM, Phillips KA, Boyle F, Hitre E, Moseley A, Porter DJ, Francis PA, Goldstein LJ, Gomez HL, Vallejos CS, Partridge AH, Dakhil SR, Garcia AA, Gralow JR, Lombard JM, Forbes JF, Martino S, Barlow WE, Fabian CJ, Minasian LM, Meyskens FL, Gelber RD, Hortobagyi GN, Albain KS. Final analysis of the prevention of Early Menopause Study (POEMS)/SWOG intergroup S0230. J Natl Cancer Inst. 2019;111:210–3. https://doi.org/10.1093/jnci/djy185.

13. Arbeitsgemeinschaft Gynäkologische Onkologie e.V. (AGO), Kommission Mamma 2020. https://www.ago-online.de/fileadmin/agoonline/downloads/_leitlinien/kommission_mamma/2020/Alle_aktuellen_Empfehlungen_2020.pdf.

14. Chen H, Xiao L, Li J, Cui L, Huang W. Adjuvant gonadotropin-releasing hormone analogues for the prevention of chemotherapy-induced premature ovarian failure in premenopausal women. Cochrane Database Syst Rev. 2019;3:CD008018. https://doi.org/10.1002/14651858.CD008018.pub3.

15. Demeestere I, Brice P, Peccatori FA, Kentos A, Dupuis J, Zachee P, Casasnovas O, Van Den Neste E, Dechene J, De Maertelaer V, Bron D, Englert Y. No evidence for the benefit of gonadotropin-releasing hormone agonist in preserving ovarian function and fertility in lymphoma survivors treated with chemotherapy: final long-term report of a prospective randomized trial. J Clin Oncol. 2016;34:2568–74. https://doi.org/10.1200/JCO.2015.65.8864.

16. Lambertini M, Boni L, Michelotti A, Gamucci T, Scotto T, Gori S, Giordano M, Garrone O, Levaggi A, Poggio F, Giraudi S, Bighin C, Vecchio C, Sertoli MR, Pronzato P, Del Mastro L, GIM Study Group. Ovarian suppression with triptorelin during adjuvant breast cancer chemotherapy and long-term ovarian function, pregnancies, and disease-free survival: a randomized clinical trial. JAMA. 2015;314:2632–40. https://doi.org/10.1001/jama.2015.17291.

17. Regan MM, Walley BA, Francis PA, Fleming GF, Láng I, Gómez HL, Colleoni M, Tondini C, Pinotti G, Salim M, Spazzapan S, Parmar V, Ruhstaller T, Abdi EA, Gelber RD, Coates AS, Goldhirsch A, Pagani O. Concurrent and sequential initiation of ovarian function suppression with chemotherapy in premenopausal women with endocrine-responsive early breast cancer: an exploratory analysis of TEXT and SOFT. Ann Oncol. 2017;28:2225–32. https://doi.org/10.1093/annonc/mdx285.

第 25 章　卵巢移位术

Matthias Korell

引言

卵巢移位术是为了避免放疗引发的卵巢损伤,1958 年首次发表了关于该技术在宫颈癌患者的应用的论文[1]。1970 年需 Y 野照射的霍奇金淋巴瘤女性患者接受卵巢移位术的文章得以发表[2]。

卵巢移位在于保护女性患者肿瘤治疗后卵巢内分泌功能及生育力。文献中尚无标准术语,可称之为"卵巢移位""外侧或内侧卵巢移位""卵巢悬吊"或"卵巢固定"。

放疗对卵巢功能的影响很大,2Gy 辐射可使卵巢卵泡密度减少一半[3],16Gy 会让一个 30 岁女性的卵巢功能完全丧失[4]。关于放疗性腺毒性的更多信息请参阅第 5 章。

若卵巢位于照射野或接近照射野,可进行卵巢移位,但仍有辐射暴露可能(表 25.1)。

表 25.1　盆腔放疗可行卵巢移位术的常见疾病

霍奇金淋巴瘤	盆腔尤因肉瘤
非霍奇金淋巴瘤	宫颈癌
直肠癌	盆腔放疗的其他适应证

放疗对卵巢的损害程度可通过测定 AMH 进行量化,AMH 也可作为儿童期卵巢储备的标志物[5],而抑制素和 FSH 则不适合用来监测卵巢功能变化。

放疗前进行单侧还是双侧卵巢移位因人而异。不仅要考虑放疗预期的性腺毒性,还需考虑期外化疗,若单侧卵巢可自发受孕,可进行单侧卵巢移位。表 25.2 总结了卵巢移位的优缺点。

表 25.2   放疗前卵巢移位的优缺点

优点
流程明确
保留卵巢功能可能性大
可联合卵巢组织冷冻保存
可与其他外科手术同时进行(如淋巴结切除)
缺点
需要约 1 周时间
需要手术(腹腔镜)
联合化疗时成功率降低(可能还需行卵母细胞和/或卵巢组织冷冻)
若输卵管异常,尤其是放疗波及子宫时,自然妊娠率极低

获益

　　放疗前卵巢移位效果与多个因素有关,难以量化评估。一项荟萃分析纳入 32 篇文献,共 1 189 名患者,显示卵巢功能保存成功率为 70%(17% ~ 95%)[6]。然而,由于许多成功率低的病例或研究可能不会发表[7],因此该研究可能存在发表偏倚。

　　除年龄因素外,化疗也会影响卵巢移位效果,用于"辐射增敏剂"的单药化疗较联合化疗影响小[8-9]。

　　卵巢移位的成功率还取决于手术方法。卵巢移位有多种方法,如头侧、外侧、内侧和前侧移位[10],由于研究群体的异质性和缺乏前瞻性随机研究,不同手术方法的效果难以客观评价。

　　卵巢移位的位置非常重要,其决定性因素在于卵巢到照射野的距离,照射野外 10cm 处仍会接受约 10% 的辐射剂量[11]。即使行卵巢移位术,全盆腔放疗较局部后装放疗更容易导致卵巢功能减退(35% vs. 6%)[12]。因此,外科医师在计划卵巢移位前需与放疗医师进行详细讨论。

　　移位高度也是预后相关因素。在多变量分析中,卵巢移位高度是维持卵巢功能相关性最强的预后因素($OR = 11.7$)。卵巢应置于髂嵴上至少 2cm 处[13]。由于术后卵巢位置可能会变化[14],还须考虑 2cm 的安全距离。

关于卵巢移位术后妊娠及分娩的资料非常有限,移位后妊娠鲜有发生[15],这主要是因为患者在肿瘤治疗后无生育需求,也不考虑使用辅助生殖技术[16]。放疗辐射子宫也会降低妊娠率(详见第 30 章)。对于肛门或直肠癌患者,进行"子宫移位"可能会减少子宫接受的辐射剂量[17],若要更精确地评估手术效果,尚需进一步研究。

Fernandez-Pineda 等[18]研究霍奇金淋巴瘤行盆腔放疗的女性,根据是否接受卵巢移位进行分组比较,卵巢移位的患者有 49 名,移位到子宫后方中线位置,未移位的患者有 41 名,结果显示卵巢移位并未降低 POI 风险,也未提高妊娠率。综上所述,卵巢高处移位是首选。由于输卵管的解剖位置,高处移位后需行辅助生殖技术。

风险

卵巢移位术风险较低,大多经腹腔镜完成。若因其他适应证进行手术,卵巢移位术可同时进行,并发症风险不会明显升高。

卵巢移位术后并发症多表现为卵巢功能减退[6],卵巢囊肿很少见,即使出现卵巢囊肿,大部分无须治疗。

宫颈腺癌(1.7%)比宫颈鳞状细胞癌(0.5%)更易发生卵巢转移[19]。套管穿刺部位的转移(穿刺口转移)发生率小于 1%[6]。

临床操作流程

腹腔镜手术首先探查腹腔,排除腹腔内肿瘤扩散尤为重要。其他手术步骤应在卵巢移位前完成,如淋巴结切除[18]。若同时行卵巢组织冷冻保存及缝合卵巢创面,也应在卵巢移位前完成。

暴露同侧输尿管(图 25.1a),然后从子宫端离断附件(图 25.1b)。为避免血栓损害卵巢功能,最好使用吻合器。用钛夹标记移位后卵巢以便放疗医师定位。

向头侧分离骨盆漏斗韧带(图 25.1c),直至将卵巢无张力固定在目标位置。避免卵巢血管血栓形成和/或扭转。无法观察卵巢血运情况,但是通过观察输卵管可很好地观察血运。单针间断缝合卵巢于目标位置(图 25.1d)。

血管蒂部也需固定在腹壁,以免发生肠梗阻。

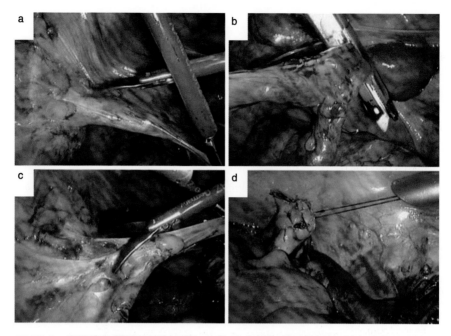

图 25.1　腹腔镜卵巢膈下移位步骤。a：打开后腹膜，暴露输尿管，游离附件。b：结扎
离断附件。c：将卵巢血管向头侧游离。d：缝合固定卵巢

（蔡晓辉 译　刘芸 校）

参考文献

1. McCall ML, Keaty EC, Thompson JD. Conservation of ovarian tissue in the treatment of the carcinoma of the cervix with radical surgery. Am J Obstet Gynecol. 1958;75:590–600.
2. Ray GR, Trueblood HW, Enright LP, Kaplan HS, Nelsen TS. Oophoropexy: a means of preserving ovarian function following pelvic megavoltage radiotherapy for Hodgkin's disease. Radiology. 1970;96:175–80.
3. Wallace WH, Thomson AB, Kelsey TW. The radiosensitivity of the human oocyte. Hum Reprod. 2003;18:117–21.
4. Irtan S, Orbach D, Helfre S, Sarnacki S. Ovarian transposition in prepubescent and adolescent girls with cancer. Lancet Oncol. 2013;14:601–8.
5. Brougham MF, Crofton PM, Johnson EJ, Evans N, Anderson RA, Wallace WH. Anti-Müllerian hormone is a marker of gonadotoxicity in pre- and postpubertal girls treated for cancer: a prospective study. J Clin Endocrinol Metab. 2012;97:2059–67.
6. Mossa B, Schimberni M, Di Benedetto L, Mossa S. Ovarian transposition in young women and fertility sparing. Eur Rev Med Pharmacol Sci. 2015;19:3418–25.
7. Kicinski M, Springate DA, Kontopantelis E. Publication bias in meta-analyses from the Cochrane database of systematic reviews. Stat Med. 2015;10(34):2781–93.
8. Roberts J, Ronn R, Tallon N, Holzer H. Fertility preservation in reproductive-age women facing gonadotoxic treatments. Curr Oncol. 2015;22:294–304.
9. Sklar CA, Mertens AC, Mitby P, Whitton J, Stovall M, Kasper C, Mulder J, Green D, Nicholson

HS, Yasui Y, Robison LL. Premature menopause in survivors of childhood cancer: a report from the childhood cancer survivor study. J Natl Cancer Inst. 2006;98:890–6.

10. Visvanathan DK, Cutner AS, Cassoni AM, Gaze M, Davies MC. A new technique of laparoscopic ovariopexy before irradiation. Fertil Steril. 2003;79:1204–6.

11. Winarto H, Febia E, Purwoto G, Nuranna L. The need for laparoscopic ovarian transposition in young patients with cervical cancer undergoing radiotherapy. Int J Reprod Med. 2013;2013:173568.

12. Gubbala K, Laios A, Gallos I, Pathiraja P, Haldar K, Ind T. Outcomes of ovarian transposition in gynaecological cancers; a systematic review and meta-analysis. J Ovarian Res. 2014;25:69.

13. Hwang JH, Yoo HJ, Park SH, Lim MC, Seo SS, Kang S, Kim JY, Park SY. Association between the location of transposed ovary and ovarian function in patients with uterine cervical cancer treated with (postoperative or primary) pelvic radiotherapy. Fertil Steril. 2012;97:1387–93.

14. Soda I, Ishiyama H, Ono S, Takenaka K, Arai M, Arai T, Iwase H, Sekiguchi A, Kawakami S, Komori S, Onda T, Hayakawa K. Assessment of transposed ovarian movement: how much of a safety margin should be added during pelvic radiotherapy? J Radiat Res. 2015;56:354–9.

15. Kurt M, Uncu G, Cetintas SK, Kucuk N, Guler S, Ozkan L. Successful spontaneous pregnancy in a patient with rectal carcinoma treated with pelvic radiotherapy and concurrent chemotherapy: the unique role of laparoscopic lateral ovary transposition. Eur J Gynaecol Oncol. 2007;28:408–10.

16. Salih SM, Albayrak S, Seo S, Stewart SL, Bradley K, Kushner DM. Diminished utilization of in vitro fertilization following ovarian transposition in cervical cancer patients. J Reprod Med. 2015;60:345–53.

17. Azaïs H, Canova CE, Vesale E, Simon JM, Canlorbe G, Uzan C. Laparoscopic uterine fixation to spare fertility before pelvic radiation therapy. Fertil Steril. 2018;110:974–5.

18. Fernandez-Pineda I, Davidoff AM, Lu L, Rao BN, Wilson CL, Srivastava DK, Klosky JL, Metzger ML, Krasin MJ, Ness KK, Pui CH, Robison LL, Hudson MM, Sklar CA, Green DM, Chemaitilly W. Impact of ovarian transposition before pelvic irradiation on ovarian function among long-term survivors of childhood Hodgkin lymphoma: a report from the St. Jude Lifetime Cohort Study. Pediatr Blood Cancer. 2018;65:e27232.

19. Sutton GP, Bundy BN, Delgado G, Sevin BU, Creasman WT, Major FJ, Zaino R. Ovarian metastases in stage IB carcinoma of the cervix: a Gynecologic Oncology Group study. Am J Obstet Gynecol. 1992;166:50–3.

第 26 章 精子和睾丸组织的冷冻保存

Sabine Kliesch

引言

精液冷冻保存是青少年和成年男性生育障碍或不育的预防性治疗方法[1-2]。最新数据显示,肿瘤患者潜在性腺毒性治疗前冷冻保存知情率仅为39%,仍有提高空间[3]。因此,2018 年德国妇科学、生殖医学和泌尿科专业委员会基于德国-奥地利-瑞士指南(AWMF-S2k)制定发布了"肿瘤患者生育力保存"共识[4]。

然而,非肿瘤性疾病也可能存在潜在性腺毒性或造成手术相关生殖细胞减少,因此也应考虑精子冷冻保存等生育力保存措施。

世界卫生组织(World Health Organization, WHO)建议,拟行选择性输精管切除术的男性,建议术前精子冷冻保存[5-6]。射精中无精子(无精子症)或不能射精的男性,可通过阴囊探查手术和睾丸精子提取(首选显微外科手术)从睾丸组织获取精子冷冻保存[2,7-8]。逆行射精(创伤、手术或放疗后)罕见,可由尿液或直肠刺激后获取精子冷冻保存。

对于青春期前男孩或有精子生成但尚未成熟的青少年,目前唯一的实验方案是切除未成熟睾丸组织冷冻保存,使其精原干细胞(spermatogonial stem cell, SCC)休眠[9-10]。

2012 年,S. Kliesch 和 S. Schlatt 领导的德国明斯特工作组创办德国 Androprotect 协作网,搭建框架,为措施实施创造了条件[11]。目前该协作网包括德国 5 个中心(另有 4 个中心正在申请),它们与明斯特生殖医学和男科中心合作,为患病儿童及其父母提供生育力保存措施。

2018 年德国-奥地利-瑞士 AWMF-S2k 指南中也提及了青春期前睾丸组织采集 SCC 的措施[4]。

国际上,北欧国家的 Nordfertil 协作网(Nordic Centre for Fertility Preservation)于 2013 年成立,美国的"肿瘤生育力保存联盟"(Oncofertility Consortium)于 2006 年成立并获得 2 000 万美元启动资金。在研究联盟框架内,欧洲

（GROWSPERM，2014—2019）开展了深入的研究，进一步改进方法，希望通过在体或离体方式实现睾丸干细胞受精[8,12]。2019 年匹兹堡发表了一项突破性研究成果：首次在电镜下观察到非人类灵长类动物青春期前睾丸组织（从睾丸获取）移植后可诱导生精小管和精子成熟，通过卵胞质内单精子注射（ICSI）获得妊娠并分娩一个猴宝宝（Grady）[13-14]。

精子和睾丸组织冷冻保存的适应证

精子和睾丸组织冷冻保存的适应证包括所有具有潜在性腺毒性的全身治疗，以及可能直接或间接影响性腺功能的局部治疗。此外，某些外科手术可能会对精子排出造成不良影响（勃起或射精），也适于生育力保存。有些国家允许患者去世后使用其冷冻精子，也建议从事危险工作的男性（如服兵役）进行冷冻保存[2]。理论上，每个男性均可以建立生育力储备（社会因素）[15]（表 26.1 和表 26.2）。

表 26.1　**精子冷冻保存的获益和风险**

获益	风险
建立冻存库，为未来生育作储备 原则上，<100 000 个精子也可冻存	精子冷冻复苏后活力下降 50%，若精子质量差（<100 000 个精子），复苏后必须检测精子质量能否满足生育需求
法律允许精子转移至患者居住地冻存库，进行生育治疗	根据不同国家规定，转运费用由患者或保险公司承担
若精液质量非常好且数量多，可采用宫腔内人工授精等简单的生育治疗方法	对于大多数患者，冻存精子细胞仅适用于 ICSI
若由尿液或直肠电刺激后冷冻保存精子，复苏后必须仔细检查精子质量，精子有完全丧失活力的可能	由于环境因素，尿液中提取的精子基本不适合冷冻保存。可通过切取睾丸组织获取精子
	精子冻存需遵循各国法律规定

表 26.2　**睾丸组织冷冻保存的获益和风险**

获益	风险
按照法律规定，射精中无精子（无精子症）时，使用显微外科技术切取睾丸组织冻存精子是生育力保存的唯一选择，也是公认的标准式式。若不具备该技术，可行睾丸多点组织切除，但出血风险高且对剩余睾丸损伤大。可用于青春期后青少年和成年男性	• 属于外科操作，须在专业中心进行 • 操作可能推迟肿瘤患者的起始治疗时间 • 睾丸（或附睾）来源精子仅适用于 ICSI

续表

获益	风险
青春期前或青春期早期男孩的未成熟睾丸组织冷冻保存主要通过特殊技术（基于DMSO）行性腺干细胞冷冻	对青春期前或青春期早期男孩的未成熟睾丸组织进行冷冻保存的做法仍处于实验阶段。即使动物实验和体外实验已证实其可行性，仍无法确保能够产生有受精能力的精子
若排精管道阻塞无法纠正，可通过显微外科手术从附睾中获取精子。这些精子较睾丸精子成熟度高，活力好	附睾精子无睾丸组织保护，直接暴露于低温环境后活力可能较差

获益和风险

获益

射精精子行冷冻保存是一种有效方法，但活力精子损失高达 50%。咨询患者中，40% 患有睾丸肿瘤，其次是白血病、淋巴瘤或肉瘤[2]。约有 20% 的肿瘤患者为无精子症，或患病时无法射精。对于这些患者，显微外科手术获取睾丸精子是唯一的预防性治疗方法，可使 60%~70% 的患者有机会冻存成熟精子[2]。使用冻存精子夫妇的生育率达 50%（详见第 29 章）。

冻存精子尤其适用于肿瘤患者，这些患者通常年轻、无伴侣，完成治疗多年后才达到治愈状态。既往及目前研究显示，8%~11% 的肿瘤患者使用冻存精子[1,16-17]，约 12% 的肿瘤患者因病情严重而死亡[16]。暂时性生精能力恢复（有时延迟数年）可导致冻存精子的丢弃，一项荟萃分析显示约 16% 的患者最终丢弃了冻存的精子[17]。使用冻存精子男性的生育率达 50%，其中 ICSI 成功率最高[16-17]。

风险

精子冻存是一项预防性治疗，患者无任何风险。尚未发现肿瘤或非肿瘤患者冻存精子增加子代畸形的风险。但根据夫妻双方自身状况获得的资料显示 ICSI 技术本身有风险，ICSI 子代畸形风险增加 1.3 倍[18]。因此，正如德国-奥地利-瑞士 AWMF-S2k 指南中关于"辅助生殖前诊断和治疗"的推荐[19-20]，建议所有夫妇 ICSI 前行遗传咨询。

冻存精子用于生育治疗无肿瘤细胞传播风险，睾丸精子也是如此。睾丸精子通常来自睾丸肿瘤邻近区域，尤其是睾丸生殖细胞肿瘤患者，使用这些精子未增加肿瘤传播风险，且治疗过程也未增加子代风险。

咨询时应考虑疾病的遗传因素,如睾丸肿瘤患者的男性后代患睾丸肿瘤的家族性风险增加,白血病也存在遗传因素[20-21]。

手术取精存在手术及麻醉相关潜在风险。若是有经验的术者,术后出血、感染和伤口愈合不良的风险小于 5%,但仍需向患者特别说明[2]。

当精子被长期储存,复苏后质量降低风险增加,具体数据尚不明确。Huang 等[22] 研究表明储存 0~5 年的精子平均存活率为 85.7%。当储存 6~10 年和 11~15 年,精子存活率明显下降,分别为 82.1% 和 73.9%。尽管如此,体外受精(IVF)成功率与储存时间长短无关。但需特别说明的是,这项研究纳入的人群不是患者,而是健康精子捐赠者。此外,尚不明确该研究是否将冷冻和复苏过程导致的预期精子质量下降考虑在内。个别三级中心的临床经验显示,肿瘤患者长期冻存的精子活力未见明显下降[1]。

临床操作流程

精液采集和冷冻保存

精子采集

采集和储存射精精子用于生育力保存,应在青少年或成年男性接受任何潜在损害生育力的操作或暴露之前,包括外科手术及放化疗等。
- 睾丸体积处于亚正常范围内,即可产生精子。无论基础疾病如何,青春期男孩的射精参数与成年患者相似,均符合精子冷冻保存的要求[1,23-24]。
- 精子样本多通过手淫方式获得。直肠电刺激需要麻醉,而且射精能力也是青少年青春期发育成熟的标志,故很少应用,仅考虑在青少年早期至晚期应用。应首选麻醉下提取睾丸精子细胞,即使生发上皮细胞尚未成熟,也可行干细胞冷冻保存[9-10]。

WHO 建议,正常精液样本冻存量应满足 10 次以上授精要求,以确保较高的妊娠率[5-6]。肿瘤患者或不育患者生育力保存过程中射精质量较差,因此多次采集精子样本无效。与 WHO 建议类似,冷冻精子数量应满足 ≥10 次 ICSI[5-6]。多数情况下,标准精液冷冻装置(包含 36 根容量为 $300\mu L$ 冻存管)即可满足。若精液质量明显下降(精子数量极少、存活精子极少或精子活力极低),应与患者讨论建立第二个精子库进行精子冻存。

精液冷冻保存

和精子储存相同,精液冷冻保存过程复杂,要求实验室工作人员具备高度的责任心和稳定的技术水平。精子冷冻保存的要求因时间长短明显不同。例如,在德国,精液冷冻保存的实验流程需得到官方认证,且工作人员需持有 3 个月内艾滋病和肝炎阴性检测报告。此外,需与患者签署精液冷冻保存与后期储存协议,以及实验室相应责任认证合同。

WHO 并未在国际范围内作出具体规定,目前 WHO 实验室手册中关于风险管理的建议[5-6],重点如下:样品储存的基本要求需具备液氮和低压氧的报警系统。为减少储存样本交叉污染风险(如通过冻存容器传播 HIV、乙型肝炎或丙型肝炎),首选液氮气相储存,并确保低温提取器安全关闭。气相储存时必须特别注意样本温度,不能超过-130℃,以免损伤精子。

确保样品的唯一识别至关重要,通常使用安全编码系统来标记冷冻容器和冷冻管,实验室数据表和计算机数据库中都要注明患者相关编码。当使用部分冻存精子时,数据库也要记录剩余样本数量。理论上,实验室工作人员一次只能处理一个样本。

保存时间不同,冷冻保存方案也各不相同。冷冻保存时将市售冷冻保护剂和精液混合共同保存。目前,精液冷却和冷冻通常用可编程冷冻柜完成。这些设备控制进入冷冻室的液氮蒸气,自动记录冷冻步骤。常规冷冻方案将样本以每分钟 1.5℃的速度从 20℃降至-6℃,然后每分钟 6℃的速度冷却至-100℃。40 分钟后,恒温-100℃保持 30 分钟,直到可转移至液氮罐气箱中进行长期储存。冷冻精液样本的运送必须遵守有关液氮和人类生物材料运输的国家和国际法律。

目前正在尝试行精子玻璃化冷冻,这在精子数量少时可能具有优势[25]。

使用冻存样本前,先将其复苏并与冷冻保护剂分离。室温下复苏后,内容物经过处理用于辅助受精,或用于测定解冻后活性(测试冻存结果)。冷冻保护剂必须用少量稀释液冲洗。

睾丸组织取材和冷冻保存

睾丸组织取材

睾丸切开取精术(testicular tissue removal with the aim of testicular sperm extraction,TESE)在局部麻醉或全身麻醉下打开阴囊皮肤,暴露两侧睾丸提取睾丸精子,术前需与患者进行相应的术前谈话。首选显微外科或显微镜下操作(micro-TESE,mTESE),可从睾丸不同部位进行采集(标准 TESE),术中保证睾丸血供和控制出血。对于梗阻造成无精子症的患者,需多点组织取材。个别情况下,显微外科附睾精子抽吸术(microsurgical epididymal aspiration of seminal fluid,MESA)用于无法纠正的梗阻。在精子数量和术后瘢痕方面,细针抽吸术不如开放性睾丸组织取材,故不推荐使用[8]。

青春期前男孩精子尚未开始生成,只能实验性地行睾丸活检来提取 SCC[9-10]。

当从青春期前男孩或青少年提取睾丸组织用于冷冻保存 SSC 时,首选单侧睾丸开放式活检。该操作属于实验性,经验非常有限。德国明斯特大学医院生殖医学和男科中心成立的德国 Androprotect 协作网规定,伦理通过后,建议采集单侧睾丸 3 个米粒大小组织,用不同方式处理(见下文)。目前正在建立的 Androprotect 协作网旨在冻存分析所有儿科肿瘤中心和儿科泌尿中心的患者样本。美国、北欧国家(Nordfertil)、法国、荷兰和英国也发出了国际性倡议。

青春期前睾丸组织的冷冻保存(参照 Androprotect,明斯特,德国)

Androprotect 框架内,3 个睾丸组织样本,其中一个固定后用于免疫组织学检测 SCC,其他两个样本按照未成熟睾丸组织操作流程置入 DMSO 溶剂,之后冻存并长期储存于液氮气相中[12,26],一个用于生育力保存,一个用于科学研究(伦理支持)。国际研究协作网的三种基本策略:①异位或原位组织移植或异种移植;②SSC 移植;③体外精子生成[11,27-30]。Androprotect 协作网目前包括德国的 5 个中心,还有 4 个中心正处于申请阶段(伦理审查、合作协议),样本采集后送往德国明斯特的 CeRA 进行进一步分析、处理和储存。近年来,CeRA 与 Androprotect 联合开展的研究为了解人类青春期前生殖上皮细胞采集及管理提供了宝贵意见[12,31-33]。

青春期后睾丸组织的冷冻保存

不同实验室睾丸组织与睾丸精子的冷冻保存方案略有不同。睾丸组织中精子的冷冻保存可能优于机械法或酶制剂分离精子冷冻保存,尤其是精子生成组织较少的情况。对于睾丸组织样本质量有限的患者,组织冷冻复苏对精子的保护效果更好。与射精精子冷冻保存类似,睾丸组织也是加入市售冷冻保护剂后进行冷冻保存。冷冻过程通过可编程冷冻柜逐步进行(见上文)。青春期后睾丸组织冷冻条件、安全准则和要求与射精精子一致。

临床操作流程

患者应尽早前往有相关实验室的泌尿科或生殖医学中心进行精子和睾丸组织冷冻保存,为实施生育力保存措施争取尽可能多的时间窗口期[16]。TESE(显微外科)需与基础设施完备、能提供相应手术的泌尿男科合作。性腺干细胞冷冻保存则需要与欧洲专业性强的中心合作。在德语国家,可与明斯特大学医院生殖医学和男科中心合作[10-12]。

患者生育力保存流程图见图 26.1。

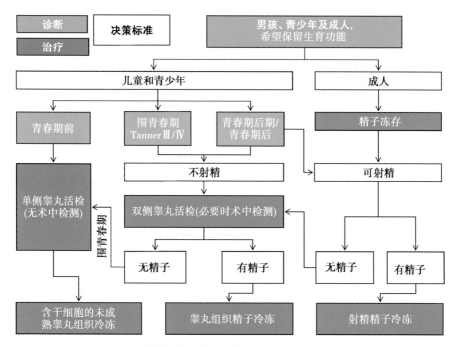

图26.1　男孩、青少年和成年男性生育力保存流程图

（石铭俊 译　田野 校）

参考文献

1. Kliesch S, Behre HM, Nieschlag E. Cryopreservation of semen from adolescent patients with malignancies. Med Pediatr Oncol. 1996;26:20–7. https://doi.org/10.1002/(SICI)1096-911X (199601)26:1<20::AID-MPO3>3.0.CO;2-X.

2. Kliesch S, Kamischke A, Cooper TG, Nieschlag E. Cryopreservation of human spermatozoa. In: Nieschlag E, Behre HM, Nieschlag S, editors. Andrology: Male Reproductive Health and Dysfunction. 3rd ed. Berlin, Heidelberg: Springer; 2010. p. 505–20.

3. Nangia AK, Krieg SA, Kim SS. Clinical guidelines for sperm cryopreservation in cancer patients. Fertil Steril. 2013;100:1203–9. https://doi.org/10.1016/j.fertnstert.2013.08.054.

4. Deutsche Gesellschaft für Gynäkologie und Geburtshilfe (DGGG), Deutsche Gesellschaft für Reproduktionsmedizin (DGRM), Deutsche Gesellschaft für Urologie (DGU). Leitlinie: Fertilitätserhaltung bei onkologischen Therapien. Level S2k, AWMF Register Nr. 015/082, November 2017. http://www.awmf.org/leitlinien/detail/ll/015-082.html.

5. World Health Organization, editor. WHO laboratory manual for the examination and processing of human semen. 5th ed. Geneva: World Health Organization; 2010.

6. Nieschlag E, Schlatt S, Behre HM, Kliesch S, unter Mitarbeit von Bongers R, Gottardo F, et al. WHO-Laborhandbuch zur Untersuchung und Aufarbeitung des menschlichen Ejakulates (Übersetzung). 5th ed. Berlin: Springer-Verlag; 2012.

7. Colpi GM, Colpi EM, Piediferro G, Giacchetta D, Gazzano G, Castiglioni FM, et al. Microsurgical TESE versus conventional TESE for ICSI in non-obstructive azoospermia: a

randomized controlled study. Reprod Biomed Online. 2009;18:315–9. https://doi.org/10.1016/S1472-6483(10)60087-9.

8. Jungwirth A, Diemer T, Dohle GR, Giwercman A, Kopa Z, Krausz C, Tournaye H. Guidelines on Male Infertility. European Association of Urology, 2015. http://uroweb.org/wp-content/uploads/EAU-Guidelines-Male-Infertility-20151.pdf.

9. Picton HM, Wyns C, Anderson RA, Goossens E, Jahnukainen K, Kliesch S, ESHRE Task Force on Fertility Preservation in Severe Diseases, et al. A European perspective on testicular tissue cryopreservation for fertility preservation in prepubertal and adolescent boys. Hum Reprod. 2015;30:2463–75. https://doi.org/10.1093/humrep/dev190.

10. Kliesch S. Androprotect und Perspektiven der Fertilitätstherapie. Urologe. 2016;55:898–903. https://doi.org/10.1007/s00120-016-0161-y.

11. Schlatt S, Kliesch S. Fertilitätsprotektion bei Männern – Mehr als nur Spermienkryokonservierung. Gynäkol Endokrinol. 2012;10:91–7. https://doi.org/10.1007/s10304-011-0455-5.

12. Sharma S, Wistuba J, Pock T, Schlatt S, Neuhaus N. Spermatogonial stem cells: updates from specification to clinical relevance. Hum Reprod Update. 2019;25:275–97. https://doi.org/10.1093/humupd/dmz006.

13. Fayomi AP, Peters K, Sukhwani M, Valli-Pulask H, Shetty G, Meistrich ML, et al. Autologous grafting of cryopreserved prepubertal rhesus testis produces sperm and offspring. Science. 2019;363:1314. https://doi.org/10.1126/science.aav2914.

14. Neuhaus N, Schlatt S. Stem-cell based options to preserve male fertility. Science. 2019;363:1283–4. https://doi.org/10.1126/science.aaw6927.

15. Gromoll J, Tüttelmann F, Kliesch S. "Social freezing" – die männliche Seite. Urologe. 2016;55:58–62. https://doi.org/10.1007/s00120-015-3943-8.

16. Muller I, Oude Ophuis RJ, Broekmans FJ, Lock TM. Semen cryopreservation and usage rate for assisted reproductive technology in 898 men with cancer. Reprod Biomed Online. 2016;32:147–53. https://doi.org/10.1016/j.rbmo.2015.11.005.

17. Ferrari S, Paffoni A, Filippi F, Busnelli A, Vegetti W, Somigliana E. Sperm cryopreservation and reproductive outcome in male cancer patients: a systematic review. Reprod Biomed Online. 2016;33:29–38. https://doi.org/10.1016/j.rbmo.2016.04.002.

18. von Wolff M, Haaf T. In vitro fertilization technology and child health – risks, mechanisms and possible consequences. Dtsch Arztebl Int. 2020;117:23–30. https://doi.org/10.3238/arztebl.2020.0023.

19. Bundesärztekammer. Richtlinie zur Entnahme und Übertragung von menschlichen Keimzellen im Rahmen der assistierten Reproduktion. Dtsch Ärztebl. 2018;115:A-1096/B-922/C-918. https://doi.org/10.3238/arztebl.2018.Rili_assReproduktion_2018.

20. Al-Jebari Y, Rylander L, Stahl O, Giwercman A. Risk of congenital malformations in children born before paternal cancer. JNCI Cancer Spectr. 2018;2:pky027. https://doi.org/10.1093/jncics/pky027.

21. Al-Jebari Y, Glimelius I, Berglund Nord C, Cohn-Cedermark G, Stahl O, Tandstad T, et al. Cancer therapy and risk of congenital malformations in children fathered by men treated for testicular germ-cell cancer: a nationwide register study. PLoS Med. 2019;16:e1002816. https://doi.org/10.1371/journal.pmed.1002816.

22. Huang C, Lei L, Wu HL, Gan RX, Yuan XB, Fan LQ, et al. Long-term cryostorage of semen in a human sperm bank does not affect clinical outcomes. Fertil Steril. 2019;112:663–9.e1. https://doi.org/10.1016/j.fertnstert.2019.06.008.

23. Bahadur G, Ling KL, Hart R, Ralph D, Riley V, Wafa R, et al. Semen production in adolescent cancer patients. Hum Reprod. 2002;17:2654–6. https://doi.org/10.1093/humrep/17.10.2654.

24. Kamischke A, Jürgens H, Hertle L, Berdel WE, Nieschlag E. Cryopreservation of sperm from adolescents and adults with malignancies. J Androl. 2004;25:586–92. https://doi.org/10.1002/j.1939-4640.2004.tb02829.x.

25. Berkovitz A, Miller N, Silberman M, Belenky M, Itsykson P. A novel solution for freezing small numbers of spermatozoa using a sperm vitrification device. Hum Reprod. 2018;33:1975–83. https://doi.org/10.1093/humrep/dey304.

26. Jahnukainen K, Ehmcke J, Hou M, Schlatt S. Testicular function and fertility preservation in male cancer patients. Best Pract Res Clin Endocrinol Metab. 2011;25:287–302. https://doi.org/10.1016/j.beem.2010.09.007.
27. Schlatt S, Ehmcke J, Jahnukainen K. Testicular stem cells for fertility preservation: preclinical studies on male germ cell transplantation and testicular grafting. Pediatr Blood Cancer. 2009;53:274–80. https://doi.org/10.1002/pbc.22002.
28. Jahnukainen K, Ehmcke J, Nurmio M, Schlatt S. Autologous ectopic grafting of cryopreserved testicular tissue preserves the fertility of prepubescent monkeys that receive sterilizing cytotoxic therapy. Cancer Res. 2012;72:5174–8. https://doi.org/10.1158/0008-5472.CAN-12-1317.
29. Stukenborg JB, Schlatt S, Simoni M, Yeung CH, Elhija MA, Luetjens CM, et al. New horizons for in vitro spermatogenesis? An update on novel three-dimensional culture systems as tools for meiotic and post-meiotic differentiation of testicular germ cells. Mol Hum Reprod. 2009;15:521–9. https://doi.org/10.1093/molehr/gap052.
30. Stukenborg JB, Alves-Lopes JP, Kurekt M, Albalushi H, Reda A, Keros V, et al. Spermatogonial quantity in human prepubertal testicular tissue collected for fertility preservation prior to potentially sterilizing therapy. Hum Reprod. 2018;33:1677–83. https://doi.org/10.1093/humrep/dey240.
31. Neuhaus N, Yoon J, Terwort N, Kliesch S, Seggewiss J, Huge A, et al. Single-cell gene expression analysis reveals diversity among human spermatogonia. Mol Hum Reprod. 2017;23:79–90. https://doi.org/10.1093/molehr/gaw079.
32. Heckmann L, Langenstroth-Röwer D, Pock T, Wistuba J, Stukenborg JB, Zitzmann M, et al. A diagnostic germ cell score for immature testicular tissue at risk of germ cell loss. Hum Reprod. 2018;33:636–45. https://doi.org/10.1093/humrep/dey025.
33. Mincheva M, Sandhowe-Klaverkamp R, Wistuba J, Redmann K, Stukenborg JB, Kliesch S, et al. Reassembly of adult human testicular cells: can testis cord-like structures be created in vitro? Mol Hum Reprod. 2018;24:55–63. https://doi.org/10.1093/molehr/gax063.

第 27 章　生育力保存技术展望

Ralf Dittrich　Michael von Wolff

未成熟卵体外成熟培养

未成熟卵体外成熟培养(in vitro maturation,IVM)指经阴道穿刺卵巢采集未成熟卵母细胞(生发泡或第一次减数分裂中期)行体外培养至成熟阶段。

IVM 技术发展之初,其目的是避免高剂量促性腺激素,以降低卵巢过度刺激风险,特别适于多囊卵巢综合征(polycystic ovary syndrome,PCOS)患者。

2000 年后,IVM 在多数中心得到常规应用,其中一些中心报告成功率较高,尤其适于 PCOS 患者,而且 IVM 不增加子代健康风险[1]。

然而,若将 IVM 作为一种生育力保存措施推广至非 PCOS 女性,获益则明显降低。

卵巢穿刺未成熟卵体外成熟培养

为避免刺激卵巢,Grynberg 等[2]对 248 例乳腺癌患者(31.5 岁±0.3 岁)行 IVM,卵泡期或黄体期获取的卵母细胞数量相当,卵泡期 6.2 个,黄体期 6.8 个,卵母细胞取出后行冷冻保存。相比之下,大剂量促性腺激素刺激可使乳腺癌患者获取约 13 个成熟卵母细胞[3-4],因此就卵母细胞数量而言,IVM 效果较差。

此外,冻存卵母细胞妊娠潜能显著降低。Cao 等[5]发现 IVM 冻存后的受精卵仅 13% 可发育为胚胎,而未冻存受精卵则为 33%。Rösner 等[6]报道了 61 例 IVM 冻存病例,经过 32 个解冻周期,仅有 2 例活产。

IVM 获益有限,不应将其作为生育力保存的单一方法。仅适用于窦卵泡数(AFC)多的女性在特定中心,经高剂量促性腺激素刺激卵巢,2 周内采集卵母细胞(详见第 19 章)。

卵巢组织冻存前采集未成熟卵体外成熟培养

卵巢组织冻存前采集卵母细胞行 IVM。

Huang 等[7]报道 4 例女性(21~38 岁)行卵巢组织冻存,3 例卵巢楔形切除术,1 例卵巢切除术,共获取 11 个卵母细胞,8 个卵母细胞发育成熟行玻璃化冷冻。Uzelac 等[8]报告 1 例 23 岁女性单侧卵巢切除后获取 10 个未成熟卵母细胞,4 个发育成熟,卵母细胞受精后行冻存,之后移植两枚胚胎妊娠成功并顺利分娩。Abir 等[9]对 42 名 2~18 岁的女性实施卵巢组织冻存前采集未成熟卵体外成熟培养,共获得 395 个卵母细胞,冻存 121 个,平均每位女性可获取 3 个卵母细胞。但是冻存后卵母细胞发育潜能明显降低,青春期前后女性患者卵母细胞质量似乎也较低[10]。

综上所述,卵巢组织冻存前采集卵母细胞获取量少。加之成熟率、囊胚率及出生率均较低[5-6],因此卵巢组织冻存前采集未成熟卵体外成熟培养获益有限,仅适用于 AFC 多的女性在特定中心进行。

药物治疗

免疫调节剂 AS101

1987 年,以色列工作小组[11]首次描述了免疫调节剂 AS101[11]。AS101[三氯(二氧乙烯-o,o')碲酸盐]抑制抗炎细胞因子 IL-10,激活 Akt 通路。临床研究表明 Akt 可减少化疗相关血液系统副作用,但不降低化疗疗效。此外,AS101 似乎具有抗肿瘤作用[12]。

Carmely 等[13]在雄性小鼠腹腔内注射环磷酰胺,另一组注射环磷酰胺+AS101,结果发现 AS101 可降低生精小管损伤,减少精子 DNA 碎片。接受AS101 雄性小鼠与雌性小鼠交配后,其后代数量和体重均有所增加。

Kalich-Philosoph 等[14]研究了 AS101 是否降低环磷酰胺对小鼠卵泡库的影响。环磷酰胺诱导原始卵泡生长,导致卵泡库"耗竭",造成环磷酰胺诱导性卵巢衰竭。AS101 可抑制环磷酰胺激活原始卵泡,从而减少化疗对卵巢储备功能的影响。

2017 年另一项研究也证实了 AS101 对小鼠生育力的保护作用[15]。

细胞凋亡抑制剂神经酰胺-I 磷酸酯

大量研究表明,化疗药物可诱导细胞凋亡及血管生成失调。鞘脂是一种极性脂质,也是细胞膜成分,还参与细胞凋亡和血管生成。鞘脂活性代谢产物之一是神经酰胺-I 磷酸酯(ceramide-I phosphates,CIP),可用于生育力保存。

Pascuali 等[16]在小鼠腹腔内注射环磷酰胺及 CIP,发现 CIP 可显著减少环磷酰胺诱导的细胞凋亡,改善间质血管功能,拮抗卵巢储备功能下降。

抗米勒管激素

AMH 主要由生长卵泡(如次级卵泡)分泌,可抑制原始卵泡募集,从而防止卵巢储备耗竭。环磷酰胺和顺铂等化疗药物可破坏生长卵泡,导致 AMH 分泌减少,募集大量原始卵泡,导致卵巢储备减少,即"燃尽效应"。

因为化疗药物可导致 AMH 下降,所以产生了化疗期间 AMH 用于生育力保存的概念。小鼠腹腔内注射 AMH 可拮抗环磷酰胺引起的卵巢储备下降[17-18]。

卵巢组织异种移植

异种移植是将先前冻存卵巢组织移植到其他物种,主要是免疫缺陷小鼠。在其他物种体内产生卵母细胞,待卵母细胞体外成熟、受精再移植到女性体内。异种移植适用于因肿瘤转移风险高而无法自体卵巢组织移植的疾病(详见第 23 章),如白血病。

2015 年 Dittrich 等[19] 系统回顾了异种移植,认为这是一种有效的生育力保存措施。

2002 年已有研究证明了异种移植的可行性。Snow 等[20] 将小鼠卵巢组织移植到大鼠肾包膜下,卵母细胞体外培养成熟及受精后成功地进行了胚胎移植。2003 年以来,Lotz 等[21] 将人卵巢组织或肌肉组织移植到免疫缺陷小鼠(重症联合免疫缺陷小鼠)肾包膜内,可产生几十个卵母细胞,然而大部分成熟卵母细胞(第二次减数分裂中期)来源于比人体小的卵泡,由于伦理问题,最终未行卵母细胞受精或移植,因此异种移植在人体尚无成功案例。反对异种移植的一个原因是移植可导致人畜共患病,但其实风险很低[22];另一个原因是道德伦理问题,目前伦理学家尚未对该技术进行全面评估。

体外生长

体外生长是指从卵巢组织或卵泡中获取未成熟卵母细胞行 IVM。适用于性腺毒性治疗前冻存卵巢组织,卵巢转移风险高不适合自体移植(详见第 23 章)的疾病,如白血病。

Telfer 和 Zelinski[23] 全面研究体外生长发现人窦前卵泡发育到排卵前卵泡的时间较长,约为 90 天。因此有必要建立三阶段培养体系。

首先在组织中诱导原始卵泡发育,然后分离、培养并获取未成熟卵母细胞,再行 IVM。上述每一阶段在人体中均已独立成功实施,2018 年初 McLauglin 等[24] 提出了三阶段序贯培养体系的概念。他们从 10 名女性卵巢组织中获取 87 个次级卵泡体外培养,进一步孵化卵丘-卵母细胞复合体,共有 9 个卵母细胞像排卵前卵母细胞一样出现极体和第二次减数分裂中期纺锤体。体外生长卵母细胞极体较大,发展潜力尚不明确。

人工卵巢

体外生长仍存在许多技术障碍,布鲁塞尔工作组正在研究从卵巢组织中分离原始卵泡并固定在纤维蛋白基质中,形成人工卵巢。

人工卵巢可原位移植,从而使卵泡体内成熟。将海藻酸盐包裹人体窦前卵泡移植到小鼠体内,1周即可识别出少量窦卵泡[25]。因血管形成/供应、卵泡生长和排卵空间受到限制,已淘汰了数种方案,目前正在研究力学特性(这点非常重要)更为符合自然形态的卵巢支架。Laronda 等[26]以明胶为基质、采用 3D 打印技术完成的人工卵巢有利于血管形成、卵泡生长和排卵,并在小鼠模型中获得了后代。

2018年 Chiti 等[27]提出人工卵巢支架的天然纤维结构非常重要。Liverani 等[28]进一步改良了人工卵巢基质纤维的材料特性。他们利用电纺丝技术将一种合成聚合物与生物相容性明胶结合起来,其力学性能良好且降解速度缓慢,已广泛应用于再生医学,可延长人工卵巢的移植时间,同时保持生物相容性,以便适应人类卵泡成熟时间。小鼠卵泡 10~12 天成熟,而人类卵泡成熟约需 90 天。Liverani 等[28]研究发现猪卵泡成熟期 40~50 天,其大小及成熟期介于小鼠和人类之间。

人工卵巢人体移植尚未开展。理论上,采集白血病患者卵泡时肿瘤细胞也可转移至基质,但风险极低[29]。

卵母细胞起源于生殖干细胞或卵巢生殖母细胞

传统观念认为"从出生开始卵巢中卵母细胞数目固定,无新卵泡和卵母细胞形成",然而已在多个物种包括人类卵巢中发现同时具备生殖和干细胞标记的细胞,称之为生殖干细胞或单能卵巢生殖前体细胞。但是因为部分学者无法重复该检测,关于人类卵巢中是否真实存在此类细胞仍有争议。此类潜在干细胞功能不明确,缺乏人类相关明确证据。生殖干细胞有生成新卵母细胞的可能。人卵巢生殖干细胞异种移植可能生成类卵母细胞,但发育潜能尚不明确[30]。

若卵巢中存在可生成卵母细胞的生殖干细胞,则接受性腺毒性治疗及更多的患者(如 POI)有借此恢复生育力的可能。

子宫移植

子宫移植在技术上有可行性。继 Mats Brännström 瑞典团队[31]首例子宫移植后胎儿诞生,已有 30 例子宫移植报道。Brännström 等认为已经进行的子宫移植远不止 30 例,可能达到 60 例之多,已有 10 多例孩子出生,其中包括 1 例遗体捐赠子宫移植的患者[31]。文献报道 1 例宫颈癌子宫切除术后行子宫移植的患者已成功分娩两次[32]。尽管如此,该方法仍处于实验阶段(表 27.1)。

表 27.1　生育力保存技术展望

技术	机制	动物模型有效性	人体应用有效性	临床试验	已开展人体应用
未成熟卵体外成熟培养	①穿刺刺卵巢获取未成熟卵母细胞，预防卵巢过度刺激；②冻存刺卵巢组织采集卵巢未成熟卵母细胞	已完成	应用于人体，有效性差	部分中心开展	是
药物治疗（AS101，CIP，AMH）	减少化疗药物对卵巢储备功能的损害：①激活 AKT 途径（AS101）；②抑制细胞凋亡（CIP）；③抑制原始卵泡募集（AMH）	降低小鼠性腺毒性	尚未证明	否	否
异种移植	卵巢组织移植至免疫缺陷动物产生卵母细胞，尤其适于卵巢转移高风险恶性疾病	小鼠和大鼠产生子代	移植至重症联合免疫缺陷小鼠体内后获得卵母细胞，因伦理问题未受精	未知	否
体外培养	从卵巢组织或卵泡中获取未成熟卵母细胞行体外生长，尤其适于卵巢转移高风险恶性疾病	小鼠产生子代	灵长类动物胚胎在小鼠体内发育；小鼠体内人类生发泡发育	未知	否
人工卵巢	从卵巢组织分离窦前卵泡，固定在基质行原位移植，特别适于卵巢转移高风险恶性疾病	小鼠体内监测到人类卵泡发育；小鼠产生子代	未应用于人体	未知	否
生殖干细胞生成卵母细胞	生殖干细胞/前体细胞生成卵母细胞进一步发育	小鼠产生子代	生殖干细胞/前体细胞生成类卵母细胞	未知	否
子宫移植	子宫切除术后行子宫移植	是	已有超过 30 例子宫移植，至少分娩 10 个胎儿，1 例宫颈癌术后子宫移植	是	是

（商敏　译　刘芸　校）

参考文献

1. Roesner S, von Wolff M, Elsaesser M, Roesner K, Reuner G, Pietz J, Bruckner T, Strowitzki T. Two-year development of children conceived by IVM: a prospective controlled single-blinded study. Hum Reprod. 2017;32:1341–50. https://doi.org/10.1093/humrep/dex068.

2. Grynberg M, Poulain M, le Parco S, Sifer C, Fanchin R, Frydman N. Similar in vitro maturation rates of oocytes retrieved during the follicular or luteal phase offer flexible options for urgent fertility preservation in breast cancer patients. Hum Reprod. 2016;31:623–9. https://doi.org/10.1093/humrep/dev325.

3. Quinn MM, Cakmak H, Letourneau JM, Cedars MI, Rosen MP. Response to ovarian stimulation is not impacted by a breast cancer diagnosis. Hum Reprod. 2017;32:568–74. https://doi.org/10.1093/humrep/dew355.

4. von Wolff M, Bruckner T, Strowitzki T, Germeyer A. Fertility preservation: ovarian response to freeze oocytes is not affected by different malignant diseases-an analysis of 992 stimulations. J Assist Reprod Genet. 2018;35:1713–9. https://doi.org/10.1007/s10815-018-1227-0.

5. Cao YX, Chian RC. Fertility preservation with immature and in vitro matured oocytes. Semin Reprod Med. 2009;27:456–64. https://doi.org/10.1055/s-0029-1241055.

6. Roesner S, Von Wolff M, Eberhardt I, Beuter-Winkler P, Toth B, Strowitzki T. In vitro maturation: a five-year experience. Acta Obstet Gynecol Scand. 2012;91:22–7. https://doi.org/10.1111/j.1600-0412.2011.01299.

7. Huang JY, Tulandi T, Holzer H, Tan SL, Chian RC. Combining ovarian tissue cryobanking with retrieval of immature oocytes followed by in vitro maturation and vitrification: an additional strategy of fertility preservation. Fertil Steril. 2008;89:567–72.

8. Uzelac PS, Delaney AA, Christensen GL, Bohler HC, Nakajima ST. Live birth following in vitro maturation of oocytes retrieved from extracorporeal ovarian tissue aspiration and embryo cryopreservation for 5 years. Fertil Steril. 2015;104:1259–60. https://doi.org/10.1016/j.fertnstert.2015.07.1148.

9. Abir R, Ben-Aharon I, Garor R, Yaniv I, Ash S, Stemmer SM, Ben-Haroush A, Freud E, Kravarusic D, Sapir O, Fisch B. Cryopreservation of in vitro matured oocytes in addition to ovarian tissue freezing for fertility preservation in paediatric female cancer patients before and after cancer therapy. Hum Reprod. 2016;31:750–62. https://doi.org/10.1093/humrep/dew007.

10. Duncan FE. Egg quality during the pubertal transition - is youth all it's cracked up to be? Front Endocrinol (Lausanne). 2017;8:226. https://doi.org/10.3389/fendo.2017.00226.

11. Sredni B, Caspi RR, Klein A, Kalechman Y, Danziger Y, Ben Ya'akov M, Tamari T, Shalit F, Albeck M. A new immunomodulating compound (AS-101) with potential therapeutic application. Nature. 1987;330:173–6.

12. Sredni B. Immunomodulating tellurium compounds as anti-cancer agents. Semin Cancer Biol. 2012;22:60–9. https://doi.org/10.1016/j.semcancer.2011.12.003.

13. Carmely A, Meirow D, Peretz A, Albeck M, Bartoov B, Sredni B. Protective effect of the immunomodulator AS101 against cyclophosphamide-induced testicular damage in mice. Hum Reprod. 2009;24:1322–9. https://doi.org/10.1093/humrep/den481.

14. Kalich-Philosoph L, Roness H, Carmely A, Fishel-Bartal M, Ligumsky H, Paglin S, Wolf I, Kanety H, Sredni B, Meirow D. Cyclophosphamide triggers follicle activation and "burnout"; AS101 prevents follicle loss and preserves fertility. Sci Transl Med. 2013;5:185ra62. https://doi.org/10.1126/scitranslmed.3005402.

15. Di Emidio G, Rossi G, Bonomo I, Alonso GL, Sferra R, Vetuschi A, Artini PG, Provenzani A, Falone S, Carta G, D'Alessandro AM, Amicarelli F, Tatone C. The natural carotenoid crocetin and the synthetic tellurium compound AS101 protect the ovary against cyclophosphamide by modulating SIRT1 and mitochondrial markers. Oxidative Med Cell Longev. 2017;2017:8928604. https://doi.org/10.1155/2017/8928604.

16. Pascuali N, Scotti L, Di Pietro M, Oubiña G, Bas D, May M, Gómez Muñoz A, Cuasnicú

PS, Cohen DJ, Tesone M, Abramovich D, Parborell F. Ceramide-1-phosphate has protective properties against cyclophosphamide-induced ovarian damage in a mice model of premature ovarian failure. Hum Reprod. 2018;33:844–9. https://doi.org/10.1093/humrep/dey045.

17. Sonigo C, Beau I, Grynberg M, Binart N. AMH prevents primordial ovarian follicle loss and fertility alteration in cyclophosphamide-treated mice. FASEB J. 2019;33:1278–87. https://doi.org/10.1096/fj.201801089R.

18. Roness H, Spector I, Leichtmann-Bardoogo Y, Savino AM, Dereh-Haim S, Meirow D. Pharmacological administration of recombinant human AMH rescues ovarian reserve and preserves fertility in a mouse model of chemotherapy, without interfering with anti-tumoural effects. J Assist Reprod Genet. 2019;36:1793–803. https://doi.org/10.1007/s10815-019-01507-9.

19. Dittrich R, Lotz L, Fehm T, Krüssel J, von Wolff M, Toth B, van der Ven H, Schüring AN, Würfel W, Hoffmann I, Beckmann MW. Xenotransplantation of cryopreserved human ovarian tissue-a systematic review of MII oocyte maturation and discussion of it as a realistic option for restoring fertility after cancer treatment. Fertil Steril. 2015;103:1557–65. https://doi.org/10.1016/j.fertnstert.2015.03.001.

20. Snow M, Cox SL, Jenkin G, Trounson A, Shaw J. Generation of live young from xenografted mouse ovaries. Science. 2002;297:2227.

21. Lotz L, Liebenthron J, Nichols-Burns SM, Montag M, Hoffmann I, Beckmann MW, van der Ven H, Töpfer D, Dittrich R. Spontaneous antral follicle formation and metaphase II oocyte from a non-stimulated prepubertal ovarian tissue xenotransplant. Reprod Biol Endocrinol. 2014;12:41. https://doi.org/10.1186/1477-7827-12-41.

22. Fishman JA, Patience C. Xenotransplantation: infectious risk revisited. Am J Transplant. 2004;4:1383–90.

23. Telfer EE, Zelinski MB. Ovarian follicle culture: advances and challenges for human and nonhuman primates. Fertil Steril. 2013;99:1523–33. https://doi.org/10.1016/j.fertnstert.2013.03.043.

24. McLaughlin M, Albertini DF, Wallace WHB, Anderson RA, Telfer EE. Metaphase II oocytes from human unilaminar follicles grown in a multi-step culture system. Mol Hum Reprod. 2018;24:135–42. https://doi.org/10.1093/molehr/gay002.

25. Vanacker J, Dolmans MM, Luyckx V, Donnez J, Amorim CA. First transplantation of isolated murine follicles in alginate. Regen Med. 2014;9:609–19. https://doi.org/10.2217/rme.14.33.

26. Laronda MM, Rutz AL, Xiao S, Whelan KA, Duncan FE, Roth EW, Woodruff TK, Shah RN. A bioprosthetic ovary created using 3D printed microporous scaffolds restores ovarian function in sterilized mice. Nat Commun. 2017;8:15261. https://doi.org/10.1038/ncomms15261.

27. Chiti MC, Dolmans MM, Mortiaux L, Zhuge F, Ouni E, Shahri PAK, Van Ruymbeke E, Champagne SD, Donnez J, Amorim CA. A novel fibrin-based artificial ovary prototype resembling human ovarian tissue in terms of architecture and rigidity. J Assist Reprod Genet. 2018;35:41–8. https://doi.org/10.1007/s10815-017-1091-3.

28. Liverani L, Raffel N, Fattahi A, Preis A, Hoffmann I, Boccaccini AR, Beckmann MW, Dittrich R. Electrospun patterned porous scaffolds for the support of ovarian follicles growth: a feasibility study. Sci Rep. 2019;9:1150. https://doi.org/10.1038/s41598-018-37640-1.

29. Soares M, Sahrari K, Amorim CA, Saussoy P, Donnez J, Dolmans MM. Evaluation of a human ovarian follicle isolation technique to obtain disease-free follicle suspensions before safely grafting to cancer patients. Fertil Steril. 2015;104:672–680.e2. https://doi.org/10.1016/j.fertnstert.2015.05.021.

30. Telfer EE, Anderson RA. The existence and potential of germline stem cells in the adult mammalian ovary. Climacteric. 2019;22:22–6. https://doi.org/10.1080/13697137.2018.1543264.

31. Brännström M, Enskog A, Kvarnström N, Ayoubi JM, Dahm-Kähler P. Global results of human uterus transplantation and strategies for pre-transplantation screening of donors. Fertil Steril. 2019;112:3–10. https://doi.org/10.1016/j.fertnstert.2019.05.030.

32. Brännström M, Dahm-Kähler P. Uterus transplantation and fertility preservation. Best Pract Res Clin Obstet Gynaecol. 2019;55:109–16. https://doi.org/10.1016/j.bpobgyn.2018.12.006.

第四部分
生育力保存后续治疗

第28章　化疗期间子宫出血的治疗

Nicole Sänger　Michael von Wolff　Frank Nawroth

引言

治疗相关骨髓抑制导致异常子宫出血发病率明显升高,因此性腺毒性治疗前应考虑相应预防措施。异常子宫出血主要表现为月经过多,每个月经周期失血量大于80mL,经期超过7天,也可表现为非周期不规则出血导致后续并发症。肿瘤科医师在管理血小板减少患者的出血性疾病时常面临两难选择,除了需要决定干预的适当时机(包括急性病例、预防病例),也需要顾忌药物的相关禁忌证。

常用药物(单药或联合用药)包括口服避孕药,促性腺激素释放激素激动剂(GnRHa),雌孕激素(包括含孕激素的宫内节育器),氨甲环酸,血液制品(如浓缩血小板、重组凝血因子Ⅶa等)。

目前没有标准的治疗建议。口服避孕药是临床一线治疗,但用量(单方药或复方药)和应用方案(周期或连续用药)差别较大。GnRHa和氨甲环酸疗效确切。因同种异体免疫风险,很少常规使用浓缩血小板。当常规治疗方法无效时可以考虑采用手术介入治疗,如刮宫术或类似产科使用的球囊压迫。即使紧急情况也不应轻易使用子宫内膜消融或子宫动脉栓塞术(uterine artery embolization,UAE),特别是对有生育需求的绝经前患者,应仅作为最后治疗手段。此外,UAE确实可达到止血的目的,但会导致月经稀发或闭经。

在性腺毒性治疗开始前,应充分评估个人获益与风险情况,调整患者的药物治疗方案,预防化疗已知副作用和其他不良事件。本章重点介绍治疗骨髓抑制相关异常子宫出血的常用药物。

口服避孕药

绝经前患者骨髓抑制治疗时应用复方口服避孕药(combined oral contraceptive，COC），可减少月经过多发生风险，长期使用可诱导闭经，因其接受度高常用于临床，同时 COC 也适用于有避孕需求的人群。然而，COC 治疗肿瘤患者化疗相关血小板减少性出血障碍的有效性和安全性尚缺乏随机对照研究[1]。应用 COC 确实带来一些安全问题[2]，COC 可增加血栓栓塞性疾病的风险，肿瘤及自身高凝状态的患者应用时尤应注意。

若不能使用含雌激素成分 COC，可选择单纯孕激素避孕药（progestin-only contraceptive pill，POP）（或含孕激素的宫内节育器），但突破性及持续性阴道出血可能会降低患者满意度[3]。然而，POP 可减少出血量和出血持续时间[4]。

性腺毒性治疗的副作用（如恶心、呕吐、腹泻和口腔黏膜炎）会影响 COC 吸收，从而降低 COC 实际摄入量和活性。

药理学数据显示细胞毒性药物的解毒治疗会加速某些药物的降解，特别是细胞色素 P 代谢物质（包括 COC），因此必要时需调整用药剂量。

此外，若化疗同时使用 COC，此时难以区分究竟是细胞毒性副作用还是 COC 导致转氨酶升高，需考虑肝功能损害和肝毒性风险。

促性腺激素释放激素激动剂

GnRHa 作用机制已在第 24 章中详细阐述。关于 GnRHa 诱导闭经来预防化疗期间血小板减少引起的出血性疾病已有多篇报道[3-9]。

在肿瘤患者中，鲜有 GnRHa 和 COC 临床疗效比较的报道[5]。COC 可迅速减少经量，停药后月经周期迅速恢复；需更早应用 GnRHa 才能在性腺毒性治疗前达到诱导闭经的目的，因其作用机制，化疗结束后月经难以迅速恢复。目前研究显示同步化疗的肿瘤患者，GnRHa 和 COC 相关肝毒性程度无显著差异。

若使用 GnRHa 后迅速开始化疗，需规划好 GnRHa 使用时间，首剂 GnRHa 注射后产生"点火效应"，随后雌激素可能迅速下降至最低点，因此注射后约 1 周可出现雌激素撤退性出血。研究显示首剂 GnRHa 同时连续应用孕激素可避免此问题[6-7]。因此化疗开始前 1 个月给予 GnRHa 和孕激素是最佳选择，但仅适用于计划性干细胞移植。

GnRHa 的副作用包括发热、恶心、呕吐、过敏反应、注射部位感染和坏死及骨密度下降，这些均应告知患者，特别是不适于反向添加时。因骨密度下降，建议 GnRHa 应用时间不超过 6 个月。若症状严重，GnRHa 治疗同时可反向添加雌激素(适用于非激素依赖性肿瘤)。

雌激素和孕激素

若出血时间超过 2 周,子宫内膜通常萎缩,超声提示子宫内膜较薄,首选大剂量雌激素修复子宫内膜。大剂量口服可导致恶心,原理同口服避孕药,影响药物吸收,同时由于肝脏首过效应,加重肝脏负担,因此化疗期间应选择经皮给药。

雌激素治疗 1~2 周后需额外添加孕激素,促使增厚的子宫内膜脱落,月经规律来潮。

若超声提示子宫内膜较厚,可能是子宫内膜脱落不充分导致出血,首选孕激素治疗。

若无法测量子宫内膜厚度,应考虑雌孕激素联合治疗。可以参照表 28.1,也可口服单相避孕药,如含左炔诺孕酮药物。需注意此时应从更高剂量开始(如,第 1 天服 3 片,第 2 天服 2 片,从第 3 天开始改为 1 片),这可能导致恶心和血栓风险增加。

含孕激素的宫内节育器也可用于预防化疗期间出血,化疗前不必取出。

表 28.1 **性腺毒性治疗期间急性出血性疾病的药物治疗**

有效成分	剂量	用药时间	效果	评估
口服雌激素	戊酸雌二醇 6~8mg/d,至点滴出血(约 24~48h),改为 2mg/次,每天 1~2 次	最长 3 周后,添加孕激素,如甲羟孕酮口服 10mg/d,持续 10d	治疗后约 10h 出血停止	适于子宫内膜薄的患者。注:血栓风险增加
经皮雌激素	200μg/d 经皮雌二醇	同口服雌激素	治疗后约 10h 出血停止	适于子宫内膜薄的患者。与口服雌激素相比,血栓风险低
口服孕激素	甲羟孕酮:10~20mg/d,每天 2 次;氯地孕酮:2~4mg/d;炔诺酮:5mg/d,每天 1~2 次	≥10d	治疗后约 72h 出血停止	适于子宫内膜厚的患者
口服抗纤溶药物	氨甲环酸 1.0~1.5g/次,每天 3~4 次	1d 或数天	用药后 2~3h 出血停止	注:血栓风险可能增加

氨甲环酸

尽管未纳入肿瘤患者,随机对照研究证实氨甲环酸可有效减少子宫大量出血[10]。氨甲环酸副作用少,主要表现为痛经、头痛和背痛。此外,氨甲环酸与静脉血栓或肺栓塞风险研究[11]显示氨甲环酸并未显著增加该风险,可能与同时存在增加该风险的其他因素有关,如口服避孕药、手术、慢性炎症性肠病、系统性红斑狼疮(systemic lupus erythematosus,SLE)、肥胖和吸烟等。这些研究未纳入伴有月经过多及高凝状态的肿瘤患者,氨甲环酸也不适用于上述人群。

氨甲环酸 1~1.5g/d,每天 3~4 次口服(表 28.1),可明显减少出血量[10,12]。

其他治疗方法

达那唑和去氨加压素等药物并不常用。乌利司他可在 5~7 天内减少出血量的 90% 以上[13-14],但很少应用于肿瘤患者。

乌利司他属于选择性孕酮受体调节剂,具有激动和拮抗两种特性,可调节月经中期雌激素水平,无类似 GnRHa 副作用。乌利司他治疗子宫肌瘤所致出血的疗效与 GnRHa 相似[15]。由于潜在肝毒性,需仔细评估适用人群。

临床操作流程

预防化疗期间阴道出血(图 28.1)

若化疗前时间充裕,可选用含雌激素 30μg 单相避孕药,联合血栓风险低且有部分抗雌激素作用的孕激素(如左炔诺孕酮)口服。

若血栓风险高,可单用血栓风险低且有部分抗雌激素作用的孕激素,如甲羟孕酮 10mg/次,每天 1~2 次。

GnRHa 有效但费用偏高,更适于同时需要生育力保存的患者(详见第 24 章)。化疗开始前 1 周开始用药,据专家经验,也可 GnRHa 使用后尽早化疗。若出现低雌激素症状,可酌情补充雌激素,如雌二醇 25~50μg 经皮给药或戊酸雌二醇 1~2mg/d。

化疗期间急性阴道出血治疗(表 28.1 和图 28.1)

口服氨甲环酸。氨甲环酸起效快,但半衰期短,需多次口服。临床研究

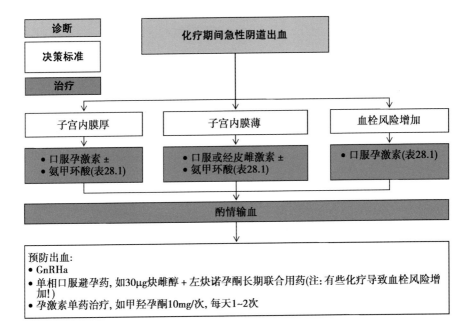

图 28.1 化疗期间急性阴道出血处理流程

未证实其增加血栓风险,但仍不能排除肿瘤患者血栓风险增加的可能(缺少相关研究)。用法用量:1.0~1.5g/次,每天 3~4 次。

根据超声测量子宫内膜厚度选用口服或经皮雌激素和/或孕激素。用法用量见表 28.1。

若血栓高风险,可口服孕激素单药治疗。具体见表 28.1。

(蔡晓辉 译 贺昕红 校)

参考文献

1. Bates JS, Buie LW, Woodis CB. Management of menorrhagia associated with chemotherapy-induced thrombocytopenia in women with hematologic malignancy. Pharmacotherapy. 2011;31:1092–110.

2. Purisch SE, Shanis D, Zerbe C, Merideth M, Cuellar-Rodriguez J, Stratton P. Management of uterine bleeding during hematopoietic stem cell transplantation. Obstet Gynecol. 2013;121(2 Pt 2 Suppl 1):424–7.

3. Chiusolo P, Salutari P, Sica S, Scirpa P, Laurenti L, Piccirillo N, et al. Luteinizing hormone-releasing hormone analogue: leuprorelin acetate for the prevention of menstrual bleeding in premenopausal women undergoing stem cell transplantation. Bone Marrow Transplant. 1998;21:821–3.

4. Boonyawat K, O'Brien SH, Bates SM. How I treat heavy menstrual bleeding associated with anticoagulants. Blood. 2017;130:2603–9.

5. Sica S, Salutari P, Di Mario A, Chiusolo P, Rutella S, La Barbera EO, et al. Treatment and

prophylaxis of hypermenorrhea with leuprorelin in premenopausal women affected by acute leukemia at diagnosis. Am J Hematol. 1996;51:248–9.

6. Lhommé C, Brault P, Bourhis JH, Pautier P, Dohollou N, Dietrich PY, et al. Prevention of menstruation with leuprorelin (GnRH agonist) in women undergoing myelosuppressive chemotherapy or radiochemotherapy for hematological malignancies: a pilot study. Leuk Lymphoma. 2001;42:1033–41.

7. Laufer MR, Townsend NL, Parsons KE, Brody KA, Diller LR, Emans SJ, et al. Inducing amenorrhea during bone marrow transplantation. A pilot study of leuprolide acetate. J Reprod Med. 1997;42:537–41.

8. Meirow D, Rabinovici J, Katz D, Or R, Shufaro Y, Ben-Yehuda D. Prevention of severe menorrhagia in oncology patients with treatment-induced thrombocytopenia by luteinizing hormone-releasing hormone agonist and depo-medroxyprogesterone acetate. Cancer. 2006;107:1634–41.

9. Ghalie R, Porter C, Radwanska E, Fitzsimmons W, Richman C, Kaizer H. Prevention of hypermenorrhea with leuprolide in premenopausal women undergoing bone marrow transplantation. Am J Hematol. 1993;42:350–3.

10. Lukes AS, Moore KA, Muse KN, Gersten JK, Hecht BR, Edlund M, et al. Tranexamic acid treatment for heavy menstrual bleeding: a randomized controlled trial. Obstet Gynecol. 2010;116:865–75.

11. Sundström A, Seaman H, Kieler H, Alfredsson L. The risk of venous thromboembolism associated with the use of tranexamic acid and other drugs used to treat menorrhagia: a case-control study using the general practice research database. BJOG. 2009;116:91–7.

12. Lukes AS, Muse K, Richter HE, Moore KA, Patrick DL. Estimating a meaningful reduction in menstrual blood loss for women with heavy menstrual bleeding. Curr Med Res Opin. 2010;26:2673–8.

13. Donnez J, Tatarchuk TF, Bouchard P, Puscasiu L, Zakharenko NF, Ivanova T, et al. Ulipristal acetate versus placebo for fibroid treatment before surgery. N Engl J Med. 2012;366:409–20.

14. Donnez J, Tomaszewski J, Vázquez F, Bouchard P, Lemieszczuk B, Baró F, et al. Ulipristal acetate versus leuprolide for fibroid treatment before sugery. N Engl J Med. 2012;366:421–32.

15. Estradella J, Español P, Ascencio F, Perelló J, Calaf J. Ulipristal acetate for the management of acute heavy menstrual bleeding without fibroids. Gynecol Endocrinol. 2018;34:554–7.

第 29 章　保存生育力后生育治疗

Michael von Wolff

引言

鉴于辅助生殖技术过程复杂、治疗期间患者心理压力较大、体外受精（IVF）新生儿畸形风险增加[1]，而且无证据显示性腺毒性治疗增加儿童畸形的风险，因此保存生育力后建议自然受孕[2]。从生殖生物学角度出发，考虑到化疗药物代谢及精子、卵子的发育周期，建议化疗后 6 个月试孕；从肿瘤学角度考虑，也建议至少 6 个月后试孕。生育治疗需谨慎，仅适于原发疾病可耐受妊娠并征得肿瘤科医师同意的患者。

卵巢储备功能低下的患者若尝试自然受孕，先行生育力评估（精液检查、输卵管通畅度检查及内分泌疾病排查等），尽早发现影响生育力的相关病理因素。若月经周期不规律，可通过超声和/或血清性激素检查监测排卵及指导性生活；若男方精子质量较差，可行宫腔内人工授精（intrauterine insemination，IUI）；若精子质量极差，建议 IVF 或卵胞浆内单精子注射（ICSI）。若存在早发性卵巢功能不全（POI）或无精子症，或不能自然受孕，可采用冷冻保存的生殖细胞或性腺组织。

冻存配子及卵巢组织的应用

冻存配子和性腺组织仅适于肿瘤或非肿瘤疾病相关不孕，因此利用率较低（表 29.1）。但生育愿望常常在冻存后多年出现，这可能导致冻存的卵母细胞和卵巢组织数量增加，因此应严格掌握冻存配子及性腺组织的适应证（详见第 5 章）。

表29.1　生育力保存中冻存卵母细胞、卵巢组织和精子的利用率

冻存组织	冻存病例数	移植≥1个胚胎病例数	移植≥1次卵巢组织病例数	冻存精子病例数
卵母细胞[3-4]	2 097	129/2 097(6.1%)		
卵巢组织[4-6]	3 845		114/3 845(2.9%)	
精子[7]	11 798			974/11 798(8.3%)

成功率

使用冻存卵母细胞(详见第20章)、卵巢组织(详见第23章)和精子(详见第26章)的成功率主要取决于配子或卵巢组织的数量和质量。成功率相关数据见表29.2,1/3的女性使用冻存卵母细胞或卵巢组织生育1个子女,50%的夫妇则通过冻存精子完成了生育。

由于复苏成功率低,总体冻存配子或卵巢组织移植后的成功率也很低,不及5%(表29.2)。卵母细胞成功率(详见第20章),卵巢组织成功率(详见第23章),非冻存精子IUI成功率见表29.3。

表29.2　冻存卵母细胞、卵巢组织和精子移植后成功率

冻存组织	成功率	分娩≥1次例数/冻存病例总数
卵母细胞[3-4]	单次移植妊娠率(1.4个胚胎):38.9% 单次移植分娩率(1.4个胚胎):30.0% 复苏卵母细胞分娩≥1次:35.2%[3],32.6%[4]	41/2 097(2.0%)
卵巢组织[4-6]	移植后妊娠≥1次:32.7%[4],27.3%[3],33.3%[5] 移植后分娩≥1次:30.3%[5],18.2%[4],33.3%[6]	30/3 845(0.8%)
精子[7]	单周期妊娠率 – IUI:13% – IVF:30% 单周期分娩率 – IUI:8% – IVF:25% 分娩≥1次:49%	237/5 461(4.4%)

表 29.3　IUI 临床妊娠率取决于取精后非冻存精子数量

研究	周期数	妊娠率取决于取精后活动精子数量($\times 10^6$)							
		<1	<2	1~<2	1~4	2~<5	5~9	5~<10	≥10
Wainer et al.[8]	2 564	3.1%		8.7%		11.9%		14.8%	13.1%
Cao et al.[9]	1 153		4.1%			15.6%		12.7%	15.0%
Gubert et al.[10]	2 062	3.8%			12.7%		12.2%		16.7%

冻存精子的应用

冻存精子适用于治疗相关男性不育(详见第 26 章)。若冻存精子充足,可行多次 IUI;无精子症患者应限制 IUI 次数,一旦 IUI 失败,应及早实施冻存精子 IVF;精子质量较差者首选 IVF 或 ICSI。

未行生育力保存及冻存精子的不孕患者 IUI 临床妊娠率见表 29.3。IUI 适用于一次取精活动精子数量≥1×10^6 者。

冻存卵母细胞的应用

冻存卵母细胞复苏后行 ICSI(详见第 20 章),自然周期移植或雌孕激素人工周期移植均可,若患者月经周期规律,上述两种方案成功率相当[11],但雌孕激素人工周期方案可控性强,常为首选。原则上,治疗方案与 IVF 相同,成功率见表 29.2 及表 20.2。

冻存卵巢组织的应用

冻存卵巢组织移植后(详见第 22 章和第 23 章),原始卵泡及初级卵泡发育至成熟卵泡需 2~3 个月。应用大剂量 FSH 可促使多卵泡发育。注射 HCG 及指导性生活或卵泡穿刺取出卵母细胞,均可用于生育治疗,且多胎妊娠风险较低。

冻存卵巢组织移植后最重要的问题是自然受孕还是 IVF。目前研究显示自然受孕更为普遍(表 29.4),IVF 间歇期自然受孕也时有报道。因此,若无其他不育因素(精子异常、输卵管阻塞及内分泌疾病等),建议冻存卵巢组织移植。

表 29.4　冻存卵巢组织移植后自然妊娠和 IVF 妊娠

研究	移植病例数	自然妊娠数	IVF 妊娠数
Van der Veen et al. [5]	49	18	3
Meirow et al. [12]	20	6	13
Diaz-Garcia et al. [4]	44	5	5
Fortin et al. [13]	34	9	1
总计	147	38	22

　　冻存卵巢组织移植后,患者月经周期与正常自发月经周期有所不同。因移植卵巢组织量较少,加之移植后最初几周组织损耗,卵巢储备功能非常低,表现为月经周期不规律,血清促性腺激素水平暂时升高,卵泡成熟障碍,小卵泡排卵。

　　鉴于上述表现,M. Nitzschke 建立了 POI 阶段分期模型(表 29.5),可作为选择治疗措施的依据。

表 29.5　早发性卵巢功能不全分期及治疗措施

阶段	病理生理	临床特点	激素水平	治疗措施
代偿期	卵巢储备功能低下;月经周期正常	月经周期正常;卵泡期正常;黄体期正常	AMH 极低/无法测出;基础雌二醇正常;基础 FSH 正常	自然周期 IVF,无需促性腺激素促排卵;促性腺激素多卵泡发育后 IVF
卵泡发育不同步	黄体后期/月经期卵泡过早发育,子宫内膜增殖期缩短	月经周期缩短;卵泡期缩短;黄体期正常	AMH 极低/无法测出;基础雌二醇升高;基础 FSH 正常/轻度升高	自然周期 IVF,周期前联合复方口服避孕药抑制黄体期卵泡发育
小卵泡排卵	LH 过早升高	月经周期缩短;卵泡期缩短;黄体功能不足	AMH 极低/无法测出;基础雌二醇正常;基础 FSH 升高;早发 LH 峰	自然周期 IVF,促性腺激素促排卵 ± GnRHant 早期应用
失代偿期	无排卵或稀发排卵	月经周期延长/闭经;卵泡期延长;黄体功能正常或不足	AMH 无法测出;雌二醇低,基础 FSH 明显升高	IVF 不可行

Reproduced with permission from M. Nitzschke,Cryocan and M. von Wolff.

- 移植卵巢组织量多,血清 AMH 水平较高,表明卵巢储备尚可,可选择促性腺激素促排卵治疗。
- 卵巢储备功能低下,即将进入 POI 代偿期,可选择自然周期 IVF。
- 黄体期卵泡过早发育(基础 FSH 偏高)导致卵泡-子宫内膜发育不同步,可使用复方口服避孕药或孕激素,从而抑制黄体期 FSH 分泌。
- 卵泡未成熟即出现 LH 峰,可早期使用 GnRHant,例如卵泡直径 13~14mm 时开始使用。GnRHant 使用超过 1 天,FSH 释放减少,需每天补充注射促性腺激素 50~75IU。

月经周期不规律导致取卵时机难以确定,通常选择卵泡较小时取卵。GOOK 等[15]选择卵泡平均直径 14mm 时取卵,因卵泡较小无法进行卵泡冲洗。但研究表明在单卵泡周期,卵泡冲洗会提高卵母细胞获取量及移植率(表 29.6[16])。冻存卵巢组织移植后获取第二次减数分裂中期(metaphase Ⅱ,MⅡ)卵母细胞数量和受精率均较低。尽管卵泡冲洗可提高卵母细胞数量(表 29.6[16]),但冻存卵巢组织移植后 IVF 效果仍较差。

表 29.6　卵巢组织移植后自然周期 IVF 与既往无恶性疾病未行卵巢组织移植的不孕女性效果比较

内容	卵巢组织原位移植 IVF(无卵泡冲洗)[15]	不孕患者自然周期 IVF(无卵泡冲洗)[16]	P 值	不孕患者自然周期 IVF(卵泡冲洗)[16]
平均年龄/岁	28.4(冻存时年龄)	35.0		35.0
抽吸卵泡数	108	81		83
卵泡直径均值/mm	14.3	18		18
卵母细胞总数	68(63.0%)	51(63.0%)		69(83.1%)
MⅡ卵母细胞	47(43.5%)	48(59.3%)	<0.05	64(77.1%)
拟授精卵母细胞	53	48		64
受精卵(第 2 天)	28(52.8%)	38(79.2%)	<0.05	52(81.8%)
移植胚胎数	20	38		52
单次移植妊娠数	5(25.0%)	10(26.3%)	无显著差异	12(23.1%)

高促性腺激素使小卵泡排卵及卵泡过早黄体化风险增加,部分中心在卵泡直径 13mm 时,开始联合应用 GnRHant 及促性腺激素,例如隔天 75IU[14]或每天人类绝经期促性腺激素(human menopausal gonadotropin,HMG)225IU[12],但费用及医疗资源投入较高。

鉴于以上方案的局限性,可建议患者尝试自然受孕。自然周期监测排卵+HCG 诱导排卵+性生活指导,可提高妊娠率。

卵巢组织移植后半年至一年未孕,或存在其他不孕因素,方考虑 IVF。

(张凯 译　贺昕红 校)

参考文献

1. von Wolff M, Haaf T. In vitro fertilization technology and child health—risks, mechanisms and possible consequences. Dtsch Arztebl Int. 2020;117:23–30.
2. Meistrich ML, Byrne J. Genetic disease in offspring of long-term survivors of childhood and adolescent cancer treated with potentially mutagenic therapies. Am J Hum Genet. 2002;70:1069–71.
3. Cobo A, García-Velasco JA, Domingo J, Pellicer A, Remohí J. Elective and onco-fertility preservation: factors related to IVF outcomes. Hum Reprod. 2018;33:2222–31.
4. Diaz-Garcia C, Domingo J, Garcia-Velasco JA, Herraiz S, Mirabet V, Iniesta I, et al. Oocyte vitrification versus ovarian cortex transplantation in fertility preservation for adult women undergoing gonadotoxic treatments: a prospective cohort study. Fertil Steril. 2018;109:478–85.e2.
5. Van der Ven H, Liebenthron J, Beckmann M, Toth B, Korell M, Krüssel J, et al. FertiPROTEKT network. Ninety-five orthotopic transplantations in 74 women of ovarian tissue after cytotoxic treatment in a fertility preservation network: tissue activity, pregnancy and delivery rates. Hum Reprod. 2016;31:2031–41.
6. Jadoul P, Guilmain A, Squifflet J, Luyckx M, Votino R, Wyns C, et al. Efficacy of ovarian tissue cryopreservation for fertility preservation: lessons learned from 545 cases. Hum Reprod. 2017;32:1046–54.
7. Ferrari S, Paffoni A, Filippi F, Busnelli A, Vegetti W, Somigliana E. Sperm cryopreservation and reproductive outcome in male cancer patients: a systematic review. Reprod Biomed Online. 2016;33:29–38.
8. Wainer R, Albert M, Dorion A, Bailly M, Bergère M, Lombroso R, et al. Influence of the number of motile spermatozoa inseminated and of their morphology on the success of intrauterine insemination. Hum Reprod. 2004;19:2060–5.
9. Cao S, Zhao C, Zhang J, Wu X, Zhou L, Guo X, et al. A minimum number of motile spermatozoa are required for successful fertilisation through artificial intrauterine insemination with husband's spermatozoa. Andrologia. 2014;46:529–34.
10. Gubert PG, Pudwell J, Van Vugt D, Reid RL, Velez MP. Number of motile spermatozoa inseminated and pregnancy outcomes in intrauterine insemination. Fertil Res Pract. 2019;5:10.
11. Ghobara T, Gelbaya TA, Ayeleke RO. Cycle regimens for frozen-thawed embryo transfer. Cochrane Database Syst Rev. 2017;7:CD003414.
12. Meirow D, Ra'anani H, Shapira M, Brenghausen M, Derech Chaim S, Aviel-Ronen S, et al. Transplantations of frozen-thawed ovarian tissue demonstrate high reproductive performance and the need to revise restrictive criteria. Fertil Steril. 2016;106:467–74.
13. Fortin A, Azaïs H, Uzan C, Lefebvre G, Canlorbe G, Poirot C. Laparoscopic ovarian tissue harvesting and orthotopic ovarian cortex grafting for fertility preservation: less is more. Fertil Steril. 2019;111:408–10.
14. von Wolff M. The role of natural cycle IVF in assisted reproduction. Best Pract Res Clin Endocrinol Metab. 2019;33:35–45.
15. Gook D, Hale L, Polyokov A, Stern K. Outcomes from heterotopic and orthotopic grafting of human cryopreserved ovarian tissue. Hum Reprod. 2019;34(Suppl):i60–1.
16. Kohl Schwartz, A, Calcaferri I, Roumet M, Fink A, Wuuest A, Weidlinger S et al. Follicular flushing leads to higher oocyte yield in monofollicular natural cycle IVF – a prospective randomized controlled trial. Hum Reprod, in press.

第 30 章 化疗和盆腔放疗后的妊娠

Michael von Wolff

化疗的影响

化疗对后期妊娠影响通常较小,尚无既往化疗后胎儿畸形风险增加的报道[1]。然而,早期流产的风险似乎略高[2-3]。20 世纪 80 年代的一项研究发现,只有在完成化疗后的第一年内受孕,才会更频繁地发生早产和低出生体重等病理妊娠[4]。儿童时期进行化疗后的影响尚未明确,部分研究未发现不良影响。然而 Van de Loo 等[5]报道未接受放疗(主要是化疗后)的儿童期肿瘤患者,此后早产(<37 周)的风险增加(OR 4.21,95% CI 1.02 ~ 17.32)。他们发现使用烷化剂(如白消安)化疗[6]可能导致子宫体积缩小,从而增加病理妊娠的风险。

放疗的影响

盆腔放疗的影响很大程度上取决于辐射强度和辐射暴露的年龄,因此很难笼统地描述其影响。

Van de Loo 等[5]总结了儿童期(n = 55)腹部/盆腔放疗对子宫体积和放疗后妊娠的影响。本研究中未录入辐射剂量的相关数据。在儿童时期接受放疗的女性中,51%的子宫较小(<44.3mL)。在非肿瘤对照组中,这一比例仅为 19%。肿瘤治疗组(无论是否有放疗)与非肿瘤对照组相比,早产(<7 周)(OR 10.31,95% CI 1.68 ~ 63.18)和低出生体重(<2 500g)(OR 19.86,95% CI 1.90~207.58)的风险往往更高。

Salooja 等[7]研究了与特定辐射剂量相关的妊娠风险数据。他们比较了接受干细胞移植的两组女性,分别接受或未接受全身放疗。接受全身放疗(中位数为 10Gy,7~12Gy)21 名女性的 28 次妊娠(9 例女性接受辅助生殖技术助孕)与 46 名未接受全身放疗的妇女的 58 次妊娠进行比较。在接受全身放疗的妇女中,新生儿出生体重<2 500g 的比例约 30%,而未接受放疗的比例为 10%。

盆腔直接放疗后妊娠的数据仅为个例报道。Hürmüz 等[8] 报道了 1 例女性 25 岁时因肛门癌行 30Gy 骨盆放疗,26 岁自然受孕单胎,妊娠 39 周剖宫产分娩。

De Menezes 等[9] 报道了 1 例 16 岁因霍奇金淋巴瘤接受右侧盆腔 36Gy 放疗的女性,31 岁获得捐赠卵子后双胎妊娠,因子痫前期于妊娠 35 周行剖宫产手术。术中发现胎盘右侧粘连,考虑与放疗相关。

Bath 等[10] 报道了 1 例女性,16 岁时因尤因肉瘤行左侧骨盆 55Gy 和右侧骨盆 10Gy 放疗,20 岁自然受孕单胎妊娠,妊娠期间无并发症,妊娠 38 周剖宫产,新生儿体重 2 950g。

Teh 等[11] 系统分析了儿童和成人放疗的临床结果,结论如下:①儿童时期放疗可能比成年时期对子宫的负面影响更大;②全身放疗(12Gy)累及子宫,会增加流产、早产和低出生体重的风险;③若儿童时期子宫接受>25Gy 的辐射,不推荐妊娠;④若成人期子宫受到超过 45Gy 的辐射,不建议妊娠。

(蔡晓辉 译　刘芸 校)

参考文献

1. Meistrich ML, Byrne J. Genetic disease in offspring of long-term survivors of childhood and adolescent cancer treated with potentially mutagenic therapies. Am J Hum Genet. 2002;70:1069–71.
2. Velentgas P, Daling JR, Malone KE, Weiss NS, Williams MA, Self SG, et al. Pregnancy after breast carcinoma: outcomes and influence on mortality. Cancer. 1999;85:2424–32.
3. Lawrenz B, Henes M, Neunhoeffer E, Fehm T, Huebner S, Kanz L, et al. Pregnancy after successful cancer treatment: what needs to be considered? Onkologie. 2012;35:128–32.
4. Mulvihill JJ, McKeen EA, Rosner F, Zarrabi MH. Cancer. Pregnancy outcome in cancer patients. Experience in a large cooperative group. Cancer. 1987;60:1143–50.
5. van de Loo LEXM, van den Berg MH, Overbeek A, van Dijk M, Damen L, Lambalk CB, et al. Uterine function, pregnancy complications, and pregnancy outcomes among female childhood cancer survivors. Fertil Steril. 2019;111:372–80.
6. Beneventi F, Locatelli E, Giorgiani G, Zecca M, Mina T, Simonetta M, Cavagnoli C, et al. Adolescent and adult uterine volume and uterine artery Doppler blood flow among subjects treated with bone marrow transplantation or chemotherapy in pediatric age: a case-control study. Fertil Steril. 2015;103:455–61.
7. Salooja N, Szydlo RM, Socie G, Rio B, Chatterjee R, Ljungman P, et al. Late effects working party of the European Group for blood and marrow transplantation. Pregnancy outcomes after peripheral blood or bone marrow transplantation: a retrospective survey. Lancet. 2001;358:271–6.
8. Hürmüz P, Sebag-Montefiore D, Byrne P, Cooper R. Successful spontaneous pregnancy after pelvic chemoradiotherapy for anal cancer. Clin Oncol (R Coll Radiol). 2012;24:455–7.
9. De Menezes E, Tuck SM. Pelvic radiotherapy damage to the endometrium causing morbid adherence of placenta. A new risk factor? J Obstet Gynaecol. 2007;27:526–7.
10. Bath LE, Tydeman G, Critchley HO, Anderson RA, Baird DT, Wallace WH. Spontaneous conception in a young woman who had ovarian cortical tissue cryopreserved before chemotherapy and radiotherapy for a Ewing's sarcoma of the pelvis: case report. Hum Reprod. 2004;19:2569–72.
11. Teh WT, Stern C, Chander S, Hickey M. The impact of uterine radiation on subsequent fertility and pregnancy outcomes. Biomed Res Int. 2014;2014:482968.

第31章　早发性卵巢功能不全：激素替代治疗及随访

Volker Ziller　Petra Stute　Michael von Wolff

早发性卵巢功能不全的定义、病因、症状体征、诊断和生育力

早发性卵巢功能不全和过早绝经的定义

早发性卵巢功能不全(POI):年龄<40岁,月经稀发或停经至少4个月,2次血清FSH>25IU/L间隔>4周[1]。POI发生率:40岁以下女性约1%,35岁以下女性约0.5%。

过早绝经:40~45岁绝经,发生率约5%[1]。

性腺毒性治疗后发生POI或过早绝经的风险取决于患者年龄、化疗药物种类及放疗剂量(详见第5章和第二部分章节)。

POI的病因

除化疗或放疗影响,染色体或遗传缺陷、自身免疫病、感染及手术均可导致卵巢功能过早衰竭。然而,大部分病因不明,称之为特发性POI[2-4]。

女性生殖系统中卵巢对化疗最为敏感,而子宫功能很少受到影响。化疗药物(特别是烷化剂)对卵巢的多重影响交互作用,最终导致卵巢不可逆性损伤。药物对卵母细胞、静息及发育过程中原始卵泡相关体细胞的遗传损伤,可导致卵泡迅速丢失。除上述直接毒性作用外,还存在损害血管生成等间接影响,而微循环障碍可导致卵巢髓质和皮质纤维化及组织破坏[5]。

另一种机制是"燃尽"假说。例如,环磷酰胺可激活诱发原始卵泡过早活化的信号通路,从而导致卵泡"耗竭"[5]。

POI 的症状和体征

POI 主要表现为典型的围绝经期症状,如月经周期紊乱(最初月经频发,后出现月经稀发甚至闭经)、潮热、阴道干涩、睡眠障碍、心理变化(紧张、易怒、注意力不集中及疲劳等)、性欲降低、肌肉关节不适及泌尿系统症状。

POI 症状各异,上述症状可短暂出现,也可部分出现。手术绝经或药物导致雌激素突然下降,临床症状往往较重,相比之下,原发性 POI 的年轻女性症状较轻。这说明短期内出现症状是因为雌激素发生断崖式下降,并非相对的雌激素缺乏[6]。

此外,还需考虑雌激素缺乏的长期影响。它不但影响妊娠,还会影响骨代谢、心血管系统及神经系统[6]。

POI 的诊断

对于月经紊乱的女性,应详细询问围绝经期症状/主诉,因为她们往往不会主动提及,例如使用围绝经期生活质量评分量表Ⅱ(Menopause Rating Scale Ⅱ, MRS-Ⅱ)。

POI 的诊断标准包括:年龄<40 岁,月经稀发或停经至少 4 个月,2 次血清 FSH>25IU/L 间隔>4 周[1]。非医源性卵巢功能不全的女性应再行鉴别诊断,如基因检测,在此不进一步讨论。多数 POI 病因不明[1]。

抗米勒管激素(AMH)是一种由窦卵泡颗粒细胞分泌的糖蛋白,与卵巢储备功能相关。尽管 POI 患者血清 AMH 水平往往较低,但不能作为唯一的诊断指标。即使 AMH 未检出,促性腺激素水平及月经周期仍可正常(图 31.1)。

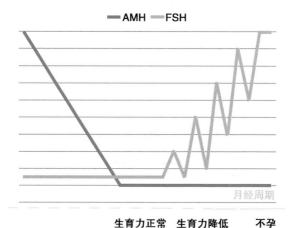

图 31.1   卵巢储备功能低下患者的 AMH、FSH 及月经周期

POI 患者的生育力

POI 患者的生育力明显下降,甚至丧失生育力。目前研究显示 POI 女性累计活产率仅 5%~10%。妊娠率随闭经时间延长而逐渐降低。但是,因生育力未完全丧失,激素替代治疗(HRT)无避孕作用,咨询后应采取安全避孕措施。

POI 妊娠率极低,由于患者对卵巢刺激无反应或低反应,即使是辅助生殖技术也不能明显改善预后[1,6]。

POI 的远期预后

骨代谢

性激素,尤其是雌激素,是骨代谢的重要调节剂。雌激素缺乏会导致骨量减少,增加骨折风险。骨质疏松性骨折导致生活质量明显下降,同时也会影响患者的预期寿命[7]。在化疗后发生 POI 的女性,某些治疗方法也是导致骨损伤的危险因素,如乳腺癌的抗激素治疗。

POI 患者的基础治疗包括富钙饮食、运动和补充维生素 D。

指南建议膳食中每天添加 1 000mg 钙和 1 000IU 维生素 D[7]。

目前指南推荐 HRT 用于治疗骨质疏松症,可预防骨密度下降,降低骨质疏松性骨折风险。

双磷酸盐是治疗绝经后骨质疏松症的标准药物,并非 POI 首选,仅在咨询骨科医师后方可使用。若患者已接受治疗肿瘤剂量的双磷酸盐来治疗骨转移,则无须使用其他治疗骨质疏松症药物。

POI 患者应先行骨密度检查,根据检查结果及治疗方案每 1~5 年复查一次。骨密度降低增加骨折风险,需酌情咨询骨科医师。

心血管系统

多项研究表明 POI/过早绝经女性的心血管疾病风险增加,包括冠心病、卒中,心血管疾病死亡率升高[1,8]。HRT 通过雌激素对脂代谢的有利影响、降低糖尿病风险、减少动脉硬化及扩张血管,可预防心血管疾病[1,6,9]。

认知能力

POI/过早绝经对认知能力有长期影响。手术导致过早绝经且未行 HRT 的患者痴呆风险增加。绝经年龄越早,患病风险越高。接受 HRT 治疗至 50

岁的 POI/过早绝经女性,痴呆风险并未增加[1,6]。

临床操作流程

概况

对妇女健康倡议(Women's Health Initiative,WHI)研究的误解导致患者和医务人员对 HRT 产生了非理性恐惧。但明确的一点是,POI/过早绝经增加心血管疾病、骨质疏松症和预期寿命缩短的风险,因此有必要采取 HRT。必须分别权衡接受 HRT 与不接受 HRT 的风险,同时考虑肿瘤(表 31.1)和HRT 的其他禁忌证。

激素治疗

激素替代治疗(表 31.2)模拟卵巢生理功能,通过给予标准剂量雌激素减轻急性围绝经期症状,并可预防雌激素缺乏导致的远期疾病(骨质疏松症、冠心病、痴呆等)。

HRT 需个体化,告知患者 HRT 的获益及风险,并每年进行评估,禁忌证见表 31.1。

表 31.1　不同肿瘤激素替代治疗(HRT)的适应证和禁忌证[10]

肿瘤类型	HRT 的适应证和禁忌证
乳腺癌(雌孕激素敏感型)	HRT 禁用 • HRT 仅适用于特殊情况及严重生活质量下降且其他治疗方法无效 • 单雌激素复发风险最低
BRCA 基因突变的健康人,接受肿瘤预防性手术患者	HRT 适用
子宫内膜癌	HRT 适用 • 非雌激素依赖型复发风险无变化 • 雌激素依赖型接受雌激素+孕激素 HRT 方案复发风险略有降低 • 雌激素单药复发风险无变化(数据有限)
宫颈癌	HRT 适用 • 雌激素+孕激素 HRT 方案,腺癌复发风险降低 • 鳞癌复发风险无变化

续表

肿瘤类型	HRT 的适应证和禁忌证
卵巢癌(上皮性肿瘤和生殖细胞肿瘤)	HRT 适用
卵巢癌(子宫内膜样肿瘤和颗粒细胞瘤)	HRT 相对禁忌 • 复发风险可能轻微升高
非妇科肿瘤 • 血液系统恶性肿瘤(白血病,淋巴瘤) • 恶性黑色素瘤(局部) • 结直肠癌 • 肝细胞癌 • 肾癌 • 甲状腺癌 • 胰腺癌	HRT 适用
非妇科肿瘤 • 脑部肿瘤 • 恶性黑色素瘤(晚期) • 肺癌 • 胃癌 • 膀胱癌	HRT 相对禁忌
非妇科肿瘤 • 胃癌(雌孕激素敏感型) • 膀胱癌(雌孕激素敏感型)	HRT 禁忌

表 31.2　激素替代治疗(HRT)常用制剂(制剂在部分国家获批)

雌激素	剂量			
	高	中	低	极低
微粒化雌二醇(口服)/mg	4.0mg	2.0mg	1.0mg	0.5mg
戊酸雌二醇(口服)		2.0mg	1.0mg	0.5mg
雌二醇贴剂	100μg	50μg	25μg	14μg (限于美国)
雌二醇凝胶		约 1.0~1.5mg	约 0.5~0.7mg	
雌二醇喷雾剂		1.53mg		
结合雌激素(口服)	1.25mg/0.9mg	0.625mg	0.3mg/0.45mg	

续表

孕激素(子宫内膜保护的最低每日剂量)	序贯联合 HRT		连续联合 HRT	
	(超)低雌激素剂量	中/高雌激素剂量	(超)低雌激素剂量	中/高雌激素剂量
地屈孕酮(口服)	5mg	10mg	5mg	5~10mg
微粒化黄体酮(口服/经阴道)	100mg	200mg	100mg	100mg
甲羟孕酮(口服)	5mg	5~10mg	2.5mg	2.5~5mg
炔诺酮(口服/经皮)	1.25mg	1.25 ~ 2.5mg/170μg	0.5~1mg/140~170~250μg	>1~2.5mg
氯地孕酮	—	—	2mg	2mg
左炔诺孕酮宫内节育器	—	—	20μg/d,持续 5 年	

雌二醇对骨代谢和心血管系统的保护作用优于炔雌醇。

有避孕需求的女性建议使用含雌二醇制剂。POI/过早绝经女性雌激素水平在无雌激素期间迅速下降,因此首选雌孕激素周期或联合用药。经皮雌激素无肝脏首过效应,凝血因子活化减少,因此血栓栓塞风险较低。从生物学及药理学角度考虑,POI 的年轻女性也能从经皮 HRT 中获益[1,6],但这尚需进一步证实。

HRT 治疗目的在于使患者性激素水平达到生理状况。推荐剂量见表31.2。为避免子宫内膜增生、充分转化子宫内膜,对于有完整子宫的女性,建议选择每月≥12~14 天孕激素的联合 HRT 方案;对于闭经≥1~2 年的女性,也可采用连续联合 HRT 方案。子宫切除术后,首选雌激素单药治疗,副作用较少。

目前,绝经女性相关研究发现联合 HRT 方案使用不影响雌激素代谢的孕激素(微粒化黄体酮、地屈孕酮)血栓风险低于合成孕激素,但并非适用于所有 POI 女性,血栓高风险人群可考虑使用。雌二醇经皮给药相对安全,但微粒化黄体酮经皮给药不能有效保护子宫内膜。

含激素宫内节育器每天释放 20μg 左炔诺孕酮,可用于避孕及保护子宫内膜,联合雌激素用于 HRT 可持续 5 年[1,6]。

泌尿生殖系统症状通过全身治疗通常难以完全改善,可辅助局部雌激素治疗(如雌三醇)。

非激素治疗

除了传统 HRT,辅助治疗及非激素药物也可用于改善潮热症状[11]。

认知行为疗法和催眠可显著减少潮热,在乳腺癌女性中同样适用。

大豆异黄酮可减少潮热,推荐剂量为 50~60mg/d,或染料木素(植物雌激素)至少 30mg/d。大豆异黄酮对乳腺癌女性的潮热无效,因乳腺癌女性使用异黄酮的安全性尚不明确,应尽量避免使用。

黑升麻在植物治疗领域效果最佳,可显著改善围绝经期及绝经前乳腺癌女性(他莫昔芬治疗期间)的潮热症状。

其他用于治疗潮热的口服植物制剂有野生山药(薯蓣)、冬葵、月见草油、亚麻籽、人参、啤酒花、玛卡、ω-3 脂肪酸和西伯利亚大黄提取物 ERr 731。然而,应用于(激素依赖性)恶性肿瘤的疗效和安全性尚未证实。

针灸是中医学的一部分,可改善潮热症状,但在乳腺癌女性中并未发现潮热缓解。一项癌症患者的系统性回顾研究发现,针灸可显著改善疲劳、睡眠障碍、疼痛及生活质量。

星状神经节阻滞术可缓解乳腺癌女性的潮热,亦可作为进一步的治疗选择。

除辅助治疗外,还可采用多种非激素药物治疗。

抗抑郁药可显著减少健康女性和乳腺癌女性绝经后潮热,如选择性 5-羟色胺再摄取抑制剂(selective serotonin reuptake inhibitor,SSRI)(如帕罗西汀)和选择性 5-羟色胺-去甲肾上腺素再摄取抑制剂(selective serotonin and norepinephrine reuptake inhibitor,SNRI)(如文拉法辛)。帕罗西汀起始剂量为 10mg/d(目标剂量为 10~20mg/d),文拉法辛起始剂量为 37.5mg/d(目标剂量为 37.5~150mg/d)。因 SSRI 帕罗西汀可能抑制 CYP2D6 而降低他莫昔芬的效能,他莫昔芬治疗的乳腺癌女性应避免使用,可选用 SNRI 文拉法辛。

抗惊厥药加巴喷丁和普瑞巴林可显著减少健康女性和乳腺癌女性的更年期潮热。加巴喷丁起始剂量为每晚 300mg,可逐渐加量至每晚 600mg,3 天后增加至早 300mg 和晚 600mg(目标剂量为 900~2 400mg/d)。普瑞巴林起始剂量为每晚 50mg(目标剂量为 150~300mg/d)。可能的剂量依赖性副作用包括嗜睡及头痛(多为自限性,2~4 周)。

诊断和治疗监测

基础疾病不同,常规妇科检查时间间隔有所不同(图 31.2 和表 31.3)。HRT 患者定期检查同时评估更年期症状,调整治疗方案。不建议测定血清或唾液中雌激素、孕酮或 FSH 水平[6]。

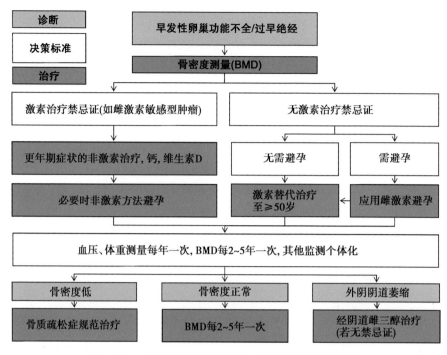

图 31.2   早发性卵巢功能不全/过早绝经诊治流程图

表 31.3   早发性卵巢功能不全/过早绝经伴或不伴激素
替代治疗(HRT)患者的监测随访内容[6-7]

随访项目	频率
妇科及乳腺检查	年度检查 若伴 HRT:必要时乳腺监测
更年期症状评估	年度检查
心血管危险因素评估	年度检查/身高、体重、血压及吸烟状况,评估危险因素,必要时查血脂、血糖及糖化血红蛋白(空腹血糖)
骨密度分析(BMA)	基线 BMA:根据骨密度,大约每 2~5 年检查,必要时转诊给骨质疏松症专家

POI/过早绝经患者应将双能 X 射线吸收法(dual energy X-ray absorptiometry, DEXA)测量骨密度作为基本骨科检查之一。若有骨质疏松的其他危险因素,如化疗或芳香化酶抑制剂导致的雌激素缺乏,应行骨科相关评估。根据评估风险,每 1~5 年进行一次干预[6-7]。

除乳腺癌患者及 *BRCA* 突变基因携带者,其他人群乳腺癌风险并未升高。因此,可根据常规建议进行相应预防和筛查[12]。

定期评估心血管疾病风险,包括至少每年监测血压、体重和吸烟状况,并根据危险因素行进一步检测(如糖化血红蛋白及血脂)[6]。

(李郴 译　刘芸 校)

参考文献

1. Hamoda H, British Menopause Society and Women's Health Concern. The British Menopause Society and Women's Health Concern recommendations on the management of women with premature ovarian insufficiency. Post Reprod Health. 2017;23:22–35.
2. Coccia ME, Rizzello F, Mariani G, Bulletti C, Palagiano A, Scarselli G. Ovarian surgery for bilateral endometriomas influences age at menopause. Hum Reprod. 2011;26:3000–7.
3. Huong DL, Amoura Z, Duhaut P, Sbai A, Costedoat N, Wechsler B, Piette JC. Risk of ovarian failure and fertility after intravenous cyclophosphamide. A study in 84 patients. J Rheumatol. 2002;29:2571–6.
4. Katsifis GE, Tzioufas AG. Ovarian failure in systemic lupus erythematosus patients treated with pulsed intravenous cyclophosphamide. Lupus. 2004;13:673–8.
5. Oktem O, Kim SS, Selek U, Schatmann G, Urman B. Ovarian and uterine functions in female survivors of childhood cancers. Oncologist. 2018;23:214–24.
6. European Society for Human Reproduction and Embryology (ESHRE) Guideline Group on POI, Webber L, Davies M, Anderson R, Bartlett J, Braat D, Cartwright B, Cifkova R, de Muinck Keizer-Schrama S, Hogervorst E, Janse F, Liao L, Vlaisavljevic V, Zillikens C, Vermeulen N. ESHRE guideline: management of women with premature ovarian insufficiency. Hum Reprod. 2016;31:926–37.
7. Dachverband Osteologie e.v. (DVO). Prophylaxe, Diagnostik und Therapie der Osteoporose bei postmenopausalen Frauen und Männern, S3 Leitlinie des Dachverbands der Deutschsprachigen Wissenschaftliche Gesellschaften , 2017, AWMF-Register Nr.: 183–001.
8. Jacobsen BK, Heuch I, Kvale G. Age at natural menopause and all-cause mortality: a 37-year follow-up of 19,731 Norwegian women. Am J Epidemiol. 2003;157:923–9.
9. Elsheikh M, Bird R, Casadei B, Conway GS, Wass JA. The effect of hormone replacement therapy on cardiovascular hemodynamics in women with Turner's syndrome. J Clin Endocrinol Metab. 2000;85:614–8.
10. Deli T, Orosz M, Jakab A. Hormone replacement therapy in cancer survivors - review of the literature. Pathol Oncol Res. 2019. [Epub ahead of print]
11. Stute P, Bürki R, Geissbühler V. Nicht-hormonelle Therapie von menopausalen Hitzewallungen. SGGG Expertenbrief. https://www.sggg.ch/fachthemen/expertenbriefe/
12. Leitlinienprogramm Onkologie der Arbeitsgemeinschaft der Wissenschaftlichen Medizinischen Fachgesellschaften e.V. (AWMF), Deutschen Krebsgesellschaft e.V. (DKG) und Deutschen Krebshilfe (DKH). S3-Leitlinie Früherkennung, Diagnostik, Therapie und Nachsorge des Mammakarzinoms (Version 4.1, 2018) AWMF-Registernummer: 032-045OL.